医師の感情

「平静の心」がゆれるとき

What Doctors Feel

How emotions affect the practice of medicine

Danielle Ofri, MD

堀内志奈 訳
Tokyo Medical and Surgical Clinic

医学書院

For Naava, Noah, and Ariel

ナーヴァ、ノア、そしてアリエルのために

医師の感情　目次

ブックデザイン　マツダオフィス

序章

・

医師の行動の裏にあるもの

医学教育や医療現場はこれまでにも本やテレビ番組、映画などで多岐にわたって描かれてきた。その中には丹念に調べ上げられた鋭い視点のものもある一方、現実に即さないまったくの娯楽作品もある。また、医師の行為やその思考プロセスについても多くが書かれてきた。しかし、医療において勝るとも劣らず重要な意味を持つにもかかわらず、「感情」の側面（必ずしも論理的には動かず、体系だった医療介入にそぐわないこともある）となると、これまで十分な検討が加えられてきたとは言い難い。

医学や医療とまったく縁のない人は存在しない。だからこそ医療は常に人々の興味の対象であり、同時に不安をかきたてるものなのだ。人が医療というものにひきつけられてやまないその裏には、現実の医療システムが理想的な形で機能していないことに対する不満の気持ちが存在する。社会的圧力、法改正、法的論争があっても、医師が人々の期待に応える働きをするとは限らない。私は医療における「知性」のさらに下にあるものを掘り返し、そこに存在する何が実際医師を動かすのか、その行動の動機を突き止められたら、と思う。

「治してさえしてくれたらいいんだ、医者がどう感じているかなんて知ったことか」と言う向きもあるかもしれない。それももっともなことだ。たしかに、単純な症例ならこうした考え方は妥当かもしれない。たとえ医師が怒りや、不安、嫉妬、燃え尽き感、恐怖、羞恥といった感情を抱えていたとしても、たいがいの場合、気管支炎や足関節の捻挫といった疾患ならきちんと治療することができるだろう。

問題なのは、状況が複雑であったり、なかなか現状打破できない時、予想されなかった合併症や医療ミス、心理的な要素が加わってきたような時だ。こうした場合、臨床能力以外のファクターがものを言い始める。

歴史上の転換期ともいえる現代、患者は（少なくとも先進国に暮らす者は）誰もが、医師が仕事に用いる医学的知識の情報源に同様にアクセスすることが可能となった。WebMDを見れば基本的な情報が手に入るし、PubMedでは最新の研究成果を読むことができる。医学書や医学雑誌もネットで買える。そうなってくると重要なことは、医師がいかにこの情報を「用いるか」であり、これによって患者は現実的に影響を受けるわけである。

医師がどのように思考するか、については現在に至るまでずっと様々な研究がなされてきた。ジェローム・グループマンは、洞察に満ちた、そのものずばりのタイトルの自著『How Doctors Think』（邦題：『医者は現場でどう考えるか』）で、医師が診断や治療を進める際にとる様々なスタイル、戦略について、それぞれの長短を指摘し、検討を加えている。彼は医師の認知プロセスについての研究を行ったが、その結果、医師の思考パターンは感情に強い影響を受けることがあり、時にはそのために患者が大きな不利益を被っていることを見いだした。「ほとんどの（医療）過誤は思考における過ちである」とグループマンは書いている「そしてこうした認知エラーをおこす原因の一つは、我々の内的感情であるが、我々はそうした感情が自分の内にあるとは容易には認めないし、自分自身その存在に気づいていないことすらしばしばである」[1]。これを裏付ける研究がある。[2]それによれば、ポジティブな感情を持つ時、ひとはより包括的な状況把握をし（「森を見る」状態）、柔軟な姿勢で問題解決にあたる傾向があるという。一方、ネガティブな感情を持っている時は、状況の枝葉の部分に焦点を当てて、全体像として捉えることの重要性を見失うきらいがある（「木を見る」状態）、と指摘している。また認知心理学の研究では、ネガティブな感情を抱いているひとはより係留バイアス（anchoring bias）に陥りやすいとされる。すなわち、ある一つの些末にこだわり、他の要素が目に入らなくなってしまうのだ。この係留バイアスは診断ミスの大きな原因の一つであるが、これが作用すると医師は第一印象に固執し、たとえその後矛盾するデータが出て来てもそれを無視して切り捨ててしまう。一方、ポジティブな感情を抱いているひともバイアスと無縁ではない。彼らは帰属バイアス（attribution bias）に陥りやすい。これは医療の世界で言えば、ある疾患を見たときその状況（例えば、細菌に曝露されたという事実）よりも患者がどんな人物か（例、麻薬常習者である）ということに引きずられてしまう状態をいう。

だが、これはポジティブな感情がネガティブな感情より良いとか悪いという話ではない。どちらも人間の正常な感情の振れである。しかし、医師が臨床の場でその認知力が求められる範囲は、遺伝子検査、通常のスクリーニング検査、侵襲的処置、ICUモニタリング、終末期医療における決断、など極めて広く、それを思えば最終的な帰結にいかに医師の感情が大きな影響を与えうるかがわかるだろう。

神経学者のアントニオ・ダマシオは感情を「連綿と心が奏でる旋律、途切れることのないハミング」[3]と表現している。この通奏低音は、医師が顕在意識上で医学的決断を下している間にも、ずっと響き続けているのだ。この意識下のバスの旋律がいかに私達医師の行動に影響を与えるものか、そして患者への（私達自身がそちらの側に回るときもある！）最終的な影響はどのようなものか、というテーマが私の興味の対象である。

現在では、医療のあらゆるレベルで感情が介在するということに、どんな頭の固い保守的な医師でも異議を唱えることはないだろう。しかし、こうした様々な感情は往々にしてストレスや疲労として十把一絡げに片付けられてしまう。感情というものは十分自己修練さえ積んでいれば本来コントロールできるはずだ、という暗黙の了解もそこには存在する。

とはいえ、医療における様々な感情のひだは、私達の希望的観測よりもはるかにニュアンスに富んだもので、普遍的なものである。実際のところ、感情は医療意思決定の場において支配的なプレーヤーとなることも多く、EBMや臨床アルゴリズム、クオリティコントロール基準、そしてそれまで積んできた臨床経験をも容易に凌駕する影響力を持つことすらある。しかも、そんな力が裏で働いているとは誰の意識にも上らないこともあるのだ。

たしかに、例えば会計士や配管工、電気工事士に較べて医師の感情が特別複雑なわけはなかろう、ということももっともであるが、医師の行為はそれが論理的であれ、感情的であれ、非論理的であれ、なんであれ文字通り患者の生死を分ける影響を持ちうるのだ。そしてこれは誰にとっても他人事ではない話である。

自分自身のため、そして家族のために優れた医療を皆望み、最高のトレーニングを受けた医師、最も経験を積んだ医師、あるいはUS News & World Reportのランキングで最上位の医師にかかれば最良の医療が受けられると考えがちだ。しかしながら、底に流れる感情の様々な影響がこうした要素にかかわると話はややこしくなる。

にもかかわらず、医師はどんなときもおよそ感情的になることはない、という固定観念は今も根強く残る。こうした医師のイメージはカナダの著名な医師ウィリアム・オスラー卿にまで遡るとするひとは多い。彼は医学生たちを象牙の塔から連れ出し、実際の患者をベッドサイドで診察させて医学を実地で学ばせるという革命的なアイディアを実行した近代医学の父としばしば見なされる人物である。現在の臨床クラークシップとレジデンシートレーニングによる教育システムの大部分はオスラーに端を発し、彼のものとされる名言も数多く残る。幾多の疾患に関して今なお続く彼の影響は明白で、その証として無数の図書館、医学棟、病棟、学会、賞に彼の名を見ることができる。

一八八九年五月一日、オスラー博士はペンシルベニア大学医学部の卒業生を前に告別講演を行った。「平静の心（Aequanimitas）」[4]と題されたこのスピーチは、現在オスラーの教えの「正典」とも目されている。この中で、彼はこれから医師になろうとする若者たちに対して「感受性の鈍い方が資質としてはかえって望ましいと言える」▼と強く語っている。

こうした姿勢を最初に考え出したのはオスラーではないかもしれないが、医師は概してこのようにふるまうべきである、というイメージをきちんとした形でまとめあげたのは彼である。一方で、「心を強ばらせること」、すなわち「平静」という考えから連想されるようなステレオタイプな血の通わない、冷徹な医師となることをオスラーははっきり戒めてもいる。

大衆文化にもこのステレオタイプは体現されている。ベン・ケイシーからグレゴリー・ハウスにいたるまで、テレビドラマに登場する医師は卓越した技術と診断能で人々をうならせるが、患者には超然とした態度を崩さない。無私で働く理想主義的な医師（Arrowsmith, Middlemarch, Cutting for the Stoneなどのドラマに見られる）も、極めて嫌みな医師（M*A*S*H, House of God, Scrubなど）も、どちらも患者との間に平静さを失わないだけの感情の距離は保っている。

どの病院においてもその「運営理念」の中には、「思いやり」の文言がどこかにうやうやしく盛り込まれている。どの医学部でも思いやることの素晴らしさが熱く語られる。しかし、実際の医療現場という戦場では、医師は患者に過剰に感情移入すべきでない、という暗黙の（時にははっきり言葉にされることもあるが）メッセージがしばしば存在する。感情は判断を鈍らせる、と学生は教えられる。カ

▼日野原重明、二木久恵（訳）：平静の心 オスラー博士講演集 新訂増補版、p.5、医学書院、二〇〇三

リキュラムの中でも、感傷的だとインターンにレッテルを貼られた科目の出席率は悲惨なものとなる。高い効率性や技術的知識といったことが今も何にもまして重んじられているのだ。

しかし、その描かれようがどうであろうが、そしてどんなにたくさんのハイテク機器が導入されようが、医師－患者間の相互関係というのはやはり基本的に人間的な営みである。そして人間関係のあるところには、必然的にその裏で感情が網細工のように織りなされている。どんなによそよそしい、冷めた医師であっても、押し寄せる強い感情の波に圧倒されることはあり、それはあけっぴろげに感情を示すタイプの医師と何ら変わらない。感情は酸素のごとく常にそこに存在するものである。しかし、私達医師がどのようにこうした感情を認識して処理するか、そのやり方は個々人で大きく異なる。そして、その違いに最も翻弄されるのは相互関係のもう一方の当事者である患者だ。

この本の目的は、医療における様々な感情に光をあて、それが医療行為のあらゆるレベルでどのような影響を及ぼすか考えてみることである。その結果、この次自分が患者の立場になったとき、治療にあたってくれる人物の心の働きが以前よりもよく理解できるようになれば幸いである。

「認知と感情は切り離せないものである」とグループマンは言う。「患者と向かい合うときは、いつも必ずこの二つは混じり合って働く」[5]。そして、この混合具合が患者にとってとても有益な場合もあれば、惨事をもたらすこともあるのだ。

医師－患者間における感情の持つポジティブな影響とネガティブな感情を理解することは、医療の質を最大限に高めるためには不可欠である。医師はすべての患者に対してその能力の限り最善の医療を行うべきだが、そのためには下に潜む感情をはっきり認識し、それをコントロールする術を学ぶことが、検査台のどちらの側にいるひとにとっても重要なことなのだ。

第1章

•

先生はいま手が離せません

共感ができない原因は、医師にあるのか？
患者にあるのか？

「どのひとだろう？」——ＥＲの入口のドアあたりをうろうろしながら、私は一人また一人と患者の顔に目をやった。それまで知っている医学の世界といえば、窓のない、洞窟のような講堂だけだった医学部一年生の私は、目の前のＥＲの混乱ぶりとここで自分がこれから果さなければならない役割にすっかり怖じ気づいていた。ジーンズとスウェットシャツを着たヒスパニックのティーンエイジャーの女の子が、ガタガタ体を震わせながら、看護師といっしょに書類を記入しているのが目に入った。

「彼女だろうか？」——案内係の後をついて、放射線科に向かう厚いオーバーコートを着た大学生くらいのアジア人女性。彼女だろうか？　部屋の向こうの隅にはストレッチャーがあり、その上には体を小さく丸めて寝る、こんもりとした塊が見える。多分彼女かもしれない。姿がもう少しはっきり見えないだろうか？

　私がベルヴュー・ホスピタルのレイプ・クライシスカウンセラーのボランティアに応募したのはその三ヶ月前のことだった。その後、私は他の医学生六人と病院スタッフ数名と共に六週間のトレーニングプログラムを受けた。性犯罪被害者にとってＥＲでの時間はつらい体験であるが、そこで私達がどのように彼らを支えるか、医師、看護師、警察、家族とのやりとりの中でいかに患者の代弁者を、時には緩衝役を務めるかということを学んだのだった。

毎朝、ポケベルが勤務を終えたボランティアから次のボランティアへと手渡された。受け取る側は皆、「呼び出しはあった？」と不安げに尋ねるのだった。ポケベルを持ち歩くということは、これから何らかに対して責任を負うことになるかもしれないということであり、その事実に私達はびくびく、どきどきしていた。

午前三時、ポケベルが鳴った。私の人生初の呼び出しだ。興奮と恐怖がないまぜになってわき上がって来た。大慌てで服を着ると、まだ暗い中病院へと飛び出した。そして、今、ドアのそばに立って、奇妙な活気に満ちた部屋を覗きこむように見ているのだった。私はざわざわと波立つ自分の心を落ち着けようと必死になっていた。どうやって彼女を見つければいいのだろう？　何て言葉をかければいい？　いったい何の資格があって私はこんなことやろうとしているのだろう？

私は深い息を一つすると、おずおずと立ち働く人たちの波をかきわけて、トリアージ・デスクの方へと向かった。そこに主任看護師を見つけると、私は自分がここに来たわけを説明した。彼女はクリップボードをつかむと、鉛筆の尻の消しゴムの部分を口の端に押し当てながら、そこに書かれ

▼米国で最も古い公立病院。

た名前にざっと目を走らせた。

「ジョセフィン・ハムリン、彼女を頼むわ」。彼女は考えの末そう言うと、鉛筆の先で数メートル先にいるだらしない身なりの黒人女性を指し示した。

「婦人科はもう受診済みだから。あとはきれいにするだけよ」

その女性は見まごうことなくホームレスで、髪はくしゃくしゃもじゃもじゃ、洋服は元々の色がわからないほど汚れていた。ひもがほどけた作業靴を素足に履いて、がりがりの脚をぶらんと床にたらしてストレッチャーの端に猫背になって座っていた。長年風雪にさらされ、深いしわが刻まれたその顔から彼女の年齢を推し量るのは難しかった。その陰気な目はぼんやりと空を見つめている。彼女の体の動きが呼吸の途中で固まったように止まって見えた。それが息を吸った時だったのか、吐いた時だったのかは判然としなかった。

私は恐る恐る彼女の方に数歩、足を進めた。近づくにつれ、強烈な臭いが鼻をついた。その悪臭は長年洗っていない彼女の体とぼろぼろの服から放たれていた。私は喉のあたりにむかむかがこみあげてくるのをこらえつつ、さらに前へと進んだ。そのとき、彼女の肩のあたりで何かがかすかに動くのが目に入った。それは、彼女のすりきれたセーターのひだから這い出てきた一匹のゴキブリだった。私はその場で硬直してしまった。ゴキブリはまるでまわりの様子を観察するかのようにちょっと動きを止めたが、やがてちょろちょろと彼女の腕を這い下りていった。そして、途中でまたためらうように止まった後、肘のところで裏側に回りこみ、服のひだのなかへと消えて行った。

私はそこに凍り付いたように立ちつくし、胃からぐっとこみ上げてくる吐き気と必死で戦っていた。私はERの隅々まで救いを求めて目を走らせた。誰でも、何でもいいから、どうしたらいいか教えて。私はなんとか体を前に進めようとしたが、脚がどうにも言うことを聞かない。垢じみた臭いはますます強くなり、その波のように襲って来る悪臭に私は窒息しそうだった。

すべてをぐっと飲み込んで、女性に近づかなければいけないことはわかっていた。困っているひとがいれば、そのひとのおかれている立場や見かけにかかわらず助ける。まさに私が医学部に入学したときに誓ったことではないか。ヒポクラテスの誓いやマイモニデスの誓いもこうした人たちのために書かれたのではなかったか。

それでもやはり私の体は頑として動こうとしなかった。胸が悪くなるような臭いに加えて、本物の生きたニューヨーク産のゴキブリを見てしまっては、もうこれ以上は無理だった。彼女のぼんやりした視線にまったくかわりがないところを見ると、私の姿はまだその視界に入っておらず、ERの雑踏の風景の一部にとけ込んでいるに違いない……いまならまだ逃げられる。

私はじりじりとトリアージ・デスクまで後ずさりすると、自分の無能さを押し込んで隠すようにそのプラスチックのカウンターの後ろに逃げ込んだ。そこにあった一九五〇年代の事務椅子に深く座り、手で口を覆ってはみたが、嘔吐をこらえきれるか自信はなかった。

心が動揺して、すっかりパニックに陥っていた。これからどうしたらいいのだろう？　結局、彼女は私の患者なのだ。このひとはたったいまこれ以上なくおぞましい暴行を受けた被害者なのだ。

私に課せられた仕事は、彼女のもとに行って、助けの手をのべることだ。これが医師になるということなのだ。

それでもやはり、根性なしの私は書類を調べるふりをしながら、デスクの後ろですくんでいることしかできなかった。だが、私は決して潔癖性だとか、なにもかもきちんとしていないと我慢ならないというたちだったわけではない。大学では、豚、蛙、羊の脳、牛の眼球の解剖をそれまでですでに経験していた。それどころか、以前解剖学と神経解剖学のティーチングアシスタントをしていたため、医学部に入る前にすでに人体の解剖を何体も行っていた。骨盤を二分するのも、肝臓の割断もまったく平気だった。神経学で博士課程の研究を行っていたときには地元のコーシャーの肉屋からもらってきた牛の脳を粉砕したり、生きたネズミの断頭を何十匹もやったものだ。だが、それでがたがた言うことは決してなかった。

しかし、この患者から発せられる悪臭を前に私はずぶの素人に戻されてしまった。加えて、子供の頃から私はあらゆる動物が大好きだったが、ゴキブリだけはどうにも好きになれなかった。この二つの組み合わせは、理性的な思考ではどうやっても抑えられない根源的な嫌悪を私の中にかきたてた。

それから三分後、年配のハイチ人看護助手がその患者に近寄って行った。彼女は患者の手をとると自分の手の中に重ね、やさしく語りかけた。彼女に促されて患者が顔をあげた。看護助手はもう一方の手をのばして、患者の硬い、からまった髪を優しくなでとかした。

少し左に傾きながら、ゆっくりと患者は立ち上がった。看護助手は体を寄せて、彼女を支えると、ほとんどお互いの頭をつけるようにしてシャワールームの方へいっしょに歩いて行った。二人がトリアージ・デスクの脇を通り過ぎる時、看護助手の励ます声が聞こえた。

「シャワーを浴びたらずっといい気分になるわよ。そしたら新しい服に着替えましょうね」

看護助手の腕はしっかりと患者の肩にまわされていた。

「静かな場所があるから、そこで後でゆっくり休むといいわ。大丈夫。私がついているから」

隠れるようにデスクカウンターの後ろに座っていた私は、畏怖と自らを恥じる気持ちでいっぱいだった。二人が遠ざかるにつれ強烈な悪臭もひけてきて、ようやく息を深く吐くことができた。また深く椅子に体を沈めながら、自分にはこれから医療について学ばなければならないことが山のようにある、と悟っていた。

●

あのＥＲでの出来事から三十年近くたった今、自分の研修医時代をふりかえって俯瞰してみると、臨床医として成長していく過程で大きな意味を持っていた瞬間をいくつか挙げることができる。聴診器をしたときに聞こえてきた、ざわざわして小さく、無秩序な音が初めてはっきりと意味のある心雑音として認識できた時。羊水できらきらと光る新生児を、手袋をはめた手でおっかなびっくり初めて受けとめた時。この手で初めて人の皮膚に注射針を刺した時。

こうしたそれぞれの瞬間は、医学研修という急なはしごの一段を一つまた一つと上ることを意味した。そして実際、そうした経験を積むことで新たな姿に脱皮するようなものだった。それぞれのハードルを超えた時、私はもはやそれ以前の私ではなかった。まだぼんやりとしたイメージではあったが医師というものにまた一歩近づく一方、医学部に入りたてのうぶな学生からは一歩遠ざかっていたのだった。こうした画期的な出来事は私にとって大きな意味を持つものであったから、それが起こった場面をいまでも詳細にわたって思い出すことができる。そしてなによりも、その時指導にあたってくれたそれぞれの先生のことは決して忘れられない。

ERでの看護助手にまつわるその経験も、私の医師としての人格を形作る上で意味深いものであった。それは共感とはなにかを体感で学ぶレッスンとなった。看護助手の同情に満ちた行為に私は息をのんだ。間違いなく彼女は私が嗅いだ同じ悪臭を嗅ぎ、私が見た不潔でおぞましい様子を見たはずだ。それでも彼女はためらいも見せずに、あの女性に近づいて行った。しかも、ただ単に女性に近寄ったというだけでなく、心をこめて向かい合っていた。その時彼女はケアをするとはどういうことかを身をもって私に示してくれたのだった。

同情の気持ちを持つこと、それはラテン語の語源が示すとおり、共に苦しむことができるということであるが、そのためには共感が不可欠だ。同情を装うことはできない。そこに共感がなくてはならないのだ。

「共感（compassion）」とは奇妙な概念である。人と人とのやりとりにおいて中核をなすものであり、間違いなく医療に不可欠なものである。私たちがそれを目にした時直感的に感知できるが、いざその概念をきちんと定義しようとすると多くのひとは難儀する。共感が感情なのか認知なのかという細かい哲学的議論はひとまずおいておくことにして、ここでは大多数のひとの捉え方に従っておくことにしよう。すなわち、「他人の視点でものを見て、感じることのできる能力」ということだ。

特に医療に関して言えば、共感とは患者の苦痛を認識し、理解することである。学位を授与される時、医学部卒業生の多くが読誦するマイモニデスの誓いには、共感とは何であるかが簡潔に要約されている。

「患者とは苦しみにある同じ人間以外のなにものでもないことを常に心に覚えさせ給え」

共感するためには、患者の視点に自らを合わせ、その疾患が患者の人生においてどのような意味を持つのかを理解することが必要である。そして最後に、ここここそがしばしば医師の躓くところであるのだが、共感が成立するためには患者にこうした全ての心の働きをきちんと伝えられるようでなければならない。

医師がもっともたやすく共感できるのは、患者の苦痛がもっともだと思われる時であることが多い。例えば、脚を骨折した時の痛みの場合などである。あるいはその苦痛が患者本人の良からぬ生

▼Compassion：ラテン語でcom（共に）+pati（苦しむ）

活態度に起因したものではなく、単に不運に見舞われたためであり同情に値すると感じられる時の方が、医師は往々にして容易に共感できるものだ。

医師にとってずっと共感するのが難しいのは、その苦痛が合理的に見えない時、例えば明らかな外傷がないとか、X線写真上癌は見当たらないとか、検査項目に病を示唆する客観的な異常が認められない時などである。また、痛みの訴えの程度がその疾患に対して不釣り合いに強いとか、患者が何らかの下心を持っていると思われる時、その疾病が患者自身の「怠惰な」あるいは「無謀な」生活習慣ために自ら招いたものであるような時も、医師にとって共感は難しいものとなる。

私がERで経験したように、悪臭を放つ患者、不潔な患者、吐き気を催させるような患者に対して理屈ではない、本能的な反応というのはどうしても起こってしまうことがある。他のすべてのひと同様、医師だって不快なひとやものに対しては嫌悪の念を持つのだ。しかし体感的に不愉快な状態というのは医療においては職業的ハザードの一つであり、医師は自らの反応をコントロールできて当然だとされる。

患者の包帯をはずして、その下の皮膚潰瘍にたくさんの蛆がうごめいているのを初めて見た時、私はその気持ち悪さに、次は自分が入院する番だと思ったものだ。しかし、インターンシップの最後の頃には、手際よく生理食塩水で蛆を洗い流しながら、壊疽した組織を蛆が食べてくれるおかげで潰瘍をきれいにする私の仕事が減って楽になるわ、とさえ思うようになっていた。

ほとんどの医師は医療現場でのもっと血なまぐさい状況にも適応するものだが、医療以外の不快なものに対する反応を克服するためにはとてつもない努力を要することもある。あの日ＥＲにいた看護助手のように、そうしたことが苦もなくできるひとも中にはいるが、そうでないひとにとっては鼓舞激励と自己鍛錬が必要なのだ。

かつて皮膚潰瘍の患者を私のチームが受け持ったことがある。そのひどさたるや、潰瘍というなまやさしい名前では到底言い表せないような状況だった。皮膚潰瘍自体はまったく珍しくもなんともないが、特にその症例が私の記憶に焼きついているのは、その症例について私に報告したレジデントの使った表現のせいだった。

「あの潰瘍はとても生きている人間のものとは思えません」

彼女は皮肉で言っているわけでもなんでもないようだった。

「どうして彼があれでまだ生きていられるのか不思議です」

生きている人間のものとは思えない、ですって？　その言葉に私は背筋が寒くなった。だが患者を実際見に行った時、彼女がなぜそういう言い回しをしたのかがすぐにわかった。

ジェームズ・イーストンは介護施設から入院となったやせ衰えた老人で、その様子たるや、骨と皮、という表現がなまぬるく感じられるほどだった。イーストン氏のげっそりとして張りのない顔の表情はうつろで、そこに生気らしいものは認められなかった。わずかばかり体に残った筋肉もだらりと骨から垂れ下がっているような有様だった。しかし、なにより目をひいたのは皮膚潰瘍で、それはそれまで一度も目にしたこともないような代物だった。

潰瘍は両側の大腿からふくらはぎに達しており、内部に壊死組織を伴った谷を形成していた。深く掘れた潰瘍の壁は組織深くにまで及び、断面に沿って中の構造はすべてむき出しになっていた。大腿骨と脛骨は肉眼で観察できたし、骨盤の骨の一部さえ露出していた。まるでシュールレアリストバージョンの解剖学レッスンのようだった。

私は開いた口がふさがらなかった。病気、ネグレクト、病原菌、遺伝、そして不運といったものが、いったいどういう風に組み合わされるとこんなひどい状態になるものか。こうした肉体的な状況と重度の認知症のために、彼とはほとんどコミュニケーション不能だった。自分の周囲で起こっていることを少しでも彼が理解しているかどうかもはっきりしなかった。いったいどうして生きながらえているのか。私には見当もつかなかった。それほど彼の「残骸」はわずかだったのだ。その中に話しかけられるような人格はもはや存在せず、検査をしようにもそれに足るだけの体も残っていなかった。彼はもうほとんど人間の体裁をなしていなかったのだ。

潰瘍はたしかに生きている人間のものとは思えなかった。もしこの病巣をこのまま放置すれば、すでに風前の灯火同然の命は吹き消されてしまうだろう。抗生物質と創傷ケアが感染をおこした潰瘍に対する通常治療だが、潰瘍もここまで進んでしまってはもはやその効果は期待できなかった。唯一残された手だては切断術だった。だが、潰瘍は脚の付け根まで及んでしまっていたため、もし切断するとなると股関節から下をすべて取ってしまわなければならなかった。

もしその手術が可能だとしても、両脚を切断してしまった後のイーストン氏はますます人間とは思えない姿になってしまうだろう。胴体にひょろひょろとした二本の腕がついているだけで、そこには脚の基部さえ残っていないのだから。もし共感の第一歩が患者と自己を同一視することであり、その患者の立場におかれた自分を想像することであるのなら、まさに私達の共感力が厳しく試されている状況であった。

●

医師の共感を阻害するものは、患者の肉体的な要素だけにとどまらない。ある種の性格的な特徴のために、医師との間に感情的な距離ができてしまう患者もいるのだ。例えば、敵意むき出しの患者、他人を自分の意のままに動かそうとする患者、あるいは極度に内気で自分のことを何も語ろうとしない患者、感謝の気持ちなどみじんも見せずに傲慢な態度をとる患者、などである。レジデンシーの直後、私はロングアイランドの家庭医のところで夏の間アルバイトをしたことがあった。仕事は金曜日と土曜日、その医師―仮にパーマー医師と呼ぶことにしよう―の外来の代診を務めることだった。中流階級が住むその街は、夏になるとマンハッタンの大金持ちが美しい海辺に建ち並ぶ別荘へと大挙しておしよせてくるため、人口が二倍に膨れあがった。

言うまでもなく、その環境は私が研修を受けたベルヴューとは大きく異なっていた。それは単に、診察する対象が保険のない、多くが移民であるという集団から、裕福な、大半が英語を話す社会的に安定した層に変わった、というだけではなかった。生死にかかわる重病の入院患者の世界から、基本的に健康なひとがやってくる平和な、郊外型のクリニックに来てみると、私はそのあまりの違いに医学的な意味で、まぎれもないカルチャーショックを受けた。レジデンシーでの最後の月、私はＩＣＵに配属されていたが、そこでみていたのは敗血症性ショックや重症の出血、多臓器不全といった症例だった。ところが、ここにやってくるのは咽頭痛、皮疹、足首の捻挫、といった、あまりにつまらなすぎてレジデンシーの期間中には意識を向けたことすらなかったような疾患ばかりだった。あっという間にダニ除去とライム病の診断に習熟したのは収穫ではあったが。

ある日、健康そうな四十代前半の女性がクリニックにやって来た。その女性、シンシア・ランドンは当時大々的に宣伝されていた減量用の薬、フェン－フェン（フェンフルラミン－フェンタミン）を処方してほしい、という。

そもそも、減量用の薬というものそのものに私はいつも嫌悪感を感じていた。肥満は多くの場合、生涯通じての不適切な食習慣や、運動不足から来るものなのに、薬を飲むだけでどうにかしようというのは、私にはあまりにもお手軽で都合のいい発想に思えたのだ。そんなわけで、初めからすでに私はむっとしていたのだった。しかも私の目には、机をはさんで座る彼女は明らかに正常範囲内の体重に見えた。

「なぜ減量用の薬を飲みたいんですか？」少々いぶかりながら、私は尋ねた。

「子供を産んでからついてしまったこの何キロかをどうにか落とそうとがんばっているのよ」。彼女は腹の肉をつまんで、哀れっぽく言った。

私は彼女がつまんだ贅肉を見ようと身を乗り出したが、やはり私の目には正常な腹まわりとしか思えなかった。三年間、四六時中、AIDSや癌、うっ血性心不全、肝硬変といった疾患をみてきた後では、中年太りの一、二キロの差にまじめにとりあう気持ちには到底なれなかった。まったくたいがいにしてほしい……。

「あなたが特に肥満だとは思いませんが」。自分としては感じ良く、感情を抑えたつもりの調子で私は言った。実際、それはほめ言葉だった。率直に言って、彼女の年齢を考えれば上出来の体型維持といってよかった。

「それに、この薬を飲んでもあまり役にはたちませんよ。これで一キロやそこら体重が減ったとしても、飲みやめたらあっという間にもとにもどりますから。決して肥満を永久に解決してくれる特効薬なんかではないです。それから、どんな薬にも副作用のリスクはありますから、そのことも考えにいれた方がいいですね。これまでお試しになったことは……」

食事や運動のことについて触れようとした私を遮ってランドンさんは言った。

「パーマー先生はいつもフェン－フェンを出してくれるわよ」。その口調はぶっきらぼうだった。「あなたの講釈なんか結構。薬さえ出してくれればいいのよ」

私は彼女のとげのある調子に面食らった。だが、もっと衝撃だったのは、パーマー医師が肥満でもない患者にこの薬を処方している、という事実だった。しかし、私はここでは単なるアルバイトの身だ。ここの患者は私の患者ではない。彼らはパーマー医師の患者で、私の仕事は彼の留守中いつもどおりの治療を継続することだ。今週家族といっしょに夏休みをとっている彼の代役をできるだけ良く務めようと私はがんばっていたのだ。だが、ここにきていらだちが抑えられなくなってきた。

「どの薬も副作用の可能性はゼロではないですからよく考えたうえで始めるべきで、気軽に飲むのは……」

「私の主治医はパーマー先生よ」。彼女は怒気を含んだ声で言った。「私の保険だってちゃんとカバーしてくれるし、私はその薬が必要なの」

突然、私は自分に自信が持てなくなってきた。パーマー医師は何十年も外来診療をやってきた経験のある医師なのだ。一方、私はといえば病院で三年研修をしただけである。その私にクリニックでの医療の何がわかるというのだろう。多分、これはクリニックでは普通にやっていることなのかもしれない。もしかしたらフェン－フェンは軽度の中年太りに使っても問題なくて、単に私が未経験でそれを知らないだけかもしれない。それに患者がその薬をずっと飲んでいるというなら、私にそれを止める権利があるのか？　それは患者を治療の途中で「見捨てる」ということではないのか？

しかし、やはりどうも私にはしっくりこなかった。そこで、私はついにこう言った。

「パーマー先生を受診して、薬の相談をされるのが一番いいと思います」

「先生が戻って来るのは来週なのよ」。彼女はぴしゃりと言い返した。「それに秘書のひとに聞いたら、帰ってくる週の予約はもうすでにいっぱいだって」

私はまるで周囲の気圧が実際上がっているかのような圧迫を感じた。この患者は絶対にひきさがるつもりはない。ええい、なにくそ、私だって負けてなるものか。私が新顔の医者だから、自分の思う通りに動かせると思っているのなら……。

そのとき、壁の時計に目が行った。部屋の外の待合室は患者ですでにいっぱいになっているだろう。午前中いっぱい彼女とやりあっているわけにはいかない。他にもやらなければならないことはやまほどあるのだ。おとなしく望み通りに処方箋を出して、終わりにすればいいではないか。三十錠の薬がいったいどれほどの害をなすというのか。どうせ彼女にはもう二度と会わないだろうし。だいたい長期的にみたらこれがそれほど重要なことか？　だが、ここで折れたら、私はこの患者のいいなりになったことになる。その事実だけでも私をかっかさせるのに十分だった。

「申し訳ないですが」。私は意を決して言った。私の声はいまや彼女に負けないくらい冷たかった。「プロとして言わせてもらえば、医学的に見てフェン－フェンはこの場合適応になりませんね」

ランドンさんはじっと私をにらみつけると、やがて唇をとがらせ、立ち上がった。そして、ハンドバッグをわしづかみにすると、ものも言わず、一瞥もくれずに部屋を後にした。私は内心がたがたと震えていたが、その一方で彼女の圧力に屈せず、自分の主張をゆずらなかった自分を誇らしく思った。

フェン－フェンが心臓弁膜症を引き起こす可能性があるという報告がニューイングランド・

ジャーナル・オブ・メディシンに載ったのは、夏も終わりを告げようとする頃だった。それからまもなく、フェン－フェンは販売中止となった。自分の正しさが証明されたようで、胸のすくような思いすらした。ほら言ったでしょ、とランドンさんに言ってやる場面を想像したりもした。

しかし、何年もたってからこのときのエピソードをふりかえって考えると、強圧的に動かされることに対する自分の怒りがあの場でのやりとりを支配していたことに気がつく。脅されているという感情が邪魔して、シンシア・ランドンに共感的になどなれなかった。経験不足からくる自信のなさと、フェン－フェンという薬そのものに対する個人的偏見、といった自分の側の問題をのりこえて、彼女の悩みを理解しようとすることができなかったのだ。もしかしたら、彼女は摂食障害のために自分の体重への認識がひどく歪められていたのかもしれない。もしかしたら、産後の数キロよりもっと複雑な情動的問題を抱えていて、それが要求の裏にあったのかもしれない。

しかし、あのとき私達はそこまで深く掘り下げることをしなかった。私が彼女に特に共感を持って接することができなかったのは、そこに怒りがあったからだけでなく、彼女の権利意識を露にした態度にも原因があった。クリニックに来さえすれば、欲しいものはなんでも要求できる、と彼女が考えていたのは明らかだった。あのときの彼女は、思い上がった、薄っぺらな女に私の目には映った。頭に思い浮かんだのは、ベルヴューではどれだけ多くの患者が本当の病気で苦しんでおり、治療を必要としているか、ということだけだった。取るに足らない、外面的な悩みのために、医療システムを使おうという彼女の利己的な行動と、そして言うまでもなくそれを食い物にする製薬会社の有り様に、私は胸が悪くなった。

しかし、もしかすると事実はまったく違っていた可能性もある。一見外面的に見える悩みの下には別の深刻な問題が存在していて、それが注目を喚起するために声をあげていたのかもしれない。私がしくじって、重大なものを見逃したのかもしれないのだ。うつ病。自殺企図。家庭内暴力。過食症。薬物依存症。アルコール依存症。こうした深刻かつ命にかかわるような状況のすべてが、単純なダイエット薬の要求の裏に潜んでいる可能性だってあるのだ。豪奢な海岸ぞいの家を持つ、裕福で保険のあるひとたちだって病む。ひとをいらだたせるような、自己中心的で傲慢なひとたちでも治療を必要とするのだ。しかし、あの日私とシンシア・ランドンの間に生じた様々な感情のせいで私の共感は妨げられ、表に現れたものの下に何が存在するかを探ることが私にはできなかった。

私にとって唯一の慰めは、おそらくフェン-フェンの副作用から彼女を守ったことにはなっただろう、という事実だった。数年後、実はパーマー医師の害からも免れさせていたかもしれない、ということを私は知った。彼が飲酒運転で有罪になったのをきっかけに、深刻なアルコールの問題が明らかになったのだ。数人の患者から訴えが寄せられ、彼の診療内容が調査されることとなった。その結果、治療が「容認しうる基準からはずれている」という理由で、彼は医師免許の停止処分を受けたのだった。

一般的に言って、相手と自分を同一化できるとき、共感はより容易となる。そのひとがおかれた状況に陥った自分の姿を真に心に描くことができれば、その苦しみがどんなものかを直感的に知ることができるのだ。理由がなんであれ、医師と患者の間の隔たりが大きいと、それだけ共感は困難なものとなる。

医師の社会的出自のばらつきは患者のそれと較べると小さい。かつてより医学部の学生は多様になったとはいえ、やはりほとんどの医師は経済的に裕福な、健康にも恵まれた中流階級の家の出で、病気や身体障害、経済的不安定、失業、差別といったものに関する経験が、患者に較べてずっと少ない。患者があまりにも異質に感じられる場合、自己と同一化して感情移入することが医師にとって困難になることもあるのだ。

共感の障害は時に文化的、言語的バリアからも生じる。例えば、私が関わったアジア人の多くは痛みの訴え方が非常に抑制的で、非常に病が重いときも落ち着いた様子を崩さなかった。医師はこういう患者の痛みを「見る」ことを止めてしまい、その意識をかわりに別の患者にふりむけてしまう。感情表現という意味で対極にあるのが、ヒスパニック系の患者で、彼らは自分の症状について大騒ぎする、という定評を得ている（そこから「ヒスパニック・ヒステリカル・シンドローム」という病院内のスラングが生まれた）。こうした患者の訴えは延々と続くため、医師はすぐにまじめに聞くことをやめてしまう。

どちらの例もステレオタイプだと片付けられようし、実際のところ、患者はこうした典型から外れるような様々な、幅広い反応を示すものである。しかし同時に上記のような話は、表現上の微妙な文化的違いのために、医師が患者の苦痛をきちんと捉えられなくなることもあるという事実の好例である。もう何年にもわたって私が診ている患者の話をしよう。エクアドル出身のマリッシマ・アルヴァレズは六二歳の女性だが、幸運なことに、彼女と同年代の私の患者のほとんどが患う糖尿病も、高血圧も、心臓病も持っていなかった。それでも彼女は、慢性的な痛みのために、極めて頻繁に受診しに来た。おそらく彼女の症状は関節炎と慢性疼痛症候群が組み合わさったものだろう。そうしたことを顧慮して、私は彼女の訴えを軽くみないように努めている。だが一方で、彼女を診てきた十年間、全体的な健康状態に悪化がみられなかったことは安心していい事実であった。問題は彼女の訴えがすべて、「今まででで最悪」ということだった。

スペイン語では最上級の形容詞には接尾辞が加えられるが、アルヴァレズさんの場合、それが標準表現になっていた。腹痛は malo（ひどい）のではなく、malisimo（最悪）で、頭痛の程度は grande（大きい）のではなく grandote（最大）。胸焼けは caliente（熱い）のではなく calientisima（これ以上ないほど熱い）。debil（弱っている）のではなく、debilisima（かつてないほど弱っている）。

アルヴァレズさんのかかりつけ医として、私はこうした訴えすべてに、等しく注意を向けて診察することが求められる。なぜなら、そのうちの一つが本当になにか深刻な、あるいは命にかかわるような異常のサインである可能性がないとは言えないからだ。とはいえ、すべての訴えが一から十のスケールで、十もしくはそれ以上、となると、控えめに言っても、現実的に実行することは難しい、ということになるだろう。

彼女の声を電話越しに聞くたびに、ああ、また始まった、とつい心の中でうめいてしまう。そしてそこには、彼女の「これまでで最悪」だという訴えに上の空でふんふん、と相槌をうって、気がつけばなかば耳を閉ざし始めてしまう自分がいた（「Marissima マリッシマ」は彼女の実名のファーストネームと韻を踏んだ仮名だが、その名前にすでに最上級の接尾辞である -isima が含まれている皮肉に私は気づかないではいられなかった）。

アルヴァレズさんは、私にとって共感することが難しい患者だ。彼女の訴えのほとんどを聞き流してしまいたい誘惑にかられるし、実際それを正当化する医学的な根拠もあることはある。過去十年にもわたって、全ての器官が文字通り「いまだかつてないほど悪い」状態であったとすれば、今頃彼女はＩＣＵにいるかすでに死んでいるだろう。こうした状況で冷静さを保ちつつ共感を示すことはなかなか骨の折れることであるが、こうした態度を医師がとってくれない、という不満こそがおそらく患者が際限なくドクターショッピングを続けることになる理由の第一であろう。

アルヴァレズさんが自分のつらさをわかってもらおうと必死になっているのはよくわかる。強く表現しなければ、私にその苦しさが伝わらないのではないかと不安に思っているのは明らかだ。アルヴァレズさんのような患者には、実はこうした努力がかえってあだになることもある、と説明した方がいいものか考えることもある。絶えず症状を大げさに誇張して表現することでその言葉の信頼性が損なわれ、ひいては医師の共感を得ることが難しくなる、と言ってやったほうが本人のためになるだろうか。しかし、患者自身も責任の一端を負うとはいえ、患者の症状の表現の仕方に影響を与える文化的、人種的あるいは個人的な要素に合わせて調整をする責任は、医師側により重くあるというのが私の考えである。

●

人種的な違いは医師と患者の間に横たわる文化的な溝の一つの例にすぎない。他にも、はるかにもっと大きいと思われる溝が生じることがある。疾患が自ら招いたものであると考えられるような場合だ。医師は、アルコール依存症、薬物依存症、病的肥満の患者に対して軽蔑の念を抱くことはよく知られるが、そうした感情をほとんど隠そうともしないことも多い。暗黙のルールとして、あらゆるレベルの医療従事者にこうした患者は冗談の標的としてかまわないとみなされる。彼らに対して使われる病院内のスラングは、嫌悪の念だけではなく、怒りや憤りも反映している。肥満の患者が「打ち上げられたクジラ」、アルコール依存症のホームレスがshpozやdirtbag（汚いやつ）と呼ばれるのを耳にすることも少なくない。

そもそも医師は、何年にもわたって楽しみはおあずけの状態で自己抑制することを強いる教育システムの産物なのだ。依存や肥満は少なくともある程度生化学的な要素が関与すると頭ではわかっていても、多くの医師は、無意識に、あるいはしばしば意識的に、こうした病態が単に怠惰、自堕落、貪欲、詐病、無気力によるものだと見ている。そんなわけで、こうした病気の惨状に対して真摯に取り組み、理解を示すことは難しいと感じる医師もいる。ましてや患者自身がそうできない時はなおさらである。

そういう意味では、依存症患者が恐らく治療対象として最も難しいタイプの患者であることは間違いない。病態の生化学的な要素以外にも、彼らは複雑な問題を何重にもわたって背負い込んでいることも多い。依存治療の選択肢が十分にない細分化された医療システムは言うに及ばず、うつ病、小児期の虐待、性的虐待、社会経済的苦境、人格障害、といったことに彼らは複合的に悩まされているのだ。

医師やセラピスト、プログラム、あるいは患者自身がその苦境を切り開こうとどんなに努力しても、治療の成功を阻むような反力は多く存在し、圧倒的だ。こうしたことを考えると、研修中の医師が依存症患者に対しては、急速にニヒリスト的態度をとるようになり、できるだけ治療の手を抜こうとしはじめるのも無理はない。

ベルヴュー・ホスピタルで研修するレジデントと医学生は、あまりにもたくさんのアルコール（ETOH、エタノール）離脱患者をみるうちに、彼らを十把一絡げに捉えるようになってくる。入院患者の診断がＥＴＯＨ-ＷＤ◀とあれば、受け入れチームは簡単に病歴をとった後、患者の震えが収まるまでベンゾジアゼピンの量を機械的に増やしていくのがお決まりだ。そして、しっかりふらつかずに歩けるようになったら、即退院だ。薬物リハビリテーション施設への紹介は、せいぜい良く言って「おざなり」といったところだ。共感などはほとんどない。

なぜ他の場面では良心的で同情心に富む若い医師がこのような態度をとるかは容易に想像できる。ＥＴＯＨ-ＷＤ患者はおおよそ無愛想で、悪臭を放ち、要求が多い。たいがいの患者は退院するとすぐその足で飲みに行き、二週間後には病院に舞い戻って来る。多くの患者は複数の街の薬物リハビリ施設の入所歴をほこっているが、結局そうした治療がすべて何の役にもたたなかったことを彼らが証明しているようなものだ。また、かなりの数が手練手管でオキシコドンやヴァリアムを手に入れようとする。公的支援と就業不能者としての権利を得た挙げ句、結局やることといえば飲酒と薬物使用だけという者も多い。一般的に医師は「独立不撓」の人生観を持って生きている。そんな彼らが、明らかに寄生的で、利己的な強請のような依存症患者に憤慨し、嫌悪感を抱くのも無理からぬことだ。

私が数年前にみたジョン・カレーロはまさにそんな患者の一人だった。チームのレジデントが淡々と報告したところによれば、今回がカレーロ氏にとって五七回目のベルヴュー・ホスピタルへの入

▼WD：withdrawal＝離脱

院になるという。入院は、毎回ヘロインやオキシコドンといった麻薬の過量摂取か禁断症状によるものだった。今回は過量摂取で、こういった場合の例に則って、カレーロ氏にはしばらく眠ったままでいてもらい、その間に薬が抜けるのを待つ、というお決まりの治療方針がとられることになっていた。私は分厚いカルテにざっと目を通した。どのレジデントも単に前の入院の時の病歴をそのまま写しているようだったが、彼らを責める気にはなれなかった。なぜなら毎回、毎回、判で押したように同じような経過をたどっていたからだ。

さて、ベルヴューでは毎日教育回診が行われていたが、そこでは新たな入院患者の中からピックアップされた一、二例について、深く検討がなされることになっていた。通常選ばれるのは非常に珍しい症例か、興味深い症例、あるいは最も病状の重い症例である。だがその日、一度試みとしておそらくその日の入院の中で最もおもしろみに欠ける症例と思われるカレーロ氏について話し合ってみるのはどうか、と私は提案してみた。同時に、最もありきたりな症例にも教育的な要素を見つけ出す、ということを指導医である自らへの挑戦として課した。

とは言うものの、チームをひきつれてベッドサイドへ向かう間も、この企てはとんでもない大間違いで、後で後悔することになるのでは、という不安が頭の中にうずまいていた。思い浮かぶのは不機嫌な顔をした患者が、質問にきちんと答えようともせず、あるいは答えることもできず、ただぶつぶつと無意味なことをつぶやく姿だった。チームのメンバーがずるずると重い足をひきずり部屋に入ると、その腐敗臭に顔をしかめ、こそこそと to-do リストに目をやり、コーヒーを買ってくればよかったと思いながらこの拷問から解放されるのを今か今かと待っている、そんな映像を私は心に思い描いた。そして彼らは、ローテーションの最後に提出する私の評価表にはより一層辛口のコメントを書こうと考えをめぐらすのに決まっている。

カレーロ氏は四九歳の白人男性で、想像していたとおりの様子だった。髪はぐしゃぐしゃ、髭もそっておらず、目からは生気が失われ、まさに絵に描いたような人生の落伍者といったところだった。その皮膚はいかにも不健康そうに青白く、使い込んだ陶器を思わせた。回診のメンバーで彼のまわりに人垣ができないように、私はできるだけたくさんの椅子を集めたが、数脚しか見つからなかった。そんなわけで、医学生は結局壁を背にはりついて立つような形になってしまった。

問診のスタートは決して幸先よいものではなかった。私の質問に返ってくるのは、一語だけのぶっきらぼうな答えか、ぶつぶつという不満げな声がほとんどだった。カレーロ氏はお決まりの事実を並べ上げて言うことはとりあえずできた。リハビリ施設で過ごしたこと、種々のメサドンによる治療、刑務所での服役。だが、こうした事実はすべて、陰鬱でありふれた一つの画像にすべてとけこんでしまい、これといってきわだって見えるものはなかった。私は視線をカレーロ氏にずっと合わせていたが（彼の方はほとんど天井を見たままだった）、回診メンバーの集中力が散漫になってくるにつれ、周囲の雰囲気がそわそわと落ち着きのないものになってくるのが感じられた。私は患者とちゃんとコミュニケートすることもできなければ、研修医、医学生への教育的指導もできていなかった。目の前にあるのは患者にとっても、医療チームにとっても抜け出すことの出来ない「依存症」の泥沼だった。私は真摯に質問をするよう心がけ、案じるような声音を保ってはいたが、それでも心のどこかからわき上がって来るニヒリズムには抗いようもなかった。

そのとき、一つの問が思い浮かんだ。それまで一度も考えたこともないものだった。

「カレーロさん」。私は問いかけた。「あなたが薬を使うようになってもうずいぶん長くなりますね。でも、どうですか、薬にはまってしまった、とご自分で悟った瞬間というのを覚えていますか?」

カレーロ氏は肘を支えにして体を起こすと、まるでだれかがベッドサイドにいることに初めて気づいたといわんばかりに私の方を見た。彼は眉を青白い頬の方へぐっと下げて、目を細めた。彼は前屈みになった姿勢のまま、自分のベッドを半円状に取り囲む白衣を着た医師をぐるっと見渡した。その視線にそわそわとした動きが止まった。

「薬にはまった時、だって?」彼は視線を再び私に戻すと言った。まるで質問を推し量るように顎が左右に動き始めた。

「ええ」。このやりとりの成り行きに少々うろたえている自分に驚きながら、私は言葉を継いだ。「私達医師は、患者さんがもうしっかり病気の状態になってしまってからお会いする、というのがほとんどなんです。そうでなければ、逆に健診などでまったく健康なひとをみるかです。でも、健康な状態から病気へ移行する、まさにその瞬間に私達がいあわせることは決してありません。だから、中毒になったんだ、とあなたが最初に自覚されたときのことを私達にお話し下さらないかと思って」

彼の依存症の歴史は長年に及ぶこと、その間大小様々な出来事があったこと、薬のために記憶がぐちゃぐちゃになってしまっていること、記憶喪失のエピソード等々を考えれば、こういう質問をすることは不当だったかもしれない。だが、彼が問を自分の中で咀嚼するように考え込んでいる間、私は言葉を差し挟まずにじっと答を待った。

やがて彼はもう少し体を起こすと、一度ぎゅっと唇を閉じ、そして口を開いた。ひとたび話し始めると、その顎の動きも落ち着きを取り戻してきた。

「ああ、そうだ」。彼は言った。「あの時だ、ってのがあるよ」。焦点をしぼるように、彼は声を細くして話を続けた。

「あれは四月の初めだったな。街中の木に白い花が咲いていたから、間違いないよ。二週間くらいの間、真っ白な花でまるで雪が木に積もったみたいに見えた。葉っぱがみんな出てきたら普通の木になっちゃったんだけどさ」

「ともかくだ。あれは四月の初めだった。俺はヘンリー・ハドソン・パークウェイを北に向かって走っていた。車は工事現場の仲間から買った古いニッサンだった。俺の兄貴の家で子供の誕生会のバーベキューをするってんで、ヨンカースに行くつもりだったんだ。道の両側の並木は雪をかぶったみたいに真っ白だった。まるでメイシーズのクリスマスの飾りみたいだったぜ」

彼はそこでちょっと間をおいた。もしかしたら思い出をかみしめていたのかもしれない。あるいは時系列を頭の中で整理していたのかもしれない。

「そのときだ。唐突に、一発ヤクがいる、って思ったんだ。そのむずむずした気持ちが、まるで津波みたいに押し寄せてくるんだよ。ヤクがいる、今すぐいる、って。でももっと大事なことは、俺はそのとき、ヤクを自ら欲してた、ってことだった。何よりもヤクが欲しい、ってね。兄貴に会うのも、小さい甥に会うのももうどうでもよくなった。とにかくヤクをやれさえすればいい、と思ったんだ。あの瞬間、俺の頭にはそれしかなかった」

カレーロ氏はそこで一息ついた。また先ほどの様に顎が左右にがくがくと動き出した。それが筋肉のチックなのか、彼が使っていた違法薬物の副作用なのか、それとも何年にもわたって精神科から出されていた薬の影響なのか、私には判別がつかなかった。

「そこで車をUターンさせたんだよな」。彼は続けた。「ぐるっと回って西一五八番通りにのった。南に向けて走り始めたとき、俺は中毒だ、ってわかった。まるで繁華街にある薄汚い売人の巣窟にマグネットで引っぱられていくような気分だった。でもとにかくいてもたってもいられなかった。それが覚えていることとさ。単純な話だ」

彼は顎の動きをようやっと抑えこんだ。「神様が手をのばして、俺の車と俺の人生を指ではじいたって感じかね。はじかれた俺は進む方向が変わって、もう後戻りできなくなっちまった。神様が俺をあのとき街にUターンさせた。で、それから俺は堕落の道を一直線、ってわけよ」

それから部屋はヘアピンを落としても響くようにしんと静まり返っていた。インターンと医学生はその場に凍りついたようになってしまった。その非常に具体的で詳細にわたる記憶と、情景を彷彿とさせる描写に、私もすっかり釘付けになってしまっていた。その部屋にいた誰もが、運転中に、車をUターンさせようとするミステリアスで抗いようもない強い力を感じて、どうにもできずに流れにのまれてしまう自分を想像していただろう。

問診が終わると私達はカレーロ氏の病室を出、廊下のつきあたりに集まった。チームの雰囲気の変化は明らかだった。初めて、たとえわずかにせよ、カレーロ氏の送ってきた人生がどのようなものだったのかを私達は垣間みたのだ。それこそが真の共感への入口だった。患者に自分を重ね合わせてみることで、患者を見る目が変わってくる。それから以降、カレーロ氏が話題にのぼるときにはそれまでのような侮蔑的なジェスチャーや、無造作に軽蔑を露わにしたコメントはみられなくなった。チームのメンバーは以前よりも頻回にカレーロ氏の部屋を訪れて雑談をするようになり、カレーロ氏の方も前よりはずっと協力的で感じが良くなった。芽生えたばかりのこうした共感が、何年にも及ぶ依存症を一夜にして解決するわけではもちろんないが、共感なしに彼の病が改善することも考え難いのだ。

ジュリアの物語 1

スターリング曲線からはずれた心臓

ジュリア・アンパロ・アルヴァラードがスターリング曲線から脱落したその日のことを、私ははっきりと覚えている。それは月曜日の朝、ニューヨーク市内ですら季節の豊穣を至るところに感じるような、さわやかな秋の日だった。ベルヴューの前庭も金色や赤に鮮やかに彩られていた。大枝が風に揺れる優しい、ざわざわとした音を聞いていると、錬鉄フェンスのすぐ外、ファースト・アヴェニューを車が始終行き交っているのがうそのようだった。アップルサイダーのような落ち葉の香りは、静寂なニューイングランドの秋景のような雰囲気を醸し出していた。

一日の始まり、医師、看護師、技師、患者、事務職員、案内係が続々と病院へ足早に入って行ったが、マンハッタンというコンクリートの骨組みの中に場違いにも埋め込まれた森の宝石のような庭の様子に魅せられて足をとめるひともちらほらいた。

そんなわけで、いつも興味をそそられる月曜の朝のスタッフミーティングに私が遅れたのはただただ庭に対する園芸的な感興のためで、と、ともかくそう自分自身へ言い訳しながら、カンファレンスルームに向かって病院の待合室を走り抜けようとしていた。だが、そこで私は急ブレーキをかけて足を止めた。他に誰もいない待合室に一人ぽつんと座るジュリアの姿を見つけたのだ。彼女の小柄な体は椅子に深く沈み込んでいたが、その息は妙に重たく、いままで見たことのないような努力呼吸だった。皮膚はいつもよりいっそう土気色で、生気が失われていた。私はジュリアを十年近く診てきたが、その間、薬物治療、心臓病専門医、そして彼女の体そのものの頑健さに加えて生命を維持する手段となってきたもの、それがスターリング曲線だった。

スターリング曲線とは心臓生理学における法則の一つで、すべての医学生にとってなじみ深いものである。心臓に流入する血液と流出する血液の均衡を保つことは極めて重要だが、心室に入る血液量が増加し心臓が押し拡げられたとき、ひき伸ばされた心筋はより強い力で収縮して出入のバランスをとるのだ。

ジュリアの心臓は何年も前からどんどん弱ってきていたが、それは遺伝的不運によるものだった。

原因は不明だが、ジュリアの心臓の筋肉線維は彼女が三十代の初めころから衰え始め、その結果、肺に水が貯まり、下肢には浮腫が出現した。うっ血性心不全（CHF：医学の世界では略してこう書かれる）の状態だ。だが、心臓以外には何の問題もなかったため、ジュリアの体は生理学的なあの手この手をくりだして、可能な限りの代償効果を駆使し血液が重要な臓器に行き渡るようにし続けた。心臓は心拍数を上げて、より速く血液を送り出した。体中にはり巡らされた血管網は収縮し、心臓へ戻す血液量を増やそうとした。心臓の筋肉はあたかも腕を曲げたときの二頭筋のように太さを増し、より多くの血液を拍出しようとした。左心室は本来の円柱形から球形に近い形になり、その壁にかかる圧を抑えていた。

しかし、ジュリアの病気は情け容赦なく進行した。心筋線維は徐々に力を失い、過剰な負荷のかかった左心室壁は引き伸ばされ、ぺらぺらに薄くなってしまった。スターリング曲線はジュリアに残された最後の生理学的な切り札だった。輪ゴムを目一杯ひっぱるとより強い力で戻るのと同じように、彼女の伸びきった心筋線維は実際、より強く収縮しようと働いていた。スターリング曲線の本質は、心筋線維が伸ばされれば伸ばされるほど、心臓はより強く収縮できるということである。

だが、この切り札は、そして実のところジュリアの手持ちの生理学的切り札のすべては、本来、感染症やマンモスの攻撃といったものによる「急性」の心不全に対応するために進化の過程で生み出されたものである。「慢性」の心臓病用ではないのだ。したがって最終的にはこうした代償作用ではいずれ適応できない時がやってくる。輪ゴムが伸ばされ続けてやがて反発する力を失ってしまうようなものだ。心筋線維は初めこそ太くなって力を増すが、しまいには配列が乱れ、弾力を失い、使い物にならなくなる。

スターリングの代償作用はしばらくは有効だ。だがそれがずっと続くわけではない。ある時点ですべてのＣＨＦ患者がスターリング曲線から脱落する。

マンハッタンの街の景観が秋の紅葉でやわらかな表情を見せ、温かな秋の日が持つ圧倒的な楽観が、世界のこの片隅にもとめどなく押し寄せてくるようなその朝、ジュリアがついにバランスを崩してスターリング曲線を踏み外した。

●

私が初めてジュリアに会ったのはその八年前のことだった。当時彼女は三五歳で持病もなく、子供達を育てるためにオフィスビルのトイレ清掃の仕事を夜間にやっていた。理想的な仕事とは言えなかったが、グアテマラからの違法移民にとってそれは望みうる最良の職だった。彼女の仕事ぶりは勤勉だったが、どんどん悪化する息切れのために、ついには雑巾を持ち上げることもできなくなってしまった。

ジュリアは重度のＣＨＦでベルヴュー・ホスピタルに入院となった。私達の病棟に来ることになったが、それはＥＲで彼女の入院が決まった時、ちょうど私達のチームが入院を受ける順番だった、というだけの理由からだった。ＣＨＦの症状は利尿剤などで急速に良くなったが、私達には診断結果について詳しく彼女に説明する、という仕事が待っていた。その時点ですでに、彼女にはＣＨＦを根本的に治せる見込みがないことがわかっており、それはつまり彼女の心臓は機能不全にむかって一直線に進んでいることを意味した。患者に厳しい診断を告げるのは、当たり前だが、決して容易なことではない。そんな時、心は激しく波立つ。それは医師も患者も同様である。だが、今回の場合はさらに状況を痛々しいものとする要素が絡み合っていた。実は機能を失いつつあるジュリアの心臓を治す方法はあった。心臓以外は健康な、不可逆なＣＨＦを抱える患者に対する標準治療は心臓移植だ。もしジュリアが一五〇〇マイル北に生まれていたら、新しい心臓をもらうための移植待機リストにどうやって名前を載せるかについて話し合っていたことだろう。だがそれは、その日の朝私たちが彼女に告げようとしていたことではなかった。そのかわり私たちが伝えなければならなかったのは、心臓移植をすれば心機能は元通りになるかもしれないが、彼女は違法移民であるために移植待機リストには登録できない、という事実だった。

私達医師は感情の板挟みになっていた。理性の上では彼女に何を伝えなければならないかはっきりわかっていた。だが心情的、人間的な部分ではこの残酷な運命の巡り合わせを伝えるメッセンジャーになることをためらっていた。治療法が存在するにもかかわらず、それは選択できないから死ぬしかない、と自分の患者に告げなければならないとき、とてもではないが心中穏やかではいられない。

ジュリアがスターリング曲線から脱落してからほどなくして、私は『Medicine in Translation』[1]に彼女のことを初めて書いた。それまで診てきた八年間は困難の連続で、いよいよこれが終わりの始まりになるかもしれない、という怖れから私は筆をとった。山あり谷ありのローラーコースターのような彼女の病状をたどって書き記すということ自体、私にとって感情的に痛みを伴う経験だった。だが、なによりつらかった瞬間は面と向かって彼女に残酷な診断を伝え、治療の限界を初めて説明しなければならなかったときである。そのときのことを私は医師と感情をテーマに署名入りの記事にまとめて書いた[1]。

ジュリアの印象は鏡の中の自分を見つめているようなものだった。私達は同じ背丈、体型で、三十代半ばという年齢もいっしょだった。私達はどちらも二人の小さな子供がいた。違った世に生まれて、もし私達が友達であったなら、洋服の借りっこだって難なくできただろう。だが今日、私が白衣を着る一方で、彼女に与えられたのは死刑宣告だ。

ただ彼女はまだその事実を知らない。

それは彼女の退院の日の朝のことだった。私達はベッドサイドテーブルにずらっと並べられた大量の心臓の薬をいっしょに確認していた。薬の入った小さな容器それぞれについて彼女は同じことを聞いた。

「これで私の心臓は良くなるんでしょうか？」

私は痛々しい気持ちで質問には直接答えず、症状をコントロールすること、呼吸状態を改善すること、体液の不均衡の最小化をはかること、運動負荷により耐えられるようにすることについてよりいっそう細々と説明をした。私は薬についてはすべて包み隠さず事実を語ったが、どうしても究極的な真実を彼女に告げる勇気が出なかった。遺伝子のさいころが転がされた結果、彼女の心臓の筋原線維の運命が呪われてしまっていたこと。唯一残された希望は心臓移植だが、彼女が違法移民であることからそれはほぼ望みの外であること。彼女の子供達は母なし子として生きていかなくてはならないこと。

結局ジュリアは自分の予後を完全に知ることのないまま退院することになったが、それは彼女の主治医である私の職務怠慢と言われても仕方がない。私に求められていたのは「患者中心」主義で、「オープンかつ誠実な」コミュニケーションをとることであった。でもそれが私にはできなかった。私にはこの若い母親に、あなたは死ぬのだ、とはどうしても言えなかった。

なぜか、と問われれば、それは私が自分と患者を過剰に同一視してしまったせいかもしれないし、自らの感情に負けてしまったということかもしれない。あるいは私がどうしようもない意気地なしだったからかもしれない。そうしたことがすべてある程度影響したことは間違いないが、真実を伝えることができなかった医師は私だけではなかったのも事実である。彼女の治療にたずさわったすべての医師、すなわちインターン、レジデント、内科指導医、循環器科フェロー、循環器科指導医の誰もがそれぞれの立場で「新ミレニアムにおける医療プロフェッショナリズム：医師憲章」▼を完全に遵守することができなかった（憲章では患者との正直なコミュニケーションを主要な倫理的柱の一つとしてあげている）。老若男女、人情派の医師、我の強い医師、尊大な医師、皆誰一人として彼女に面と向かって話すことができなかったのだ。

このエッセーが出版されると、すぐに非難の声が寄せられた。多くのひとが、私がその日ジュリアに診断を包み隠さずすべて告げなかったことを激しくなじった。そうした非難に共通してみられたのは、彼女が自分の診断を受け入れるための時間をあなたが奪ったのだ、という言葉だった。こうした批判はもちろん正しい。彼女がおかれている状況がいかに厳しいものであるかをきちん

▼Medical professionalism in the new millennium: a physician charter：二〇〇二年二月に米欧の内科系学会が合同で出した憲章。日本では、週刊医学界新聞二四八〇号（二〇〇二年四月一日号）に詳しい。原著は、Lancet. 2002 Feb 9; 359(9305):520-2, Ann Intern Med. 2002 Feb 5;136(3):243-6

と伝えなかった私は間違っていた。たしかに私は彼女の時間を奪ってしまった。だが、私がこの時のことを書いたのは自分の至らなさを告白するためだけではなかった。医師の行動が感情に強く左右されるような状況、そしてそれが結局どのような影響を患者に及ぼすかを描きたかったのだ。チームの他の医師すべてが私と同様にこの感情の難問に直面し、職務を果たせなかったという事実に私はいくばくかの安堵を覚えた。私達の示した反応は普遍的なものである、ということを知ったことは、私がこの本を書こうと思いたった理由の一つとなった。実際、私達の誰もこの感情の問題からは逃れることはできなかった。

ジュリアは結局、退院後最初の外来受診で自分の診断の真実を知ることとなった。予想されたとおり、それはひどくつらい瞬間だった。きちんと話を進めようとして、何度も失敗した。声は詰まり、目は涙でかすんだ。―だが、それは説明をする医師の側だったのだ。ジュリアはもっと冷静だった。彼女はゆっくり、とてもゆっくりとうなづきつつ、自分の中で話の断片をつなぎあわせて全体像を把握しようとしていた。その後そこに流れた静寂はどちらの側にとってもまるで傷をなめられているように感じられた。状況は明るくもなければ、楽観を許すようなものでもなかった。だが、そこには現実感が存在した。そしてその結果今ようやく未来への計画をたてることが可能になったのだ。

なぜ彼女に真実を告げるのにこんなに時間がかかったのだろう？　手前勝手に聞こえるかもしれないが、医師自身がまずその診断結果を受け入れなければならなかった、ということが一つ。あるいは、もしかしたら無意識的に私達はジュリアに心の準備をする間を与えようとしていたのかもしれない。だが、結局こうしたすべては自分たちの気持ちを楽にするための単なる正当化だったのかもしれない。いずれにせよ私達が彼女にすべての真実を正直に伝え損ねたのは厳然とした事実なのだ。

第2章

・

医師の品質改善は可能か?

研修を通して損なわれていくもの

医療に共感が重要だということに異論を唱えるものはいないだろう。だが、共感する能力（あるいはその欠如）が生まれつきのものなのかあるいは成長する過程で学んでいくものなのかについては議論が存在する。両方の要素が関わっているのは明らかだが、その相対的寄与はどうかというのは興味をそそられる問題である。イタリアの研究者たちが、ひとの手に針が刺される映像を使って、共感についての興味深い実験を行っている[1]。

ビデオ画像の中で針が刺される手の場所に対応する脳の領域の神経活動の変化を記録すれば、被験者の共感反応を生化学的に計測できるだろう、というのがまず彼らのたてた仮定だった。つまり、たとえば親指と人差し指の間の肉に針が刺されるのを目にすると、あたかもそこと同じ場所を自分も刺されたような痛みを覚えるか、少なくともその場所に相応する脳の部分が反応するだろう、ということだ。（綿棒で手をやさしくこする映像では、それを見ているひとの脳の神経活動に変化は見られなかった。痛み刺激が与えられている映像の時のみ変化が観察された）これは神経学的な意味での「他人の立場になってみる」状態と言える。

実験に先立って行われた筆記試験では、すべての被験者は共感スケールで高スコアをあげ、明らかな人種的バイアスも認められなかった。ところが、である。いざ画像を見てみると、白人の被験者は白人の手が針で刺されている画像を見た時のみ神経学的反応を示し、黒人の被験者では黒人の手が針で刺されているのを見た時のみ反応をしたのだ。被験者は筆記試験の時には自らを共感深く、人種差別者ではないと考えていたにもかかわらず、どういうわけだか彼らの脳や本能はそうは働かなかった。自分のものと似たような手に刺激が加えられた時のみそれを痛みとして感じていたのだ。

さらに、ここで研究チームはユニークなことを行った。紫に染めた手の画像も実験に含めたのだ。もちろんこれは黒人の被験者の手とも白人の被験者の手とも違う皮膚の色であり、被験者はこれまでそんな色をした手を見たこともなかったはずだ。ところが、紫の手が鍼で刺される映像を見たとき、黒人も白人も同様に反応した。

この結果から言えることは、人間には自分と違って見えるひとに共感する能力があり、それはどうやら生来備わっているもののようだ。しかしながら、どこかの時点で、ある特定のタイプの「他者」に対しては無意識のうちに共感しないようになってしまうらしい。

共感が生来のものかどうかという議論がある反面、皮肉なことに医学研修が進むにつれ、医学生は共感力の大半を失ってしまうようだ[2]。私達の医学トレーニングシステムのなにかが、医学生が研修初日は持ち合わせている共感する能力を台無しにしてしまうのだ。

研究によれば、伝統的な医学部のカリキュラムでいえば三年目がもっとも大きなダメージを及ぼすようだ。これはがっかりさせられる結果である。なぜなら医学部の三年目といえば、医学生が初めて実際の患者のケアに携わる年だからである。ほとんどの学生は、この三年目を心待ちにしている。二年間も教室でひたすら講義を聴いてようやく、病院で患者をみる、という医師がするようなことを実際「行える」のだ。医学部に入ろうとしたそもそもの理想が、現実の患者ケアによってようやく叶うのだな、と考えるかもしれない。難解な医学知識を大量に記憶してきたこの二年間、その理想が本物であるかすでに厳しく試されてきたのだ。

だが現実に起こるのは正反対であるようだ。本物の患者と実際に接することもある重要な臨床研修の期間を終えるときには、医学生の共感力はすっかり傷つけられてしまっている。現実の臨床医学の世界に足を踏み入れると同時に、職業としての医療の理想はボコボコに打ちのめされてしまう。そして、彼らが臨床医になるうえで恐らく最も影響のある、また医師としての人格形成に決定的な経験を得るレジデンシーに送り込まれるのが、まさにこの共感力がずたずたになってしまったタイミングで、なのだ。

なぜ医学生は医学部の臨床研修の間に共感する能力を失ってしまうのだろう？　これには多くの理由がありそうである。例えば、病院での仕事という苦難に身を投じられた学生が覚えるとまどいと疲労に関係するものがあげられる。なにしろ、病院という世界はそれまでの二年間を過ごした規律正しく、清潔で、きちんとコントロールされた教室での生活とはまったく異なるのだ。学生時代の生活ではスケジュールは前もって決められそれにそって進んでいく。カリキュラムは明示され、試験には必ず答えがある。たとえ覚えなければいけない知識が膨大であっても(事実そうなのだが)、少なくとも医学生は自分が起きて活動している時間のほとんどすべてについて何が起こるかの予測ができる。

水曜日、午前8時30分—10時、病理学講義：トピック：消化性潰瘍、203号室、オブライエン教授、『ロビンス・疾患の病理学的基礎』237-254ページ、試験日12月15日

講義、研究室、教室、テスト、教授からなるこの精密に構築された世界は、ひとえに医学生を中心にして回っている。全ては彼らのために存在しているのだ。彼らに医学教育を施すことこそがこのシステム全体の存在理由だ。

だが、学生が病棟に足を踏み入れた途端、「主客が逆転する」どころか、その世界が完全にひっくりかえるほどの激変ぶりをみせる。気質的に、病院の世界というのは医学部の講堂とはまったく異なるものである。駆け出しにとって、そこは混乱の極みだ。それは医療というものの本質でもある。人間そして病気はスケジュールやフローチャート、教科書などお構いなしだからだ。

化学療法の点滴のプロトコールとCTスキャンの予約可能枠の時間がぶつかってしまうが、気管支鏡はCTが終わってからじゃないとできない。だが、呼吸器科医は救急に呼ばれて行ってしまったので、気管支鏡は予定を組み直さなければならない。バラディ夫人は急に熱発したので化学療法はキャンセルする必要があり、隣のベッドの患者には変な発疹が出たので隔離部屋に移動させなくてはならないが、ERからの入院が押しており、五人の新しい患者が同時に病棟に上がってくる予定なので、隔離用のベッドの空きがない。ラングレー氏の家族が来ていて医師から話を聞きたいと言っているが、今日は15-W病棟は人手が足りず、看護師が二人向こうに応援に行かなくてはならない。患者搬送車を手配する書類を今すぐ揃えなくてはゲンバーソン氏の退院は明日に延びてしまう。あ、17-N病棟でコードだ。すべて後まわし!

病院の生活というのは、病気の本質である突発性の上に成り立っており、様々な部分が複雑な配置でもって動き回りコントロールしている世界だ。それは、絶えず変化し、とどまることを知らない。したがって、ある程度の混乱が常におこっているというのは経験豊富な医師や看護師にとっては何て言うこともない。だがきっちりと予定通りにことが進む学生生活に慣れた新顔の医学生にとっては圧倒される状況だ。病棟で彼らを見分けるのはたやすい。彼らの短い白衣が目印になるだけでなく、周囲に渦巻く臨床の現場に戸惑う表情がその顔に明らかだからだ。人々、ストレッチャー、救急患者、病院用語、そして急速に変動する治療の優先順位。それらがめまぐるしいスピードでかけめぐるただ中、医学生は病棟の端っこに所在なげに立ちつくす。

学生は自分達が、医師や看護師、薬剤師、採血をする検査技師、呼吸療法士、X線技師、事務職員、看護助手、栄養士、ハウスキーパー（用務清掃係）、電気工といった人たちのようにはっきりした職務を持たず、病棟では何の役目も担っていないということを良くわかっており、それがなお一層彼らの居心地を悪くする。医学生はただ学ぶためにそこにいるのだ。病棟という場所は、医学部における教室のように彼らの教育を唯一の目的としているわけではない。そんな中、本質的に受け身な存在としてそこにいるというのは非常に気詰まりな状態を生む。

彼らはひとを助けるために医療を仕事として選んだのではなかったか？　ほとんどの医学生はなんとか病棟で役に立ちたいと心から思っている。そしていくばくかでも罪悪感を和らげたい、彼らを指導してくれるインターンやレジデント▼に「お返し」がしたい、周りにたくさんいる助けを必要とするひとたちのなにか力になりたい、と願っているのだ。だが、技能がほとんどない状態で、無秩序がゆえにかえって効率的にすべてが猛烈なスピードで進んでいるような状況ではへたに手を出せば足手まといになるのは必至で、どこから手を出して良いのか見当もつかない。実際、医学生が

▼インターンは、日本では主要な診療科をまわる初期研修医にあたる。レジデントは各科所属の研修医で、後期研修医に相当する。

熱意を持って手伝おうとして、かえって仕事を滞らせてしまうことも多く、それはその場にいる誰の目にも痛いほど明らかだ。

医学生もやがてはこうした臨床の場の混乱にある程度適応していくが、ほとんどの者は、自分は役立たずで、どこでも厄介者だという決まりの悪さを抱え続ける。このように自分の存在目的を見出せず、戦場のような職場で居場所が見つけられないと、多くの学生は心をこめて仕事にあたることを無意識にやめ、そして共感しようとする気持ちも失ってしまう。

共感力をなくす第二の、そしておそらくさらに重要なファクターは医学部において「隠れたカリキュラム」といわれるものである。公式のカリキュラム、すなわち講堂で教えられる内容や大学の綱領に書かれていること、学生を神聖な医学の世界へと送り出す役を担う学部長や年季の入った教授陣が唱えること、そういったことは、いったん学生が臨床の場に足を踏み入れたらどっぷりと浸かることになる「隠れた」あるいは「非公式の」カリキュラムの影響力のために跡形もなくなってしまう。

学生の真の教師はもはや「神話の時代」に臨床をしていた威厳のある白髪の教授ではなく、献身的な働きの勲章ともいえるシミで汚れた汚い白衣をまとって臨床の最前線で奮闘するインターンやレジデントなのだ。学生にとっては、こうした若手の医師こそが臨床医学への直接の接点となる。学生は、日中はインターンやレジデントの後をついてまわり、医療が実際どのようになされるのか、すなわち臨床の場での言葉遣い、考え方、書き方、振る舞い方、服装、持ち物といったことを彼らから学ぶ。

レジデントとインターンは医療職における前線の兵士であり、とにかくすべての業務をさばくことが求められる。事実上、臨床の場で起こることの責任は彼らが負っており（臨床的、法的責任は最終的には指導医にあるが）、病棟医は業務をこなすためなら何でもやる。手にはto-doリストを持ち、白衣のポケットを備品棚代わりにして働く彼らの姿はまさに実用主義の権化である。多くの者は病気の理論やメカニズムに興味を失ったわけではないが、仕事の進め方は実利第一である。なぜなら、電気工、用務員、療法士、技師、看護助手、栄養士、あるいは看護師や先輩医師とさえ違って、彼らの職務にはここまでしかやらないという制限がないからだ。

X線写真を撮りにいかなくてはならないのに他に誰も車椅子を押して連れていく人がいなければ、放射線科まで患者を搬送するのはインターンだ。書類をソーシャルワーカーのオフィスにすぐに送らなければ退院の手続きが進まないのにファックスが壊れてしまったのなら、書類を手に階段を駆け下りるのもインターンの役目だ。別に病棟医はたまたまやる羽目になった事務や病棟管理の仕事、搬送といった医療とは直接関係のない仕事を好き好んでしているわけではないが、本来やるべきひとがやるのを待って時間が余計にかかるくらいなら自分でやってしまった方がましだ、と考えているのである。

彼らは患者には、タイミングを逸さない最良の治療を提供したいと純粋に願っているから、時間の遅れを嫌う。だが、時間を無駄にしたくない、というのは実は自分達自身のためでもある。なぜなら遅れれば遅れるほど、余計な仕事が増えるからだ。そして余計な仕事が増えるということは、それだけ睡眠時間が減る、ということでもある（ある医師は自分のレジデンシー時代に同僚とよくやったボードゲームのことを教えてくれた。その名は「インターン・ゲーム」。そこで使われる単位はお金ではなく睡眠時間で、それがゲームの中で何らかの活動やアイテムと交換して「使われる」）。

たしかにモラル的にはほめられたものではない。だが、賢く、負けず嫌いで、完璧主義のひとたちを高ストレスの環境に置いたら、こうなるのは当然である。やらなければならない仕事は次から次へと出てきて、慢性的な睡眠不足に陥っている。しかも、たとえ一睡もしなくても一日は二四時間しかないのだ。強いストレスにさらされるのも無理はない。

「なにがなんでも仕事をさばく」という態度は往々にして効率を優先して、丁寧さを犠牲にするという結果を招く。私はすべてのインターンやレジデントがどうしようもなく無神経で冷淡だと言っているわけではない。それどころか、優れた病棟医は自分の仕事にしっかりと責任感を持って働く姿を学生にみせて良いお手本となっている。だが、実利が何にも増して優先されるのを目にし、悲惨な状況の中でブラックジョークを耳にし、肉体的に常に疲弊しているときては、理想に満ちあふれた学生も医療に対する美しいイメージを失ってしまう。オスラーやヒポクラテス、医学部長、保守的な指導医の哲学的な沈思黙考など、ここではほとんど力を持たない。

医学生が目の当たりにするのは、極めて思いやりのある人道主義的なインターンですら、本質的でないことに時間をとられればそれだけ仕事が長引くだけだ、と冷徹に算段して働く現実だ。そりゃあ、じっくりと患者の話を聞いて、もっと時間をかけて理学所見をとり、患者の家族には病気の経過について忍耐強く説明をして、稀な疾患についても勉強を怠らず、コミュニケーションスキルの講義に出席し、一日に三度は患者の様子を見に行って、患者の病歴を明らかにするためにさらに一手間かけて電話を何本かかけ、患者のとめどない話を遮ることなく聞くことができれば、そんなすばらしいことはないだろう。だが、これらをやっても何一つ仕事は先に進まないのだ。To-doリストは依然として手つかずの状態で残る。

医学部の最初の二年間で受ける教育的な経験は、同級生の間で差がない。受ける講義も同じ、教授も同じ、研究室も同じである。善かれ悪しかれ、比較的均一なのだ。だが、いったん病棟に出ると、運次第で当たり外れが出て来る。学生はそれぞれ別々の病院、別々の病棟、別々のチームに振り分けられる。学生にとって、すべてはペアを組まされたインターン個人にかかっていると言っても過言ではない。もし幸運にも、あたったのが面倒見よく指導し、敬意を持って医学生に接してくれるような素晴らしいインターンだったら、その学生の研修は充実したものとなるだろう。一方、自分の仕事をこなすだけで余裕がなかったり、疲労でぼろぼろの状態だったり、患者に対して侮蔑的な態度をとるようなインターンに割り当てられてしまった学生は、医療に対してまったく違った見方をするようになってしまうだろう。

私はかつてイスラエルで三年目のクラークシップを行っている医学生のグループを指導したことがある。毎月一回、学んだことについてお互い話し合うためのミーティングが持たれたが、それぞれの学生は自分のした経験について短い文章を書いて提出することになっていた。彼らの産婦人科についてのコメントを読んだ私は、その両極端な反応に驚いた。ある学生は、自分がその科をこんなに好きになるとは思わなかった、と書いていた。彼女のチームはすべての分娩に彼女を立ち会わせていた。彼女は帝王切開の介助もさせてもらっていた。新しい入院があると、彼女がまず患者の話を聞き、最初のアセスメントを行った。医学部に入ったときは小児科医になりたいと思っていた彼女だったが、いまや産婦人科に進むことも考え始めていた。

それに対して、彼女のエッセーの次に読んだ学生の文は、産婦人科について口を極めて酷評していた。ローテーションの間中、ほとんど彼は何もさせてもらえず、ただその場に立っているだけ。彼のチームは仕事に追われて、彼の存在に注意もはらっていないようだった。誰かが思い出したように彼に興味深い症例について話す時にはすでに分娩は終わって、処置のすべてが終わってしまった後だった。厄介者扱いされた彼は図書館に籠るようになり、そこで教科書を読んで時を過ごした。そんなわけで憤慨しきりの彼には、産婦人科に進むことなど到底考えられなかった。

かように、医学生が医学の理想、そして共感することの重要性、医師−患者関係の価値について何を教わってこようが、あるいは何を純粋に信じていようが、いったん病棟に足を踏み入れてしまえば、それらはすべて水面下に沈んでしまうのだ。最も理想主義的な医学生ですらすべての新しい入院患者を新たな負担と見るようになり、患者のあらゆる要求は仕事をこなすうえでの障害物と見なし、無駄話をすればそれだけ睡眠時間が減る、と考えるようになる。現実の臨床の世界で、共感力が損なわれるのも不思議はない。共感するために必要なものはすべて、日々仕事をやり抜くうえでマイナスにしかならないように思われる。

●

医学生が臨床の場に入って初めて遭遇するもののうち、最も重要な意味を持つ一つが医療現場で使われる言語である。病棟にやって来たときには普通の、日常の言葉を使っていた学生は、すぐに医学の世界特有の言葉浸けの日々となる（多くの者が後期研修を終えるときには、きちんと名詞、動詞、形容詞をつないで普通の文が作ることができなくなってしまっている！）。こうした用語は基本的に省略して表現されるが、それはカルテで顕著である。

典型的な入院時のカルテ記載はこんな感じである。82 WM w/ PMH of CAD, CVA, MIx2, s/p 3V-CABG, c/o CP, SOB 2wks PTA. BIBA s/p LOC. No F/C/N/V/D. 新米の医学生や門外の人にとっては、まったく意味不明だろう。だが、臨床医でこの七十四文字の完璧に簡潔な記述を理解しないひとはいない。すなわち、「八十二歳の白人男性。既往歴に冠動脈疾患、脳卒中、二回の心臓発作があり、手術歴として三枝病変に対する冠動脈バイパス術。今回入院の二週前から続く胸痛と息切れを訴えている。意識消失発作を起こし、救急車にて搬入。熱発、悪寒、嘔気、嘔吐、下痢なし」ということを意味する（普通の英語で書いた時の文字数が気になる人もいるかもしれないので書いておくが、私が書きおろした文では三〇九字になった）。医学の省略表現に加え、多くの医学用語も学ばなくてはならない。口腔乾燥症、腸捻転、鉄芽球症、蛍光透視検査、総胆管結石、腹鳴、テネスムス、回結腸炎、ルー・アン・Y、真性多血症、触知可能な紫斑といった用語も学生は知っておく必要がある。そんなことを言われたら、まだトイレの場所もわからなくて右往左往しているような医学生は、頭がくらくらしてしまうだろう。

だがこれは裏返してみれば、医学生は患者にとって最大の味方になれるということだ。学生にはこの外国語のような医学用語が飛び交う中で困惑する気持ちがよくわかるし、だからこそ、たいがい彼らが患者とその家族のために専門用語を普通の言葉に翻訳してくれる最も親切で助けになる通訳者となる。

さらに、「正しい」医学用語の他に病院のスラングというものも存在する。そして他の何よりも、スラングを使いこなしているかどうかが、その人物が一人前の同業者であるかどうかを測る最も有効な指標とみなされている。だから医学生は臨床の世界で広く使われるこうした業界用語の習得に余念がない。スラングは有害なものとは限らず、自虐的なものすらある。例えば、整形外科医が自分のことをボーンヘッド（まぬけ）と呼んでみたり、放射線科医が「洞窟（X線写真を読影するための暗い部屋）に籠る」とおどけて言ったりするように。

だが、スラングとブラックユーモアの多くはかなり失礼な、侮蔑的なもので、患者に関してのものはとりわけそうである。マリッシマ・アルヴァレズのように泣き言の多い中央アメリカ出身の患者は、長時間続く非常に強い喘息発作を意味する「喘息発作重責状態（status asthmaticus）」にかけて「ヒスパニック状態（status Hispanicus）」と「診断」される。無愛想で、非協力的な薬物依存患者は「市民ではない」とされるが、これは別に移民かどうかという話ではなく、人類の構成員ではない、という意味である。

こうした侮蔑的な言葉は、当然、医師に患者との距離をとらせることとなり、共感力を失う直接の原因となる。スラングには単に思いやりのなさの表れであるものもあるが、多くは怖れに端を発している。患者の命を長らえている状態、あるいは死には安らかなものばかりではなく、ぞっとするようなものもある。そういう患者に共感すること、彼らの立場に自分の身を置いてみることで、心理的に自らの実存が脅かされる。だから、医師は自分の健康な状態と患者の死が間近に迫った状態の間に堀を築いて、無意識に自分自身を守ろうとするのだ。そんなわけで、老人介護施設から来た、認知症を患って、失禁状態、喃語のある高齢患者は、gomer▼、あるいはgorked out▼とされる。死にかけている患者は、「排水口の周りをぐるぐる回っている」状態といった具合だ。

▼ gomer：go out of my emergency room の頭辞語＝私のERから出て行ってくれ。厄介者の意味。
▼ gork：God only really knows の頭辞語。意識不明、意識混濁の意味。

医学生は「クラブ」の一員として認めてもらおう、経験豊富で有能だと見てもらおう、と必死だ。医療スラングや内輪のジョークはそのための手だてとして重要だ。スラングがわからなければ、新米だということは一目瞭然である。

なりたてほやほやの医学生の、どこにも漏れがないようにしようという決意に満ちた症例報告をかつて聞いたことがある。その日は彼にとって内科病棟での初日で、前夜に入院になった患者について発表することになっていた。入院所見を書いたのは入院を受けた当直のインターンで、医学生はインターンの記載に沿ってできるだけ忠実に発表しようとがんばっていた。学生はインターンの書いた略語のほとんどをなんとか切り抜けた。そして、ぶつかったのがGU（尿生殖器）検査だった。

発生学的に、睾丸は骨盤内で形成され、その後陰嚢へ下降し、そこにとどまる。陰嚢の中は腹腔内よりも温度が低く、精子の産生により適した環境なのだ。通常の触診では、医師は陰嚢を触って両方の睾丸が正常に降りているか確かめる。なぜなら、もし下降していない睾丸があれば手術が必要となるかもしれないからだ。両方の睾丸が正しく下降していることを示すのにインターンが使う一般的な表記は「↓↓睾丸」で、両側睾丸下降、と読まれる。さて、ここまでスムーズにカルテを読んできた学生はだんだん自信が出てきたようで、すらすらとためらうことなく言った。「患者の睾丸は極めて小さかった」

それまで礼儀正しく発表を聞いていたチームのメンバーは皆こらえきれずに爆笑した。その時すでに直腸診の部分まで読み進めていた学生は、突然の笑いに顔をぱっと上げたが、その表情には当惑が露わだった。いったい何がおかしいのか、彼には見当もつかなかった。

ようやく誰かが、二本の下向きの矢印は「極めて小さい」ではなく、「両側とも下降している」ということを意味するのだと教えてやると、彼は夏の終わりのチェリートマトのように真っ赤になった。その間違い自体が恥ずかしかっただけではなかった。(他の誰もが普通に知っている)省略記号を自分が知らなかったことで自分がひよっこであるという事実を公に認められてしまったことを恥じていたのだ。「本当の」医師はこんな記号、苦もなく理解するのだから。

医学生は、たとえ無意識にしろ、本物の医師のようにみえるため真似るべきポイントを知ろうと並々ならぬ注意を払う。指導医がどのように脾臓を触診するかだけでなく、その白衣のボタンはとめられているのかいないのか、白衣の下の私服はカジュアルなものかビジネス用のきちんとしたものかといったことにも目をむけている。また、日常のほんの些細なことにこめられたかすかなメッセージも拾い上げているものだ。例えば聴診器を首にひっかけているか(人命を救うことに情熱を傾け、目の前の仕事だけに全てをかけていると自負しているタイプの医師が、自らを誇って見せているサインである)、あるいは聴診器は白衣のポケットの中にくるっと入れられ、両端だけが顔を出しているか(その場を仕切ってはいるが、必ずしもそれを大声で言い立てる必要がない医師の、品よく控えめなＩＤカードのようなものだ)。

学生は先輩医師の看護師、事務職員、患者、患者家族とのつきあい方を見て、それを自分のものとする。また、ラテン語の語形変化と同じくらいきっちりとした明確さを持った正しい「医学語法」も学ぶ。故に、患者は「易疲労感を認めるが、呼吸苦は訴えていない」のであって、「患者は疲れているが、息は切れない」ではないのだ。こうした広範囲にわたる医学的、社会学的な学習の中で、学生はまたどういうスラングやユーモアはＯＫでどういうものが認められないかも悟るようになる。

ジョークに対する医学生の反応について、驚くほどたくさんの知見が研究から得られている[3]。わかったことは、この「ユーモアゲーム」には複雑なルールがあり、それは言語化されることは決してないが普遍的に合意が得られているものだ、ということだ。例えば、ジョークの口火を切ることが許されるのはその場で最も先輩の医師である。そこで交わされる軽口の限度を決めるのも彼だ。どんな冗談もその先輩医師によって引かれたリミットの線を超えてはならない。冗談を言って良い場所というのも存在する。例えば、廊下、カンファレンスルーム、そして関係者以外立ち入り禁止とみなされるエリアである。エレベーターや病室でのジョークは御法度だ。

また、ジョークのターゲットについても暗黙かつ明確なルールがある。薬物依存者はＯＫ。がん患者はノー。アルコール依存症患者、肥満患者はＯＫ。流産はノー。統合失調症、境界型人格障害はイエス。死が迫った末期患者はノー。そしてがんの子供は絶対にノー。

医学生は、このスラングとユーモアのために悩ましい立場に追い込まれる。白衣を着ている、ということで彼らは病院内部の人間とみなされこうしたジョークも耳にすることとなるが、だがほとんどの場合彼らの意識はまだ「一般人」に近い。医学生はその言葉の悪趣味さに縮み上がり、時に嫌悪感を抱くが、一方でなんとか内部の人間になろうと苦心している最中でもあり、そうしたジョークにうなずけるようでなければ、とも感じている。あるいは、先輩医師を本能的にお手本にしているうちに、知らず知らずにそうした軽口も取り込んでしまうのだ。gomerや「市民ではない」あるいは「排水口の周りをぐるぐる回っている」といった共感力を搾り取ってしまうような表現は、先輩医師やレジデントから学生へと、速やかにかつ無意識に伝わり、しみ込んでいく。

だが、時にジョークに不愉快な思いをするにせよ医学生も、そして先輩医師にしても、そうしたユーモアは実のところ悪意のあるものではないし、少なくともそう意図したものではない、ということを感じとっている。そしてユーモアは患者本人ではなく、その状況に向けられたものだということも理解している（患者本人がジョークを漏れ聞いたとき、この考えに同意するとは思えないが）。どんなレベルにある医師も、ストレスを解消するため、あるいはどうしようもない状況に対処するため、という観点からブラックユーモアを説明することが多い。辛辣なユーモアで知られるあるICUの医師がかつて言っていた。

「ここにいるひとたちはみんな死にかけてるんだよ。そんな中でジョークを言う以外に何ができる？」

ひとは誰でも当惑したとき反射的にユーモアという手段に出ることがあるが、それは医師とて例外ではない。激しく叱られている最中に、子供がニヤニヤしたり、クスクス笑ったりするのを見たことがある人も多いだろう。医療従事者も同様に気まずい状況のときに不適切にも思えるユーモアで反応してしまうことがあるのだ。

どんなキャリアの医師でも精神的に打ちのめされるような状況というのは必ずあり、完全に力を失ってしまうことすらある。学生や研修医ならなおのことだ。こうした精神状態に対処するのにユーモアよりももっと有効な手だては多数存在するが、実際はそうした方法に頼ることができない状況であることも多く、ましてすぐその場でというわけにはいかないものだ。私は今でもベルヴューの精神科ＥＲで過ごした最初の夜のことを昨日のことのようによく覚えている。もしベルヴューのＥＲが獣の腹だとするならば、精神科ＥＲはその腹の中にある大腸である。まるでドラマや小説に出てくるような話やテレビのコメディーや深夜番組のコメディアンの話の世界だ。

私がその病棟に最初に足を踏み入れたのは、医学部三年のときのことだった。他の同学年の学生は、基礎科学を勉強した後すぐ臨床のローテーションに入るのだが、私はかなり長い期間、そのコースからはずれていた。医学部の前半が終わったところで私は博士号をとるために、四年近くの間、研究室に閉じこもって仕事をしていたのだ。そこで私がどっぷりと浸かっていたのは医学とはいえリサーチの世界であり、目の前に立ちはだかる最も好戦的な敵と言えば目詰まりするピペットぐらいなものだった。私の毎日は実験計画と仮説検証に沿って快適かつ平穏に流れていた。いつもまっさらの試験管をずらっと揃える並べることから一日が始まった。試験管のポリスチレンのかすかな摩擦も手の内のことだった。実験についてのすべては私のコントロール下にあったのだ。

こうした経験主義的かつ論理的思考の整然とした世界から、私はいきなりベルヴューの精神科ＥＲへと突入したのだった。当時精神科ＥＲはメインのＥＲから離れた汚い部屋が割り当てられており、一枚の幅の狭いドアを開けると、その先には窓のない狭苦しい待合室があった。クローゼットサイズの問診室も三つあったが、患者、レジデント、学生、看護師、雑役係といった人々がほとんどの時間を過ごすのは待合室だった。警官がニューヨーク市の狂人中の狂人を連れて来るのもこの部屋だ。こうした患者の多くはホームレスで、たいてい精神疾患が原因でそうした状況に陥っていたが、それに加えて薬物使用やアルコールの問題がからまっていることもしばしばだった。見上げるような巨体の黒人警官がドアのあたりに立っており、すべてのもの、すべてのひとに目を光らせていた。彼の堂々たる体躯、ことにそのけたはずれな上背のせいで出入口は完全にふさがれ、逃げ出すことは到底不可能だった。彼のわきを通って私が待合室に入って行ったときも、その腰のホルスターをほとんどこすらんばかりにようやくすり抜けていくような状態だった。

救急ERは視覚的にも聴覚的にも混乱の極みだったが、加えてその悪臭が鼻をついた。換気されていないうえに、人々でごった返しており、患者はほとんどシャワーを浴びていない状態とあって、その部屋から刺激臭が消えることはなかった。それは何年も前に出会ったあのレイプ被害者が放っていた悪臭のようだったが、狭いスペースに何人もの患者がひしめいているせいで、その十倍も強烈だった。スタッフはほとんど気にも留めていないように見えたが、初心者には耐え難いものだった。

実際、私はとことん初心者だった。およそ患者というものを何年もほとんど見たことがなかったのだから。私のギアは、突然絶え間ない吐き気へとシフトチェンジした。むかむかするような臭いが鼻腔へ入りこんできて、私はあの医学部一年目のERの時と同じような状況に陥りかけていた。

この逃げ場のない狭い部屋でどうやってこれから十二時間しのげるのか見当もつかなかった。

私が問診するよう割り当てられた患者は、おそらく二十代であろう若い白人女性だった。地下鉄で半裸状態でいるのを見つけられたが、発見時精神病急性期症状をおこして、妄想と暴力的行為が認められたという。ＥＲに着いて鎮静剤が投与されても依然として不穏状態であったのは明らかで、今は四点で拘束されていた。ストレッチャーの上のか細い姿は、痛々しく見える一方で恐ろしさも感じさせた。路上生活による汚れや悪臭からすると、彼女の精神病はある程度の期間にわたって悪化を続けていたのだろう。

いっしょに仕事をしていたレジデントは私が感じている不快感を見て取ったようだった。彼の金茶色のカーリーヘアは長くのび、あごを覆うひげと口ひげと一体になっていたが、そのせいでぼろぼろの青いスクラブにもかかわらず（雑役係から外科医、精神科医にいたるまで、ベルヴューで夜勤をするものはみなこの術衣を好んで着ていた）、彼はまるで聖書の中から抜け出てきた人物のように見えた。彼は私を小部屋へとひっぱっていくと、ドアを閉めて言った。

「心配ないよ。単なるトキシックソック（毒素性靴下）症候群だから。こういうところではつきものなんだよね」

それは真夜中に、精神病患者たちのただ中にあって、隣には「十戒」からまさに飛び出してきたような人物がいるという特異な状況のせいだったかもしれない。私は彼の言葉に大爆笑した。それまでトキシックソック症候群などという言葉は聞いたことがなかったし、患者に対して失礼な冗談だとはわかってはいたが、ともかくそのとき私の笑いのツボにぴったりはまってしまったのだった。笑いをこらえようにもこらえきれなかった。ともかく、その言葉は状況を鋭くとらえていたのだ。私は腹を抱えて大笑いし、落ち着くまでに数分を要したほどだった。

そしてドクター・モーゼのあとについてようやく待合室に戻ったときには、先ほどまでの悪臭が前ほど耐え難いものではなくなっていることに気がついた。臭いは依然として強く、不快ではあったが、どうにか意識の外に追いやることができるようになっていたのだ。ERにいる間中臭いが鼻についてはいたが、もはやそのためになにもできなくなるようなことはなかった。

だが、その若い女性の問診は一筋縄ではいかなかった。彼女は私の質問に答えようとはしなかったのだ。彼女はひたすら「トイレに行きたい。これはずしてよ。トイレに行きたい」。私は、当然のごとく、固まってしまった。おしっこを漏らされては困るが、自分の権限で抑制を解いていいものか自信もなかった。「ねえ、はずしてってたら」。彼女は言いつのった。「はずしてよ」

モーゼは別の診察室に行ってしまっていたので、私はつま先歩きで看護師のところに助けを求めに行った。彼女はため息をつくとおなじみの表情を私に向けた。ベテラン看護師はまばたき一つで、医学生など縮み上がらせてしまうものだ。

「彼女、本当におしっこしたいみたいなんです」。私は懇願した。看護師は患者の方へ歩いていくと

▼ toxic shock syndrome（毒素性ショック症候群）をもじったジョーク。

あれこれ質問していたが、しまいには折れて抑制をはずし、彼女が自分の足で立つ手助けをした。

患者は最初ちょっとぐらついていたが、やがてバランスをとって歩けるようになった。こうして立ち上がってみると、彼女は寝ているときよりもさらに痩せこけて見えた。その様子では、到底一〇〇ポンド（約四五キロ）もなかっただろう。彼女は待合室をぶらぶらと横切って行ったが、トイレの方ではなく、部屋の入口で警備している警官の方へと向かって行った。彼女は警官を見上げた。おそらく目の高さは二フィート（約六十センチ）くらい違っただろう。

「よう、黒んぼ」と彼女流の愛想のいい挨拶をした。と、同時に警官の股間に手を伸ばすと、驚くような力でそこを思いっきり握りこんだ。二七〇ポンド（一二二キロ）の警官がセメント袋のように床にどさっと崩れ落ちるのを尻目に、彼女はくるっと踵を返すと何事もなかったかのようにトイレへと向かって行った。

ベルヴューの精神科ERでの初日はこんな具合だった。私にとって、すっかり圧倒された、などという表現ではまったく足りないような体験だった。だが、その日以来、自分がトキシックソック症候群という冗談になぜあのときあんなに大笑いしたのだろう、とずいぶん考えてきた。確かにそれは下品で失礼なジョークだった。もし今私がインターンがそんなことを言うのを耳にしたら、恐らく彼には罰として仕事を言いつけるだろう。だが、ふりかえってみると、レジデントの冗談を聞いたときの私の過剰ともいえる反応は、レジデントの生来のコメディアンとしての才能に対してというよりも、そのとき抱いていた不快感とどうしようもないとまどいの気持ちによるものだったということがわかる。幸い本人には聞こえなかったとはいえ、患者をだしにしてレジデントと笑いあったことを決して誇るわけではないが、ある程度距離をおいて今考えてみると、あのとき起こったことがもっとよく理解できるのだ。さらに、その後、自分自身に対する気持ちにも変化があったことを記憶している。こっそりと裏側で内輪のジョークを聞かされたことで、自分はいまやチームの一員なのだ、部外者ではなく内部の人間なのだ、と感じていた。

こうしたことから、はたしてユーモアは教材となりうるのか、そしてそもそも教えられるものなのか、という疑問を私は抱くようになった。別に皮肉たっぷりなジョークをカリキュラムに入れるべきだ、と主張するつもりはないが、個人的な体験から考えさせられたのは事実だ。ひどい悪臭に対処する方法についての講義を聞くことを想像してみたりもした。だが、それが実際たいした助けになるとは到底思えない。だが、ジョークは私の中の何かを解き放ち、その無意識の何かのおかげであの難しい状況に足を踏み入れることができたのだ。そして、私はあの臭いが痛切なもの、患者の苦しみを心に訴えかけてくるものとさえ捉えることができるようになっていた。いまでもあのときのような臭いのする部屋に入ると反射的に不快な気持ちにはなるが、それによって動けなくなることはもうない。実際のところ、その臭いをかぐとき、私は患者の窮状をより強く実感する。そして、何年も前にレイプ被害者に看護助手が見せたような、普段以上の思いやりを持って接することの必要性を思い起こすのだ。

研修時代、ずっと私は『The House of God』を読むのを避けてきた。なぜなら、その本が侮蔑的で性差別的で、古くさく、とことん不愉快な本だということがわかっていたからだった。サミュエル・シェムのいまや古典的ともいえるこの本の出版二五周年を記念したアンソロジーに寄稿を依頼された時も、私は丁重にお断りするしかなかった。なにしろ（恥ずかしいことに）まだその本を読んでいなかったのだ。ことここに及んで、たとえそれが文化的アイコンになったというだけの理由からにせよ、これはともかく読んでみるしかない、と思い至った。

さて、その本はやはり侮蔑的で性差別的で、古くさく、とことん不愉快な、まさに思ったとおりの本だった。だがその四〇〇ページを読む間私は笑いが止まらず、周りのひとは私がてんかん発作を起こしたと思ったほどだった。実際、その本は私が価値をおくもののほとんどすべてをこきおろしていたが、それでも私はどうにも笑いが止まらなかった。そしてこの本をこんなに面白いと思った自分をきまり悪く思ったのだった。

だが、ひどい悪臭からの吐き気から私を救ってくれたトキシックソック症候群の冗談のように、この本はユーモアという形で難しい問題の核心に迫っているところもある。

『The House of God』の中に次のようなシーンがある。インターンのロイが一一六号室に入院するアンナ・O▼という、刺激に対しまったく反応を示さない高齢患者（もちろん、お約束通りgomer：厄介者と呼ばれている）と向き合っている。彼の呼びかけにまったく答えない彼女をみて、彼女はまちがいなく死んでいるとロイは思った。脈もなければ、心音も聴こえない。
「ああ、たしかに死んでるようだね。じゃ、こんなのはどうだ」。ファット・マンと呼ばれていたレジデントが言った。「アンナには、逆さ聴診器テクニックが必要だ。見てろよ」

ファット・マンは聴診器を取り出すと、イアピースをアンナ・Oの耳の中にいれ、ベル面をメガホンのようにしてそこに向かって叫んだ。「蝸牛どうぞ、蝸牛どうぞ、聞こえますか、蝸牛どうぞ……」

突然、部屋が爆発したような騒ぎになった。アンナ・Oが凄まじい金切り声を上げて、ストレッチャーの上で上下に大きく飛び跳ね出したのだ。

認知症の患者とコミュニケーションをとろうと、レジデントが聴診器のチェストピースに向かって大声で叫ぶ図というのは全くもって趣味が悪い。その患者だって誰かの姉であり、母なのだ。だが、ものも言わなければ、いかなる反応も見せない重度の認知症の患者のケアにあたらなければな

▼フロイトによる『ヒステリー研究』（一八九五年）、解離性障害の患者として、同名の女性が登場する。

らないインターンの強いフラストレーションやどうしようもない無力感を想像したとき、なぜこの話が共感を持って受け止められるかわかるだろう。ファット・マンがやったこと、アンナ・Oの日を覚まさせる為に聴診器に向かって叫ぶ、などというのはたしかに馬鹿げてはいるが、一方でパワーポイントスライドでは決してなし得ない形で問題を提起している。重度の認知症患者とコミュニケートしようとするなんてばかみたいだったと自己嫌悪に陥るへぼな医者、と笑い飛ばすことができるのは風刺であればこそだ。

この場面を読んだ私は、インターンにはもちろん、アンナ・Oにも共感を覚えた。現在の彼女が本来の自分とどんなに遠くなってしまったか、認知症のためにかつての彼女がどこかへ行ってしまったことを考えると同情を禁じ得なかった。その場面の馬鹿さ加減自体が痛々しい。直感に反した形ではあるが、この話は彼女とそして悪戦苦闘するインターンの人間性を浮き彫りにしている。私が思い浮かべたのはERでの最初の夜のことだった。たとえ完全に成功したとは言えないにせよ、患者も私も恐ろしい、混乱に満ちた状況と必死で戦っていたのだ。

AIDSが知られるようになって間もないころは、謎の部分もまだ多く、今日よりもずっと恐れられていた。と同時に当時はこの疾患にまつわるジョークやスラングであふれていた。例えば、熱のあるHIV感染患者は（私がレジデントの時は二人に一人が該当する感じだった）、shiver（悪寒）のあるHIVers（HIV感染患者）と呼ばれた。コンドームを使わないセックスをし続けるHIV陽性のゲイの男性はAIDSテロリスト。タトゥーのアルゴリズムというものもあって、理学所見の結果体に見つけたタトゥーの数で、HIVテストが陽性で返ってくる可能性を計算するというものだった。ベルヴューではAIDS病棟であった17-W病棟の医局にはAIDSサイコロというものもおいてあった。誰が作ったのかはいまとなっては不明だが、サージカルテープを丸めたもので、シャーカステンのわきに二個一組で置いてあった。一個は診断用、もう一個は予後の予測用だ。

診断用のサイコロにはAIDS患者の入院理由となる主だった病名が書いてある。PCP、CMV、MAI、KS、NHL、TB（順にニューモシスチス肺炎、サイトメガロウイルス、マイコバクテリウム・アビウム・イントラセルラーレ、カポジ肉腫、非ホジキンリンパ腫、結核）だ。予後サイコロの方には、九〇年代当時のAIDS患者に考えられうる転帰が、略語で書かれていた。DNR、ICU、ECU、12-Eだ。ECU（Extended-care unit：延長ケアユニット）は死を意味するスラングだった。12-Eは溢れ出た患者を引きうける受け皿のような病棟で、死が間近に迫っている患者はそこに移されていた（ベルヴューでは例外的なことだが12-E病棟は個室を持っていた。言うまでもなく、12-Eは常に満杯だった）。

ERに新たな入院があったことをしらせるポケベルの音がなるや否や、ぱっとサイコロを振って出た目の診断と予後をまずメモする。それからERに駆けて行き、入院患者を引き受ける。サイコロで出た診断／予後がその新患にぴったりあっていれば、その夜は「勝った」ことになるのだ。

今にして思えばAIDSサイコロなんて下品で、皮肉で、失礼な話である。だが当時の私達にとって、それは害のないおふざけであり、妙にこの病気にふさわしい遊びに感じられた。そもそもAIDS自体が人生におけるばくちみたいなものである。それならサイコロを転がすくらいなんだっていうのだろう?

一九九〇年代は医学研修をするうえではどうしようもなく暗い時代だった。私達の生活がいかにHIV一色だったかは、いまの学生に説明してもわかってもらえないだろう。自分と同じ年代の人間がばたばたと死んでいくのを見るのは気弱な者にとっては恐怖以外のなにものでもない。この時代のブラックユーモアは身近に圧倒的に迫ってくる死と自分自身の実存が脅かされる恐怖に根ざしたものだった。だが、こうしたブラックユーモアのために私達と患者には距離ができ、共感力も損なわれていたということに当時の私達は気づいてもいなかっただろう。

自分たちの感情に対処するためには、AIDSサイコロやいまもかわらずあるブラックユーモアなどよりもっと趣味のいい方法があったことは間違いない。患者にとってそこまで侮蔑的でない方法が。だが、当時レジデントには、そういう方向へと導いてくれる血の通ったアドバイスなどそう望めなかった。それにそもそもそんなことに割く時間もなかったのだ。一人のAIDS患者が退院するか死亡したとたん、次の患者がERから上がってくる。ERではベッドが空くのを待つ患者のストレッチャーが廊下で列をなしているのだ。病気と死が情け容赦ない速さでぐるぐると入れ替わり立ち替わりする、そんな息つく間もない状況では、内省したり、熟考したりする時間などあるはずもなかった。

AIDS流行の初期の頃は、病態の基本的なこともまだ解明されておらず、この疾患に対する恐怖と不安はいっそう強かった。私が医学部一年生だった一九八六年当時、HIVはまだHTLV-

Ⅲと呼ばれており、世界初のＡＩＤＳ治療薬ＡＺＴもまだＦＤＡに認可されていなかった。その頃ＡＩＤＳに怖じ気づく一年生の間で流行ったジョークがある。

「自分がＡＩＤＳに感染したと両親に告げなければいけないとき何が一番きついか？」

答えは「実は自分がハイチからの移民だと伝えなければいけないこと」

医学部の私の同級生は大多数が白人とアジア人だったが、そのほとんど誰もがこれをウィットに富んだジョークだと思っていた。ゲイであるとか、薬をやっているなどと決して認めてはいけないという「お約束」がそこにはあり、謎が多く、治療不可能だという恐ろしい病に対する私達の潜在的な恐怖がこの冗談には見てとれる。そして、もちろん、自分達は白人あるいはアジア人の中流階級に属する医学生なのだからこの病気には無縁なのだ、という希望に私達が無意識にすがっていたことは明らかだ。

だが、そのジョーク自体、あっという間にお笑いぐさになってしまった。ハイチ移民はまたたく間にハイリスクグループではなくなってしまったからである。そして、それから後二十年の間にＡＩＤＳはかつてほど謎に満ちた、不治の病ではなくなり、「普通の」慢性病として扱われるようになった。急性症状の患者もめっきり少なくなり、ベルヴューのＡＩＤＳ科も閉じられた。17－ＷのＡＩＤＳ病棟はいまでは普通の内科病棟である。死を迎えるための病棟であった12－Ｅはオフィスとして使われている。治療の中心は外来へと移り、糖尿病や高血圧といったカルテの既往歴に並んでいるようなありきたりの慢性疾患と同じように扱われるようになった。職業的にも、そして社会的にも私達はＡＩＤＳに順応したのだ。結果として、大半のジョークやスラングは流行らなくなった。そしてあのＡＩＤＳサイコロもリフォームのどさくさでどこかへ行ってしまい、もうない。

●

学生が医学部に入った時には持ち合わせている共感力を駄目にしてしまう様々な要素について見てきた。隠れたカリキュラム、侮蔑的なユーモア、レジデントからの一貫しないメッセージ、疲労、そしてこうしたことはあまりに圧倒的で抵抗しようもない、という事実。さて、ここで一つの問が浮かび上がって来る。こうした状況は必然的で変えようのないものなのだろうか？　医師を養成するためのシステムが共感力を台無しにしてしまうのは仕方のないことなのか？

医学部教育の間に共感力が低下してしまうことが報告されているわけだが、これに対して研究者が抱いてきた疑問は、果たしてこれを食い止める方法があるのか、ということである。事実これまでにもありとあらゆる提案がなされてきた。医療人文科学、融通性のあるスケジューリング、内省的作文、ロールプレイング、追加休暇、教員による指導、栄養に富んだランチ、ピアサポートグループ、医療現場体験の早期実施。だが、これらの多くは、あらゆる医療介入に対して通常行われる、厳密で科学的な方法による評価が難しい。概してこういった解決策は、観察研究、個人的哲学、直感そしておそらくは希望的観測から来ているものだからだ。

実際、共感力の低下、そして多分それを防止する方法にしても、研究をするにはまず客観的な方法で共感というものを測れなければならない。共感や思いやりというのを目にしたときには、ほとんどの場合、すぐにそれとわかるため、客観的な評価の必要性というのはなんとなくしっくりこないかもしれない。だが真の科学的研究というのは数字によってのみ可能であり、感情は指標となりえない。そういうわけで、共感力を数字で測る方法が考え出されたのだった。

フィラデルフィアのジェファーソン医科大学の研究者達が考案したこのジェファーソン共感力スケール（JSE: Jefferson Scale of Empathy）は一見シンプルだ[4]。検査用紙はたった一枚で、そこに列記された二十の項目それぞれについて一（全くそう思わない）から六（非常にそう思う）までで評価するようになっている。彼らの定義での「共感」ははっきり「同情」とは違う。いわく、同情は情動の一つであり、患者の感情を自分も実際に感じること。一方、共感は認識であり、この思考プロセスによって患者の感情を理解することが可能となるが、必ずしもその感情を共有するとは限らない。実のところ、自己という意識をしっかり保っていることは共感にとって鍵となる重要な部分である。したがって、共感の定義は「自分の靴を脱ぐことなく、他人の靴を履いてみることのできる能力」と言い換えてもいいかもしれない。そして、もちろん、共感的な医師であるためには患者の気持ちを理解しているという事実をきちんと相手に伝えられることが求められる（つまり、いくら患者の気持ちを理解していても、それを患者自身が知らなければ共感とは呼べない）[5]。

JSEに挙げられた質問項目は比較的単純で、ほとんどの医学生は、自分がチェックをつけることが「期待されている」のが、「非常にそう思う」なのか「全くそう思わない」なのか容易に判断できるだろう。例えばこういう具合である：

患者は医師が自分の感情を理解してくれると気分が良くなる。

治療にあたるときには医師は患者の立場になって考えてみるべきである。

私は、共感が医学的治療においてその効果に影響を及ぼす重要なファクターであると思う。

あるいは

私は、病気の治療において感情はまったく何の意味もないと思う。

患者の身体症状について理解するのにおいて、私生活の状況を聞くことは役に立たない。

患者の病気は内科的、あるいは外科的治療によってのみ治癒するものである。従って、医師が患者と感情的な絆を形成するかどうかは大きな問題ではない。


医学生もこの段階まで学年が進んでいると、先輩や指導医が自分にどういう回答を期待しているのかを読んで反応することに非常に長けてきているから、「正しい」考えである最初の三つには「非常にそう思う」にチェックをつけ、「間違っている」あとの三つに対しては「全くそう思わない」を選ぼうとすることだろう。

ところが、少なくとも私にとってこれは驚きであったのだが、どうやらこのスケールの結果によって学生をあるグループに選別できるらしい。共感スケールで高得点であったものは人間本位の科（プライマリケア、小児科、精神科）に進み、得点の低かったものは技術指向の科（外科、放射線科、麻酔科）に進む傾向が見られるというのだ。また、高得点をあげた学生はその後の医療クラークシップで好成績をあげることが予測され、同僚からプロフェッショナリズムの模範を示す者として選ばれたり、レジデンシープログラムの責任者、そして患者自身から高い共感力を持つ医師として評価されるだろうと予測される[6]。

さて、共感を測ることができそうなツールが手に入ったとなれば、共感力の低下を数値化して、不可避にも思えるこの変化を防ぐ方法の研究が可能になるかもしれない。

ニュージャージー州にあるロバート・ウッド・ジョンソン医科大学で行われた研究では、医学生は三年目の学年中に「ヒューマニズムとプロフェッショナリズム・プログラム」に参加することが義務づけられた[7]。このプログラムは学生と教員の共同で行われるもので、その一環として六つある必修ローテーション（外科、内科、小児科、産婦人科、精神科、総合診療科）のそれぞれの履修時に一時間のミーティングを持つ。そして教員を進行役として、学生は患者ケアにあたっての悩み、遭遇して困った場面、燃え尽き症候群、出会ったロールモデルあるいは反面教師、ヒューマニズムやプロフェッショナリズムがなし崩し的にないがしろにされることが特に多いような状況でそれらを見失わないようにすることの難しさ、といったことについて話し合う。また学生はブログに自分の経験を書き込むことになっていたが、それが次の議論の重要なきっかけともなった。さらに、医師や患者が医療にまつわる自分の経験についてふりかえって書いたものを学生は参考文献として渡される。

連続する二期の学生がそれぞれこの三年時に行われるプログラムに入る前にJSEを受け、学年末に再度テストを受けた。その結果、平均して、どちらのクラスでも共感力スコアの低下は認められなかった。このことから研究者は、こうした形での集中的な討論／リーディング／啓蒙によって問題の三年時での共感力の落ち込みを防ぐことができるかもしれない、という結論に達した。

この研究の最大の問題点は、言うまでもなく、きちんとしたコントロールグループが設定されていないことである。研究者は、グループを二つに分けて半分の学生のみプログラムを受けさせる、ということをしなかった。また、このプログラムの恩恵を被ることのなかった先の期の学生にテストを受けさせることもなかった。とは言うものの、この三年になりたての学生達の共感力スコアは先に言及した研究の対象者であった三年生とかわらなかったにもかかわらず、前述の研究においては学生のスコアが臨床ローテーション後に低下していたのに対して、「ヒューマニズムとプロフェッショナリズム・コース」を受講した今回の研究の学生ではスコアの悪化は見られなかった。

カリフォルニア大学サンフランシスコ校とハーバード大学の教育者たちは違うアプローチをとった。彼らは人間性教育を施すことによって学生の質を高め、医学部三年時に起こる共感力の悪化に対する「ワクチン接種」の効果を期待するのではなく、三年目のカリキュラム自体をいったん完全に破棄して、新しく作り直すことにしたのだ。伝統的なクラークシップ（それぞれの科に四〜八週があてられる）では、学生は回転ドアのようにめまぐるしく病院、病棟、チーム、患者の生活をぐるぐると出たり入ったりする。こんなまったく安定しない状態で集中などできようもないし、まして精神の健全さを保つのは無理だ。医学生は病院という奇妙な世界に初めて足を踏み入れて、ただでさえクラクラしているのだ。そんな彼らがどうやって患者や同僚、指導者と深みのある関係を築けるというのだろう？　こうした「強制的な短期滞在／移動」は患者への共感、そして医療者の精神的健康を損ねるものである。ひいては提供される医療の質にもひどいダメージを与えよう[8]。

そこで教師達はめまぐるしいローテーションをやめにして、かわりに全ての科を統合的に丸一年かけて学ぶプログラムを作成した。学生は「ホーム」をベースに、そこから病院の各所へと出かけて行く。このシステムだと、学生は入院中の急性期から退院後の外来診療、そしてさらには家庭訪問、と患者を長期にわたってフォローすることが可能になる。

例えば妊婦の場合、妊娠期から、出産時、そして新生児の小児科受診時、と継続的にみることができるだろう。あるいは末期の入院患者を担当した場合は、ホスピスでも関わり、さらに患者が亡くなった後もその家族とつながりを持つかもしれない。この臨床研修期間を通して、安定して学べるよう、各学生には担当の指導教官が一人つくが、同時にそれぞれの臨床の現場で様々な指導医に学ぶ機会も用意されている。

都会型の病院ではこのアプローチは斬新だが、実のところ地域医療では主流をなすものである。こうした地域では、医師はあらゆる年齢層の患者の診療をし、その生涯にわたって関わりを持つことが多い。ミネソタ大学医学部では、学生は丸一年田舎に住んで働き、こうした医療を実地で学ぶことも可能となっている。

疑いなく、こうしたプログラムは従来のローテーションが基本となる研修に較べて、段取りがはるかに複雑である。組織の協調が以前よりもずっと必要になるが、金銭的なコストとして最も問題になるのは、プログラムに要する膨大な教員の関与である(医療機関から見れば、指導医が直接患者を診療するはずの時間を学生の教育に費やせば、その分だけ収入は減るということだ。これがこうしたプログラムの最終収益計算となる)。

この統合的アプローチはハーバード大学医学部で公式に検討評価がなされている。研究では、統合的クラークシップを行った学生群と従来どおりのローテーション方式のクラークシップを行った群の比較が行われた[9]。その結果、学力テストと臨床技能に関しては両群で差は見られなかった。しかし、倫理的なジレンマに陥った時の対処法、難しい意思決定に直面した患者と家族への接し方についての評価では、統合的クラークシップを行った学生の方が高得点だった。また、統合的クラークシップ群の学生の一〇〇%が患者と有意義な関係を築けたと思う、と答えたのに対して、従来モデルの研修を受けた学生で同様に回答したのは五五%にとどまった。前者の群の学生は明らかな解のないような曖昧な状況に対しても戸惑うことがずっと少なく、自らの弱みと強みについて内省することにもより積極的だった。さらに、総じて統合的クラークシップ群の方が研修に対する満足度がずっと高く、医療に対して幻滅することも少なかったという。

こうした研究結果を踏まえると、医学部が共感を科目として教えるべきか、あるいは単に共感力を備えた学生を入学させるべきなのかという問題はあまり意味をなさないものに私には思える。実のところ、どちらも必要なのだ。従来の医学部入学試験であるMCATは現在改訂中であるが、その科目には倫理学、哲学、人文科学、社会科学が含まれることになる[10]。もちろんこれが施行されたからといって、自動的に新入生の共感力が保証されるものではないが、今後は間違いなく有機化学以外にも注意が向けられることにはなろう。さらには、人文科学的教育と長期にわたる患者とのつながり、そして一対一の指導を提供するプログラムが、倫理の崩壊や医学部教育の負の影響を最小にくいとめてくれるものと期待される。

実際、ほとんどの学生は強いヒューマニズム精神と共感的な傾向を持って入学してくる。何年にも渡って何百という数の医学生を見てきた経験から、私はこうした特質が学生に不足しているわけでないことは身をもって知っている。医学部にとっての課題は、こうした資質をいかに長い教育期間の間、保ち、育むかということである。

だが、病態生理学と異なり、こうしたことはどれも講堂で教えられるものでもなければ、パワーポイントスライドで教えられるものでもない。本当に重要なのは、学生が目にする先輩医師の振る舞いであり、どういう態度を模範として示すか、なのだ。幸いなことに、医学部の新しい試みではこの点を重視している。

共感の教育は多文化主義の啓蒙に似るところがあると私は思う。この多文化というテーマは昨今、非常に「政治的に正しい」とされるものである。医学部や病院では積極的に文化的相違を学ぶためのセミナーを開いたり、「異文化を知るための日」を設けたりしている。こうしたプログラムは善意から出たものであり、極めて真面目なものであるが、実質的にはほとんど役に立っていない。

私自身の臨床診療の流儀を形作っているのは、かつて自分が指導医から受けた様々な教えである。彼らは年配の白人男性医師達であったが、患者に会う時はいつも糊のきいたワイシャツを着用し、落ち着いた柄のネクタイ（蝶ネクタイも少なくなかった）をしめ、白衣のボタンはすべてきちんととめていた。彼らが教育を受けた時代の医学部では、皆例外なく同じような格好をしていたのだ。その当時は多様性の啓蒙、とかアファーマティブ・アクション（差別撤廃措置）、文化的受容能力などという概念は存在していなかった。

だが、私は彼ら以上に「異文化への意識の高い」ひとたちを見たことがない。彼ら自身はそんな「政治的に正しい」用語など使うことはなかっただろうが……。こうした医師は、非常に古いタイプの診療スタイルを体現していた。彼らにとって、患者のベッドサイドに立つことは神聖な行為だった。そしてどの患者に対しても、それがホームレスのエクアドル人のアルコール依存症患者でも、ベールを被ったムスリムの女性であっても、あるいはスイス人の外交官であっても、等しく丹念に診察を行うのであったが、その行為自体から患者への敬意がにじみ出ていた。患者のことを少しでもよく知ろうと質問をし、何事も聞き逃さないようじっと答えに耳を傾ける。「患者の話の中に答がある」という格言は彼らにとって単なる陳腐な決まり文句ではなかった。

こうした年かさの医師たちが示していたのはいわゆる「臨床的好奇心」である。彼らは病気の根本的状況を明らかにするために、患者のことをよく知ろうと努めていた。この徹底ぶり、根気強さ、強い好奇心はその体に深くしみ込んだものかもしれない。なぜなら彼らが教育を受けた時代には高速CTもMRIもなかったからだ。だがこれらの診断ツールが簡単に利用できるようになった現在も、こうした医師は患者の尊厳を重視し、それぞれの患者、そしてその病はどれも唯一無二であり特別だ、という姿勢を崩していない。

だが、そんな彼らがネパールにバックパックの旅に行ったとか、ウガンダで平和部隊の活動に従事したとか、ホンジュラスで人権運動をした、あるいは「異文化を知るワークショップ」といったものに参加したことがあったとは考えにくい。彼らはただ単にどの患者にも敬意を持って接し、それぞれのひとについて少しでも多くのことを知ろうと努力していたに過ぎない。

学生時代、ベルヴューで指導医と回診したときのことをよく覚えている。糊のぱりっときいたシャツを着た白人男性はヒスパニックやアジア人、黒人でいっぱいの病棟ではいかにも場違いに見えた。患者の多くは貧しく、無学な、最近移民してきたばかりのひとたちで、教育的なバックグラウンドからも指導医たちはまったく別人種といえた。社会経済的にも文化的にこんなに差異があるようでは、おそらくお互いあまりわかりあえないだろう、というのが私の印象だった。同様に、患者側からしてみれば、白人男性の「えらい先生」を前にして気詰まりであろうし、威圧感さえ覚えるかもしれないと思った。

だが実際はまったく逆だった。指導医が古き良き敬意を持って患者に対する時、そこには、あなたの人生について知りたいのだ、という純粋な好奇心が見てとれた。そしてそれに対して患者の方も心を開いて応えるのだった。私は年配の男性医師が、患者の持つ文化やバックグラウンドについて微に入り細を穿った質問をするのを感嘆の思いで見ていた。こうした問いかけによって、彼らは共感の気持ちを示していたのだ。患者とその語る話に真摯に向き合うという行為、患者のひととなり、生活ぶり、どのようにして病気になったのか、治療にあたってどのようなリソースを持ち合わせているのか、といったことに心から興味を持って、知ろうとする行為そのものが共感の根幹をなすものなのだ。

医学生やインターンに共感を教える責を担うのはカリキュラムを立案し、コア・コンピテンシーを確立させる研修コースディレクターではなく、病棟で実際研修の監督、指導にあたる医師である。私が何年も前にERで見たホームレスの女性を助ける看護助手のことをしっかり覚えているように、学生は講義で聞いたことよりも実際自分が体験したものの方をはるかによく記憶するものだ。

明敏な指導者なら、共感の気持ちを伝えるためには患者に何をし、何を言うべきかもはっきりと教えることだろう。例えば、患者の言ったことを要約してくりかえし、間違いがないか確認してもらってはどうか、というようなちょっとした助言も学生にとっては役に立つ。医師が「私がちゃんと理解できているかちょっと確認させてください……」と言うことで、ただしっかり話を聞いているというだけでなく、患者の考えを理解しようとしている、というメッセージを患者に送ることになるのだ[11]。

医学部に入って一ヶ月後、私は緊張で固くなっている他の一年生数人と共に、フランク・スペンサー先生のオフィスへと通された。私達は先生から問診の仕方を習うことになっていた。スペンサー先生は心臓バイパス術や破綻動脈修復術を開発した心臓胸部外科医で、泣く子も黙る存在として病院内にその名が知れ渡っていた。患者の診療について彼に問い質されたレジデントや学生はその恐ろしさに震え上がったものだ。それから数年後のことだが、私はあるレジデントがM＆Mで先生にこっぴどく叱られているのを目撃したことがある。M＆M（Morbidity and Morrality）とは、あの悪名高い「合併症および死亡症例検討会」のことで、過誤や望ましくない転帰について検討が加えられる場である。そこで彼はある症例について、「基準以下の医療が行われた」と断じて、そのゆっくりとした、小石を口にいれながら話しているようなテキサス訛で容赦なく言った。

「そんな医療をするつもりなら、手術なんて面倒なことはやめたらどうだ？　いっそのこと患者を外に連れて行って、とっととライフルで打ち抜けば手間が省けるだろう」

だが、患者はスペンサー先生を崇拝していた。そして私はすぐにそれがなぜなのか悟った。まず第一に、彼の雷はレジデントを中傷したり、侮辱するためのものではなかった（そのように感じていた者は間違いなくいただろうが）。すべての患者に一流の医療を提供する義務が私達にはあり、そこにいささかの妥協もあってはいけない、という気持ちをこめた叱責だったのだ。患者の方もこれをすぐに見抜き、先生は自分達のために全力を尽くして戦ってくれている、と心得るのだ。

さて、彼の診察室で行われた最初の講義で私はまた大切なことを教えられた。

私達学生が壁に張りつくようにしてじっと見守る中、先生は物も言わずに壁際から丈の低い金属製のスツールを診察台の方へ引きずってきた。スツールの座面は一番低いところまで下げられており、そこに先生が座ると頭はちょうど診察台と同じくらいの高さになった。

「患者に話しかけるときは、患者と同じかそれよりも低い位置に自分が来るように座りなさい。決して偉そうに上から見下ろすようなことはしてはいけない。病にあるのは彼らであり、問診の主役は彼らなのだ。君たちではない」

それはどうということもない行為ではあったが、彼の患者に対する姿勢を雄弁に物語っていた。理想の医師像を模索中の医学生であった私にとって、それは非常に印象的な瞬間だった。医師のヒエラルキーの頂点に君臨するこの貫禄に満ちた先生が患者に対してへりくだった態度をとることを何とも思わないのなら、そうして構わないというのだ。研修の間中、私は先輩医師の言うこと、彼らがどのように患者に接しているかをしっかり観察していた。そして、それに対する患者の反応を見ていると、何が奏功するのか（あるいはしないのか）がわかってきた。すべての指導医がスペンサー先生のようにはっきりとした教えを与えてくれたわけではないが、それでも彼らは四六時中（たとえ無意識にせよ）私達を教育してくれていた。

初めて会ってから二五年以上もたって私はスペンサー先生にインタビューしたが、先生は微塵も変わっていなかった。粋な格好のジェントルマンで、洞察力に富んだ目とほとんど皺のない顔が印象的だった。彼のきちんと整えられたオフィスで話を聞かせてもらったが、そこは朝鮮戦争に従軍したときの写真と思い出の品であふれていた。一枚の白黒写真には、果てしなく広がる荒野を背景にぽつんと立つ一本のメスキートの木が写っていた。この木から五十フィート（約一五メートル）くらいのところで私は生まれたんだ、と先生が教えてくれた。生家は牧場と農園を営んでいたという。

彼にとって従軍時代で最も忘れられないのは、大腿動脈から出血している兵士が動脈の結紮術を施され、その後脚を切断されているのを初めて目にした時のショックだった。当時すでに手術で血管を修復することが可能で、そうすれば脚を切らなくてすむことを彼は知っていた。だが、そう訴える彼に対して、軍医は戦場マニュアルを開くと、彼に見せた。そのページには、出血動脈に対しては結紮術を行うこと、と書かれていた。

フランクは自分の医療チームを集めて言った。たとえ規則に反することになるとしても自分は今後結紮術はやらない、血管修復術を行う。チームのメンバーは彼の説得に応じ、行動を共にすることにした。「名誉勲章をもらうか、軍法会議にかけられるかのどちらかだな」と彼は皆に言った。彼らはこうして軍規を無視することになったが、その結果何百もの兵士が一本ではなく二本の脚で韓国から帰ってきた。そして今、彼の部屋の壁にはメスキートの木の写真の隣に名誉勲章がかけられている。

フランク・スペンサーは今も、むしろ以前以上に、患者と心を通じ合わせることに注力しているようだった。彼に言わせれば、患者の医師に対する怒りと、その結果として起こされる訴訟のほとんどは医師の共感と真のコミュニケーションの不足に起因するものだ。

私が、医師は患者に対してある程度の精神的距離を保つべきだ、とするオスラーの「平静の心」について触れると、彼は嘲るように鼻をならした。

「きれいな包み紙で包装したところでゴミはゴミだ」

歯に衣着せず罵るにつれ、その南西部の訛はますます強くなってきた。

「だいたいオスラーが何を知っていたというんだ。カナダの大草原出身の若い駆け出し病理医だったくせに。せいぜい死体相手にベッドサイドマナーを学んだんだろう」

●

学生がフランク・スペンサーのような指導医から学んだこと、あるいは学ばなかったことの影響を一番被るのは、医療を受ける立場の患者である。共感力のある医師に診てもらったときの方が患者の満足度が高いという調査結果は驚くに値しないが、その一方、共感が患者の身体的な健康そのものに影響を及ぼすかどうかとなると、それは病因学的には拡大解釈と言わざるを得ない。

医師の共感が患者の健康に実際与える影響についての研究はまだ新しい分野であるが、興味深い予備研究結果が出ている。ある報告では、共感スコアが高かった医師にかかっている患者の方が、コレステロールと血糖のコントロールが良好であった。[12] また共感力の高い医師の患者の方が服薬コンプライアンス率が高いようだ、とする研究もあった。[13] 共感的な医師を持つがん患者のＱＯＬはコントロール群に比して良く、うつ症状の訴えも少なかった。[14] さらには単なる普通の風邪ですら共感の影響を受けている可能性があるという。共感力の高い医師にかかった患者の方が症状が軽くすみ、回復も早かったのだ。[15]

この種の調査としては最大規模のある研究においては、糖尿病患者二〇〇〇〇人以上を対象に、入院や昏睡という結果をもたらす最重度の血糖値の揺れ（高血糖あるいは低血糖）についての分析が行われた。一方、彼らの主治医二四二人全員はＪＳＥ共感力テストを受け、そのスコアによって高、中、低の三つのグループに分けられた。その結果、高スコアグループの医師の患者が重篤な糖尿病の合併症を発症する率は低スコアグループの医師の患者よりも四十％低かったという。[16] この効果は、糖尿病の最も強力な治療を行った時に得られるものとほぼ同等である。違うのはこうした治療の方は重大な副作用も引き起こす、ということだ（いまのところ共感力の高い医師に治療を受けることによる「有害事象」は一つも報告されていない）。

こうした転帰の差が、高スコアの医師が鋭敏な聞き手であったために他の医師が見逃してしまうような病気のサインをしっかり捉えたせいなのか、あるいは共感力の高い医師の患者はより安心感が得られるために治療に必要なことをきちんと行えたせいなのかはまだ明らかではない。実際、こうした特定の原因について分析するのは困難と思われる。この問題については必ずしも還元主義的になる必要はないのかもしれない。

ウィリアム・オスラー卿は病理医であると同時に内科医でもあった。そのためたくさんの遺体もみたが、多くの生きている患者もみていた。彼が言ったとされる言葉がある（これは彼が「ヒポクラテスの誓い」を言い換えたものかもしれない）。

「患者がどのような病を患っているかを知るよりも、どのような患者が病を患っているのかを知ることの方がはるかに重要である」。

これは「共感」のさしあたりの定義としてよくできたものだと私は思う。

●

ひどい潰瘍のために両方の脚を切断せざるを得なかった高齢患者、ジェームズ・イーストンはそのケアが最も難しい患者の部類だった。実のところ必要とする医療行為自体は単純明快だ。抗菌薬の投与と包帯交換だ。だがその病室に入って、彼の体を目にすると誰もが落ち着かない気持ちになった。中でも私のチームにとりわけ強い反応を示したレジデントがいた。私は彼女が頭を振って、ぼそぼそと独り言を言うのを目にしたものだ。「あの潰瘍はとても生きている人間のものとは思えない。どうして彼があれでまだ生きていられるのか不思議だわ」。彼の衰弱した状態を考えれば下肢切断術は相当なリスクを伴う手術である。そのうえで手術に踏み切るのは、倫理的に難しい決断だった。そしていまや彼のQOLはないに等しい状態だ。実体として残っている体がほとんどないという意味では、昏睡患者より悪いようにさえ思える。

そして、イーストン氏が入院してからまもなくのある日、例のレジデントが医局にいた私のところに息を切らさんばかりに駆けてきた。

「イーストンさんのご家族が来てます！」家族？　イーストン氏に家族？

どういうわけか私達は彼のような人物に家族がいるなどということは想像すらしていなかった。身体的にも精神的にもすでに別世界に行ってしまっているような状態を見て、社会的にもすでに切り離されてしまっているものと勝手に思いこんでいたのだ。その姿の異様さのために、あらゆる意味で彼はもはや人間ではないという印象を抱いてしまったのかもしれない。

もちろんこれらはすべて無意識の上で起こったことであり、いかにイーストン氏が人間の体（てい）をなしていないかを回診中に話し合ったりしたようなことは一切ない。だがふりかえって考えてみれば、それは偽らざる私達の実感であったと言える。イーストン氏の身体、生きているのが不思議に思えるようなその姿を見て動揺のあまり、私達は精神的に彼をシャットアウトしてしまったのだ。

だが、彼の妻がやって来たことでそれが一転した。妻は恰幅のいい、生真面目な感じの女性で、よそ行きの緑のスーツ、服に合わせた緑のハイヒール、花飾りのついた帽子という装いだった。その様子は夫が衰弱して弱々しいのと反比例するように生気に満ちていた。彼女は腕一杯のデージーを抱えて部屋に入ってくると、椅子やナイトスタンドの配置を変え、お祈りが書かれたたくさんのカードを壁に貼付けた。

イーストン夫人の登場によって、特に例のレジデントは心の重荷を降ろすこととなった。自分の患者に共感が持てないことを彼女が悩んでいたことは明らかだった。しかし今、ようやくつながりができたのだ。それからというもの、もう二度と「とても生きている人間のものとは思えない」という言葉は聞かれなくなった。

イーストン夫人は度重なる脳卒中のために体を壊し、ベッドに寝たきりになってしまった彼のこれまでの話を語ってくれた。重たい糖尿病を抱え、また過去にヘロインをやっていたこともあって治りも悪く、治療しても治療しても常に潰瘍と感染症に悩まされたという。その後介護施設を転々とすることとなったが、その間にも下肢の潰瘍はさらに深さを増していった。

「夫は以前牧師だったのよ。でも今彼がお説教をするのは自分の頭の中でだけ。彼がお説教しているときはわかるんです。目の光り方が違うから」

私達がピントの合わない顕微鏡を覗いて、ぼんやりした染みを見ていたところに、イーストン夫人が私達の不器用な手にかわりダイヤルを回してレンズのピントを合わせたようだった。妻の出現によって、イーストン氏は突如一人の人間として私達の目に映った。人生の物語を持ち、タペストリーの様に様々なひととつながり、現在置かれた風前の灯火のような体の状態をはるかに超えた広がりをもった一人のひととして彼は今そこにいた。私達はこの人物がどんな病を抱えているのかではなく、どんな人物がこの病を抱えているのかを知って驚いたのだった。

たとえ妻がいなくとも、私達はイーストン氏の人間性を認めることができたはずだというひともいるだろう。その意見は正しいと思うし、たしかにそうあるべきだった。だが私達はできなかったのだ。怖れ、不安、偏見、そして近視眼的な見方に支配されてしまっていた。そんな中イーストン夫人の登場が、光明を与えてくれたのだ。それは、私達にとって、そして将来の私達の患者にとってまことに幸運なことであった。

ジュリアの物語 2

もう移植しか打つ手はない

ジュリアに死の宣告をしてから八年、その不釣り合いに美しい秋の日、彼女はスターリング曲線から転げ落ちた。その八年の最初と最後は地獄のようにひどい状態であったが、その間彼女の全身状態は驚くほど良好だった。心臓はじわじわと悪くなってはいたが、その他すべての臓器、筋肉、腱は若く、頑強だった。担当の循環器科医チームはこの強みを活かして多くの薬を積極的に使い、CHFの症状を抑え込んでいた。ジュリアは薬の量の変更、追加あるいは中止された処方をきちんと把握して、たくさんの薬を決められた通りに服用した。頻回の外来受診、綱渡りのような薬理的平衡を微調整するために際限なく行われる血液検査といったことも忘れることなく、きっちりとやっていた。しかも英語をまったく話せない中でのことだ。決して易しいことではなかったが、ジュリアには内に秘めた粘り強さがあったし、なにより二人の子供がなんとか生きのびたいとがんばる動機になっていた。

この八年間、始終変化する心臓のための処方をきちんと管理するために私達はしょっちゅう会っていた。ジュリアは健康そのものに見えた。彼女自身の実感としてもそうだった。自宅のある三階まで階段をのぼり、子供の世話もして、という生活を送っていた。もし彼女が高血圧、糖尿病、肥満のある六五歳で、すでに何回か心臓発作も経験している、という女性だったら、もうすでに彼女はこの世にいなかっただろう。だが、若さともともと健康であったこと、良い治療、そしてまったくの幸運もあいまって、彼女は例外的に命を長らえていた。

それは外目からはわからなかったかもしれない。

しかし私にはわかっていた。彼女にもわかっていた。だから彼女と診察室で顔を合わせるときはどこか非現実的な感じがした。私の目に映るのは健康な若い母親だが、その実彼女がいかにはかない存在であるかが頭の中ではよくわかっていた。彼女の弱々しい心音を聴くたびに、心がしめつけられた。別れの挨拶をするたびに、これが最後になるかもしれない、という不安な思いが心をよぎった。

私にはわかっていた。「その時」がきたら、心臓は手がつけられないほど急速に悪化し、彼女の体に残された最後の力まで奪い去ってしまうだろう。どんなに決意に満ちた循環器科医にも打つ手はなくなり、家族や友達が教会で律儀に捧げている祈りもすべてむなしくなってしまうだろう。その時、私達にできることはもう何もない。こうしてジュリアが容赦なく死へと追い立てられるのを目のあたりにしている私達の頭からは、ちらりと視界に入った心臓移植という画が冷酷な亡霊のようにとりついて離れなかった。すべては彼女の不法移民という立場のせいだった。

この八年の間、彼女と私、どちらの人生にも多くの出来事があった。彼女のアメリカ生まれの娘ルシータは幼稚園に入園した。私の方はと言えば、コスタリカでのサバティカルの間に下の娘アリエルが生まれた。ジュリアと私は、娘達が抱えることになったややこしい市民権の問題やスペイン語と英語の両方を錆び付かせないようにしておく難しさについて話し合ったものだ。

ジュリアの上の息子ヴァスコはグアテマラに残り、彼の祖母といっしょに暮らしていた。ジュリアと夫は、彼をアメリカに呼びよせるためにお金を貯めていたが、必要な四五〇〇ドルが揃った時ヴァスコは八歳になっていた。だが、事は思ったようには行かなかった。岩だらけの砂漠を全速力で駆けていたヴァスコが転び、靴を片方失くしてしまったところに、移民局の職員が急襲したのだ。不法入国の手引きをしたブローカーは、自分達の身の安全のために彼を見捨てて逃げ去った。幼児期に患った重い髄膜炎のため学習障害のあるヴァスコは、名乗るように言われていた偽名を思い出すことができなかった。結局彼はテキサスに抑留され、事務処理が済んでジュリアの兄が迎えに行けるようになるまでの数ヶ月間、そこに留め置かれることになった。その後ようやくヴァスコは再び両親と暮らすことができるようになったが、その障害に起因する問題行動のため学校生活にはなかなか適応できなかった。

この八年の間ずっと、ジュリアに会うたびに私は自分の感情と戦ってきた。彼女は自分の置かれている状況の全体像について話すことを好まなかったので、私もそれに逆らわず、あえて会話で触れるようなことはしなかった。率直に言えば、その方が私にとっても気が楽だった。その日解決すべき個々の小さな問題についてだけ考えて、それより大きな現実からは目をそらすことができたからだ。しかし、私はそれに後ろめたさを感じてもいた。ジュリアと結託して、「最後の日」は決してこないかのようなお芝居をしているような気分だった。私にはこの「偽健康」の状態は幻想にすぎないことがわかっていたが、それが真実であったらどんなに良いかと願うあまり、現実を直視することができなかったのだ。

そしてその秋の朝、私の現実否認に終止符が打たれることになったのだった。秋の香しい空気にすっかり良い気分になって病院に入って行った私の目にジュリアの青白い顔が飛び込んできた。彼女の体調が良くないのは明らかだった。体をちょっとでも動かそうとするとまるで「泥の中を泳いでいるような感じがする」という。これはまずいことになった、と思った。私は循環器科医を呼び出すとともに、そのままＩＣＵへ入院する手はずを整えた。まだこれが可逆性の変化である可能性がないとは言えない。たとえば、感染症とか、薬の影響だとか、平衡状態のちょっとした崩れだとかだ。私はその望みにすがった。

だが、残念ながら現実はそのいずれでもなかった。そもそもの心臓病が進行していたのだ。心臓への圧を小さくするために次々と薬が投与される一方で、私は循環器科医に圧力をかけていた。

「なんとか彼女を移植リストに載せる方法はないでしょうか?」

私はすでに自分で臓器移植を調整する組織に電話をかけて話を聞いていた。そこで知ったのは、臓器の一%が外国人に移植されているという事実だったが、それが不法移民なのか、外国の王族なのか、あるいは旅行者なのかは誰も教えてくれなかった。でも、少なくともチャンスはあるということだ。たとえその可能性がどんなに小さかろうが。

だが、問題は移植が実際に受けられるかどうかだけではなく、その後継続して服用しなくてならない種々の免疫抑制剤のこともある、と循環器科のフェローが言った。保険がなければ、こうした薬剤に一年で一万ドルかかる。移植の困難な過程を通じて患者を支える安定した社会的ネットワークは言うに及ばず、それに加えて移植の対象者は保険か手持ちの資金が必要となる。

当時私は『Medicine in Translation』を執筆中で、ジュリアに診断を告げるときに味わったつらさにまつわる話をそこに書いていた。そして今、沈んだ気持ちで、ジュリアが直面した新たな挫折と循環器科医との会話について書き加えた。循環器科医は楽観的な様子ではないものの、協力的だった。

フェローは言った。「僕はコロンビア大学でレジデンシーをやったから、そこの移植チームには知り合いがいる。彼らにジュリアのことを話してみるよ。彼女をとってくれるかかけあってみよう」

「もし受け入れてくれなかったら？」私が尋ねた。

「マウント・サイナイに聞いてみよう。あそこの移植プログラムの規模は大きくないけど試してみる価値はあるだろう」

「そこがとってくれなかったら？」

「そのときはモンテフィオーレを試してみよう」

「そこもだめだったら？」

彼は押し黙った。[1]

第3章

・

怖れに支配されて

我々を動けなくするほどの「怖れ」の意味

突然の心停止が発生したことを告げるポケベルとまったく同時に、全館放送がかかった。

「コード411、心停止、MICU」。私が聞き逃すというおよそあり得ないことを心配してでもいるかのように、交換手は生真面目に何度も、何度も同じ文句をくりかえした。二十三階全館に響き続ける単調な交換手の声と腰のあたりでいっこうに鳴り止まないポケベルの音はまるで体の内外から押し寄せて来る恐怖の潮のようだった。

いよいよ来た。私が仕切る初めてのコード（緊急招集）だ。

これまでの二年間は、一年目、二年目のレジデントとしてコードに駆けつけていた。目の前のドラマチックな展開に高揚し、チームの一員として立ち働くことに感動を覚え、命を救うための細々とした仕事を任せてもらうことをありがたく思っていた。自分は内科のコンサルト医の指示に従ってさえいればいいとわかっていたから、動じることもなかった。だが今、唐突にその役目が自分にまわってきた。私が内科コンサルト医になったのだ。采配をふるい、指示を出し、仕事をふりわけ、決定を下すのは私なのだ。

その時、私は内科コンサルトの担当になってまだ一週間もたっていなかった。私はこれからの三十日間、何事もなく無事に過ぎるよう密かに祈っていた。病院中の冠動脈という冠動脈は広く開いたままでいてくれますように。全ての肺胞は酸素で満たされ、すべての血栓はおとなしく自然に溶解しますように……。だが、その目論み通りにいかなかったことは明らかだった。ついに私の最初のコードが起こってしまった。

ちくしょう！

道具やカード、ポケットガイドが飛び出さないようにぱんぱんになった白衣の両方のポケットを手で押さえながら私は内科集中治療室（MICU）へと走った。息を切らしてMICUに飛び込んだときには、喉はサハラ砂漠のようにからからで、頸動脈はブラウスの襟が裂けるのではないかと思うほど激しく脈打っていた。私はぐるっと病棟を見回した。

五番ベッドのまわりに人だかりができている。私は大股で走り寄ると、人垣をかきわけて、枕元の方へ進んだ。

「内科のコンサルトです」。声が緊張でうわずるのを必死に抑えつつ、名乗りを上げた。

だが、そこで私の頭は完全に真っ白になってしまった。

レジデントが情報を読み上げる。

「七十二歳、男性、糖尿病、冠動脈疾患の既往あり。昨年、脳梗塞も起こしています。今回は肺炎を発症し入院となりました。抗生物質に対しアレルギー反応を起こし、その結果腎不全を発症。うっ血性心不全のために三日前にMICUに転科となりました。昨夜、熱発あり、譫妄が若干見られたものの会話は可能でした。現在、刺激に反応ありません。収縮期血圧は触診で70、脈は微弱です」

おおよそこんな感じだった。実を言えば、報告を聞いた二十秒後に復唱しろと言われていたとしても、詳細は再現できなかったと思う。ましてや二十年後ならなおさらのことである。私の灰白質はいまやどろどろの神経の始原スープと化していたが、レジデントの言葉はすべてその中でぴちゃぴちゃとはねまわるだけだった。

「何か言うのよ！」私は自分を急き立てた。「何でもいいから！」

「胸を押して」なんとか言葉をしぼりだした。「バッグで酸素を送り続けて。ルートをとって。心電図！」

どんな間抜けでもバイタルを安定させるための最低限のことはわかってるだろう！　でも次は何をすればいいんだっけ？

私の脳はパニックで固まったままだった。ACLS◂のトレーニングで習ったことも何一つ思い浮かばなかった。何をやっても許されるマネキンで実習したあの時には、すべての手順がすこぶる論理的で、ばかみたいに単純だと思えたのに。

だが今、本物の生きた人間（私の手にあって風前の灯だったが）を目の前にして、私は一つたりとも思い出すことができなかった。

電気ショックが最初だっけ、アドレナリンの投与が最初だっけ？　それともアドレナリンは心停止のアルゴリズムでだけ使うんだっけ？　脈が出ない電気状態のアルゴリズムに従うべきなんだろうか？　それとも脈の出ない心室頻拍のアルゴリズム？

誰かが私の手に心電図を押し付けた。手の中に実体のある物を得て、精神的に少し余裕が出た。これがシナイ山から下賜された石板になってくれるだろう。そこに記された霊験あらたかな波形が私に答を授け、恐怖に襲われてしまった私の脳に活をいれてくれるだろう。

私は心電図をじっと見た。さらに見つめた。またさらに見つめた。私は目を細めてその波形を凝視したが、そのジグザグの波は、まるでわけのわからないサンスクリット語にでもなってしまったかのようだった。考えるのよ！　自分を叱咤した。考えるの！　心電図を見る時は系統的に読むように、まずリズムを見て、次に心拍数、軸、P波、QRSコンプレックス、T波というように順序立てて見ていくように、とあれだけ先生から教えられていたのに、それもすべてどこかへ飛んで行ってしまった。私は目の前の現実にすくみ上がっていた。

考えるのよ、と自分に向かって叫んだ。

よし、まずT波。ちょっと尖鋭化しているように見える。尖ったT波は、カリウム値が上昇していることのサインだが、必ずしもそうとは限らない。また、一見尖鋭化しているように見えても、実は正常範囲内のこともあり、その場合ももちろんカリウム値は上昇していない。

▼Advanced Cardiovascular Life Support：二次心肺蘇生法。

たしかに尖っているような感じにみえるけど、と私は思った。でも、ただの超急性T波かもしれない。あるいは早期再分極のために大きくなっているだけかもしれない。それとも、ただ大きいってだけかも。状況に怖じ気づいてしまった私は、何一つ自分の判断を信じることができなかった。高カリウム血症のための処置をオーダーしてもいいかも。ただし、その尖鋭化T波が本物だったら、の話だけれど。でももし間違っていたら？　そう思うと怖くてなにもできなかった。もし、カリウムは実際高くないのに、高カリウム血症のためのカルシウムを注射して、とりかえしのつかないことになったらどうしよう。

「ここの責任者はいったい誰だ？」新しい声ががなった。その声に、私はさらにすくみ上がった（そんな余地はほとんどなかったが）。怒鳴り散らしながら人垣を分け入って来たのは循環器科のフェローだった。明らかにこの混乱ぶりをまざまざと見てとっていた。彼の問いかけに、はい私です、と答えるかのように、私は顔を上げた。

フェローと私はすぐにお互いを認識したが、その瞬間そこには気まずい空気が流れた。彼、ミッチェルと私は医学部で同級生だったのだ。私たちは最初の二年間同じクラスで学び、他の友達も交えていっしょに旅行をしたことすらあった。だがその後私は博士号をとるのに研究生活に入ったため、彼の方が先に臨床研修を終えることになった。そしていまや彼は循環器科のシニア・フェロー、私は三年目の内科レジデントという立場になっていた。

もし内科コンサルトが医学部時代からの知合いである私でなければ、間違いなく彼は、なぜもっとどんどん指示を出して場を仕切らないのかと叱りつけていただろう。彼はコメントをぐっと飲み込むと、私の方ににじり寄り、心電図を見ようと前かがみになった。

「尖鋭化T波、高カリウム血症だ」きっぱりと言ったが、そこに嘲りの調子はなかった。その思いやりのおかげで私はわずかばかり尊厳を保つことができた。

「カルシウムを入れて。重炭酸塩1アンプル、50%ブドウ糖とインスリンもいこう。」

結局患者の状態は改善し、少なくともコードは切り抜けることができた。つまり、MICUにおける目標はとりあえず達成したといってよい。患者の状態が安定したのを確認した後、私はこそこそと逃げるようにその場を離れた。カンファレンスや回診、ERへと散って行く白衣の波に紛れて消えてしまいたい気分だった。恐怖のために固まってしまい、ほとんどコードを仕切ることができなかった自分に腹をたてていた。これまで受けてきたトレーニングはいったいどこへ行ってしまったのか？　いままで参加してきたすべてのコードの経験は？　これまで受けてきた講義、読んできた教科書はいったいなんだったのか？

だが、なにより腹がたったのは、自分の見立てが実際正しかったということだった。やっぱり高カリウム血症で良かったのだ。T波はたしかに尖鋭化していたのだ。私があの場でそう宣言していれば、リーダーシップのあるレジデントとして皆の尊敬を集めることだってできただろう。コードを仕切る内科コンサルトのあるべき姿を見せることができたのだ。しかし、私は恐怖にとらわれ、それを克服することができなかった。あの状況にすっかり震え上がってしまっていた。私は、間違いを犯すかもしれない、患者を殺してしまうかもしれない、そして自分がばかみたいに見えるかもしれないと怖くてたまらなかったのだ。

●

人が恐怖という感情を処理するとき、その中心的役割を果たすのは扁桃体だ。[1] 私が初めて実際の扁桃体を目にしたのは、神経解剖学のクラスでキッチンナイフを使って脳を割断したときのことだった。これだけ？ それが私の感想だった。側頭葉の下に埋め込まれた五セント硬貨大の染みみたいなものが私の恐怖の源？ それは途方もなく期待はずれな代物で、名前の語源となった詩的なラテン語が意味するようにアーモンドの形すらしていなかった。

扁桃体は辺縁系の「首謀者」で、脳内の情動に関わる部位の中核をなす。海馬、視床、扁桃体そして一部の古皮質からなる大脳辺縁系は、私達の人としての存在の核となる部分を制御している。すなわち、基本的情動である食欲、性欲、怒りといった感情は言うに及ばず、恐怖、関心、記憶といったものも司っているのだ。もし精神分析学が研究対象にする神経解剖学的基質があるとすれば、それは辺縁系になるだろう。中でも、特に恐怖という感情に絞って研究しようとすれば、研究者の目は扁桃体に向けられるに違いない。

以前、左右両方の扁桃体が障害を受けるという稀な状況に陥った患者の話を読んだことがある。

彼女の精神状態は一見ほぼ正常だったが、ただ恐怖を感じることもなければ、怖れを示すこともなくなっていた。研究者は彼女を怖がらせようと生きた蛇を持ってきたり、蜘蛛を解き放ったり、ホラー映画を見せるなど様々なことを試みた[2]。しまいには幽霊屋敷ツアーにさえつれて行ったのだが、彼女はやはりぎくりともしなかった。この患者が鋼の神経を持っていたわけではない。単に恐怖という感情を持てないだけだった。

医学生時代そしてインターン時代、私は自分が彼女のようになれたら、と思ったものだ。どこに行くにもつきまとってきて私を金縛り状態にしてしまう怖れから身を守ってくれる、感情の「盾」があったらどんなにいいか、と。もし扁桃体と辺縁系を抑えこめたら、医師として働くのもなんてことなくなるだろう。

医療において恐怖は根源的な感情である。どんな医師も怖れを感じた場面というのを必ず経験している。しかも、ほとんどの医師が少なからぬ回数そうした体験をしており、その実態を知ったらおそらく世間のひとは心穏やかではいられないだろう。間違いを犯したらどうしよう、もし害を加えるようなことになってしまったらどうしよう、という怖れはたとえ何十年経験を積もうと、決してなくなることはない。怖れの感情は新米の学生やインターンに特にわかりやすく見てとれるが、失敗することへの恐怖は別にこの時期に限ったことではなく、医師の生涯を通じてその後も綿々と続いていく。たとえ他の感情に昇華されることや、その度合いが増減することはあったとしても、患者に害を及ぼすことを恐れる気持ちは決してなくならないのだ。それは医療と密接不可分のものである。
私は時々他の職業の友人とお互いの仕事について比較しあうことがある。そんなとき、彼らが最も恐れるのはどんなことかと尋ねるのだが、するとその答はたいがい、財政上のへま、大きなプロジェクトをしくじること、投資の失敗、失業、上司や家族を失望させてしまうこと、あるいは金銭を失う、といったようなことなのだ。そんなのを聞くと、私は思わずこう言いたくなるのをぐっとこらえる。それだけ？　怖いことってたったそれだけ？

医療における根本的な恐怖はもちろん、誰かの命を奪ってしまうかもしれない、あるいはその体にはっきりとした害を及ぼしてしまうかもしれない、ということである。アーネスト・ベッカーの古典的実存主義の論文「The Denial of Death」[3]（邦題：「死の拒絶」）を初めて読んだときの印象は強烈だった。ベッカーによれば、人間は自らの死すべき運命に怖れを抱いており、死が避けられないという事実を認めたくないという気持ちが、その行動のすべてを、個人的レベルにせよ社会的レベルにせよ、（ほとんどは無意識に）規定しているという。

たしかに自分が体験した研修時代の恐怖を考えてみても、それはまさにその通りだった。もっとも私の恐怖の場合は、はっきりと意識されていたが。私はひとを殺してしまうことになったらどうしようとびくびくしており、すべての行為はこの怖れに支配されていた。医学生は優秀で負けん気が強いわりに、かなり恐がりな人たちである。一般人よりもその傾向は強いし、他の職業についた同年代との差はなおのこと大きい[4]。これは必ずしも驚くに値しない。実のところ、他人の体に鋭利な物を突き刺したり、死をも引き起こしうる薬を処方したり、ひとの命を危険にさらすような処置をしようというときに、ある程度の恐れは持っていてもらわないと困る。怖いもの知らずの医学生は単なる勇ましいカウボーイで、そんな人物はデスクワークの方が向いている。

だが、恐怖というのはすぐに手がつけられなくなり、学生やインターンはすっかりのまれて身動きとれなくなってしまう。もしこれがごくまれに、もともと精神の問題を抱えて入学してきた少数の者にのみ起こることならともかく、現実には精神的にきわめて安定していて、環境にも非常によく適応している研修医でもやられてしまうのだ。実際これは、臨床医として研鑽を積む過程のどこかで、ほとんど例外なく誰もが必ずぶつかることである。もしうそだと思うなら、知り合いの医師の誰でもいいから聞いてみるといい。

●

カーティス・クライマーはこれまであちこち旅していたが、根は地元に強い愛着を抱いている人物であった。彼は自分が生まれたオレゴンの田舎の病院で臨床をしている。彼の一族は一八〇〇年代初頭からずっとオレゴンに住み着いていた。彼の祖母は十人きょうだいだったが、彼女自身に端を発する大家族の中で大学まで行ったのは、カーティスといとこの二人だけだった。そして、医師になったのは一族でカーティスが初めてである。

医学部でカーティスは強いショックを受けた。授業中にどんどん質問するのが良しとされ、変な冗談を言っても許されるような雰囲気の、小さな大学から来た彼は、大きな大学出身の保守的な他の学生になじめなかった。彼のジョークに誰も笑ってくれなかった。彼が授業中に手を挙げるたびにあざけるような目が向けられた。ついには、大学の年毎の授賞式で「最もばかげた質問大賞」に彼は選ばれてしまった。もしゃもしゃの木こり風のひげもここでは役にたたなかった。

だが、二年目が始まる前に状況は好転した。カーティスは夏休みの間サマーキャンプに参加し、新鮮な空気の中体操を教えて過ごしたが（彼は医学部に入る前のカレッジ時代ずっと体操の選手だった）、それを機にすっかり元気を取り戻していた。新学年が始まって講堂に入ってきた彼は、振る舞いも違えば、ひげを剃って見かけもこざっぱりとしていて、同級生の多くが最初彼だとは気づかなかったくらいだった。だんだんと同級生のことを知るにつけ、彼らもそう悪い人間ではないということがカーティスにはわかってきた。そして、その思いは同級生の側も同じだった。

「あのさ、お前のことすごく変なやつだと思ってたけど」

と、同級生の一人が二十代特有の皮肉のこもったお世辞で言った。

「意外とけっこう普通だよな」

インターンシップが始まると、カーティスは本領を発揮しだした。臨床医学のターゲットをしぼっていくやり方は非常に彼の性に合った。教室では数多くの病気についてまんべんなく、同じ重さで学び、記憶しなくてはならなかった。しかし、病棟では、考えられる疾患のリストから患者の症状をもとに、どの疾患の可能性が高いのかを決めていく。これという一つの特定の疾患に診断をしぼりこめることも多いし、何に焦点をあてて治療を進めるべきかを判断することも可能だった。だが、いくら臨床が楽しいとは言っても、実際日々の仕事はきつく、カーティスは常に睡眠不足の状態だった。ポケベルが絶え間なく鳴る中、同時に複数の仕事に追い立てられ続け、彼はまるで自分が充電されることなくひたすら消耗していく電池になったような気がしていた。

その一月の朝はどこといって変わりのない、いつも通りの朝だった。これから三十六時間の連続勤務が始まるのだ。十人の状態の悪い患者を抱え、さらに新たな四人の入院患者がすでに待っていた。それは暗い冬の時期で、カーティスは最後にまともな日の光を見たのがいつだったか思い出すこともできなかった。一日の始まり、彼が最初のあくびをする間もなく、待ってましたとばかりに受け持ち患者の一人の胃潰瘍が出血し始めた。カーティスは他の全ての仕事を放り投げて、廊下を走った。その間にも、頭はめまぐるしく動き、やるべきことのリストを確認していた。まずバイタルのチェックをする。太い針で二本ルートを確保し、急速輸液を始める。ヘマトクリットを至急検査しつつ、血液バンクに電話して血液を二単位用意しておいてもらうように頼む。直腸診で便に血液が混じっていないか確認する。経鼻胃チューブを入れて胃を洗う。もし状態が急変したら、消化器科を呼び出そう。

カーティスが消化管出血の対処に奮闘しているのと時を同じくして、病棟の反対側では別の患者の心臓から血栓がぽんと飛び出していた。ほどなくして、患者は左半身を動かすことができなくなった。カーティスはギアチェンジをすると今度はそっちの火消しに走った。彼の脳は急性脳梗塞のプロトコールのページを大急ぎで繰っていた。バイタルのチェックをして、ざっと神経学的所見をとる。緊急頭部CTをとってから脳外科を呼ぼう。ERではもちろんまだ四人の患者が入院を待っている。そして朝の報告、指導医回診、昼の会議といった日常業務が次から次へと続いていた。この日がなんら特別なわけではなく、実際毎日こんな調子だった。

　そうこうするうちに夕方になった。看護師からの大小様々な緊急呼び出しはひっきりなしに続いていた。夜になると、今度は彼の同僚がやり残した仕事の尻拭いに駆り出された。薬の継続処方、点滴の交換、雑多な書類書きや指示出し。その夜十時半には、なんでもっとちゃんと自分の仕事を片付けていかないんだ、と同僚にいらつき始めていた、とカーティスは言う。

　ユニット4Cのデスクで経過記録をカルテに書いていた時だった。もう何度目かもわからないポケベルが鳴った。カーティスは機械的に電話をかけたが、その間にも手は止めず、カルテを書き続けていた。電話の向こうで、看護師がタイレノール®◀のオーダーを出して欲しい、と言っている。インターンにとってタイレノールの指示は、電気をつけるよりも頭を使う必要がない、ほとんど脊髄反射的に為される仕事だ。

　だが、その瞬間、カーティスは突然言葉に詰まってしまった。どのくらいの量をどのくらいの頻度で、といったタイレノールの基本中の基本すら頭に思い浮かばなかった。

「頭の中のどこかで、自分が崖から後ろ向きに落ちていくのがわかりました。まさに自然落下していく感じで、実際その風圧まで感じたくらいです。視界の中で崖の端がどんどん小さく、遠くなっていって、なんだかよくわからない裂け目に深く、深く落ちて行きました。いったいどれだけ落ちれば底につくのか見当もつきませんでした」

電話に出たカーティスは何やらわけのわからないことをもごもごとつぶやくばかりだった。困惑した看護師が細かい数字をあげて助け舟をだした。650 mg 経口、四時間ごとに投与、必要に応じて、でいいですか？ カーティスは、それでいいよ、とぼそぼそと答えるのがやっとだった。その目に涙がじわじわとあふれる。彼は電話を切ると、そこに呆然と座ったまま、泣き続けた。

「いったい何がおこったのかまったくわけがわからなかった。わかっていたのは、もうこれ以上何か決断するなんてできそうもない、ということだけでした」。ポケベルがまた鳴った。睡眠剤を出してほしい、というなんということもない依頼で、その薬は過去一ヶ月の間にカーティスは何度となく処方したものだった。だが、彼はその薬についての情報を何一つ記憶の中から呼び起こすことができなかった。それでもどうにかこうにかその会話をきりぬけると、カーティスはレジデントのマイクに電話をかけた。

「なにかあったか？」マイクがきびきびとした口調で尋ねた。優れたレジデントというのは、必要があればインターンの to-do リストから一つ二つ仕事を取り除いてやろうと、常に付かず離れずしているものだ。

「よくわからないんですけど、マイク」。カーティスはおずおずと答えた。「なにかおかしいんです」

「どうしたんだ？」ただ事ではないのを感じ取って、マイクの声は真剣みを帯びた。

「よく……よくわからないんです……」。カーティスの目からまた涙が流れ始めた。

「そこにいるんだ」。マイクは言った。「すぐ行くから。じっとしてろよ」

カーティスは医局で背中を丸めて小さくなって、泣きながらマイクを待っていた。どうかポケベルが鳴りませんようにと祈るような心持ちだった。マイクはすぐに４Ｃにやって来たが、しくしくと泣くインターンを見ても、動じる様子もなかった。何がおこったのか彼にはお見通しのようだった。

「to-do リストをあずかるよ」。穏やかにカーティスに言った。「これはあと僕がやっておくから。当直室に行ってできるだけたくさん寝てこい」

カーティスはふらつきながら立ち上がった。どうやら肉体の方はちゃんと動くようだったが、中身はなにもかも機能停止してしまっていた。

「明日の午前中は、よっぽど重要なもの以外は仕事も会議もさぼれ。考えられるどんな手段を使ってでも、昼までには病院を出るんだ。残った仕事は全部僕が片付けるから」

カーティスは当直室に足を引きずるようにして歩いて行ったが、レジデントの思いやりはぼんやりとしか理解できていなかった。当直室のベッドは清潔とはいいがたく、リネンはしわくちゃだった。シーツは恐らく四人前のインターンの時に替えたきりだと思われたが、カーティスはそんなことは気にもしなかった。ベッドに倒れ込むとたちまち、夢も見ないほどの深い眠りに落ちていった。そして目覚めた時、彼はまだ崖の上には立っていたものの、その縁からは四フィート後退していた。四フィート分安全にはなったが、崖っぷちへの距離はまだたかだか四フィートである。いつなんどきまた転げ落ちるとも知れない。

カーティスは慎重に朝の仕事をこなしていったが、自分の内にある奇妙な感じが周囲にも見てとれていたかどうかはよくわからなかった。しかし、指導医回診が終わると、同じチームのインターンのキャスリンが身を寄せてきて尋ねた。「カーティス、いったいどうしたの?」

彼はタイレノールの一件、崖と暗い底なしの裂け目について話した。彼女はじっと聞いていたが、やがてやさしい口調で言った。「あなた、今回が初めてだったのね」

カーティスはじっと彼女を見返した。驚きのあまり言葉もなかった。

「私達ほとんどみんなすでに何回か体験済みよ。インターンシップが始まって一ヶ月とたたずにそんな状態になったひともいるし」

カーティスは唖然とした。たった一回経験しただけでもその怖ろしさに震え上がっているのに、何度もあんなことになるなんて耐えられない。マイクの助けのおかげで、カーティスはなんとか昼前に病院を抜け出すことができた。家に帰り着くやいなや熱い風呂に入り、ベッドに倒れ込んだ。そしてその後十七時間、こんこんと眠り続けた。翌日目覚めたとき、彼は崖っぷちから二十フィート後退していた。気分はずいぶん良くなり、いつもの自分にだいぶ戻った感じがした。二十フィートも離ればもう多分転げ落ちることはないだろう。だが、その可能性がまったくなくなったわけではないことが彼にはわかっていたし、不安がかきたてられるようなその経験は記憶から消え去ることはなかった。

●

カーティスが経験したのは心理学用語で急性ストレス反応と言われるものの一つで、この反応には種々のバリエーションが存在する。共通しているのは、ショッキングな出来事や、トラウマとなるような体験に対する激しい反応だということである。交感神経系がオーバードライブ状態となり、怒濤のようなホルモン分泌やニューロン反射がひきおこされ、患者の精神・身体状態に変化をきたすようになるが、その変化が劇的に起こることもある。重傷を負った患者が、あまりにも強いショックを受けて痛みをまったく感じなくなる、といったこともその一例だ。

しかし、ストレスの原因が同じであっても、それに対する反応はひとによっても様々で、まったく正反対の様相を示すこともある。例えば、他人が目の前で意識を失って倒れるのを見た時、パニックと怯えのために固まってしまってなにも出来ないひともいる。ところが一方で、そのすぐ隣にいたひとは火事場の馬鹿力で集中力が高まり、神経も研ぎすまされて、患者に駆け寄って心肺蘇生法（CPR）を開始するかもしれない。

カーティスが体験したのは解離反応と呼ばれるものだった。彼は自分自身から完全に離脱し、周囲の出来事から切り離されたように感じていた。そこには現実世界が満ち欠けしているような、超現実的な感覚が存在する。

報告によれば、多くの医師や看護師が、彼らが言うところの「瞬間」を経験しているという。その「瞬間」とは医療現場でくりひろげられることに圧倒されて、しばし正常に機能できなくなってしまう状況をさす。だがこういった分野での研究はほとんどなされていないのが実情だ。その数少ない報告のうちの一つは医療者が急性のストレス反応をおこすと、様々なソースからの情報を統合して判断をしなければならない、いわゆる分割的注意▸を要するような業務のパフォーマンスが落ちるとしている[5]。それとは対照的に、例えば、ルートを確保する、といった選択的注意を要する定型的な業務の場合は、適度なストレスによって作業の質が上がることがあるという。

だが、まったく異なるものに対して同時に注意を払わなければならないような複雑な仕事は、ストレス下では非常に大きなダメージを受ける。複数の仕事の同時進行は医療においては日常茶飯事である。胃痛と発疹を認め、かつ三日間薬を飲み損ねた患者の治療。理学所見をカルテに記載している間にも、患者のことを心配する家族からの電話や、保険会社からの苦情の電話がじゃんじゃんかかってくる。危険なレベルにまで達した低ナトリウム血症の処置をしようとするが、治療法は患

▼二つ以上のことを同時にこなすために払う注意。

者の全身の循環動態によって変わってくることを思い出す。さらにこの低ナトリウムは単に随伴する高血糖に関連するアーチファクトかどうか調べなければ、と気がつく。

カーティスが呈した急性ストレス反応は、同じチームのインターンが言っていたように、決して珍しいものではない。彼の場合は、複数の状況が重なって起こったものだった。実際、タイレノールの依頼は崖から突き落とされるきっかけにすぎなかった。彼の反応、なんらかの対応が必要だ、というシグナルは非常にはっきりしており、見まがいようもなかった。また、状況をレジデントがすぐに認識してくれたことは、カーティスにとって幸運であった。だが、こうしたサインが見逃されてしまう例は非常に多い。

医学部やレジデンシープログラムの中には、恐怖やストレス、精神的限界感というのはほとんどすべての研修生が体験するものだ、という事実に注目して、そのための対策をとるようになってきているところもある。これは非常に重要なことだ。なぜなら、心理学の研究によれば、不安でびくびくしているひとというのは悲観的なものの見方をしがちで、悪い結果が起こるリスクを実際よりも多く見積もる傾向にあるとされるからだ[6]。結果として、彼らが選ぶ行為はリスク回避優先になりがちだ。

私が自分の最初のコードの患者を前にして「選んだ」のは、なにもしない、という最もリスク回避的な選択肢だった。実のところ、カリウム値の上昇という診断を実は正しくしていたにもかかわらず、である。あのときは何も手を出さないことが最もリスクが小さいように思われたが、実際はそうではなかった。もし循環器科のフェローが来るのがもう少し遅ければ、あの患者は高カリウム血症による心停止を起こしてあっという間に死んでしまっていただろう。

いったいこれはどういうことだろうか。なぜ強い不安感はこうもひどく意思決定力を損なうのだろうか。千々に乱れる感情のために集中力を失い、重要なサインを読み違えてしまうとき、鍵をにぎっているのは扁桃体と辺縁系である。[7] こういう状況にあると、私たちは重大な問題を軽視する一方、取るに足らないことに過度に注意を向けてしまいがちである。私自身、あのときのことを思い出してみると、人々の叫び声や機械がピーピーと鳴る音、目の前を飛び交う道具といった外界の刺激に次第に気をとられて思考が障害されてしまい、目の前の重要な仕事にまったく集中することができなくなってしまった。

こうした問題に対応するために、レジデンシープログラムの中には、ストレスマネジメントワークショップや、サポートグループ、「気づきの瞑想」といったものを行っているところもある。[8] 他にもストレスを減少させるための方策として、「危険な」徴候を示している学生/研修医の見きわめとその対応、「学際的チームワーク」、オンコールのスケジュール再編成やチューインガムにいたるまで、多岐にわたる提案がなされている[9]（そう、どうやら、少なくとも学部生に関しては、ガムはストレスを減らすのに役にたつようなのだ）。だが結局のところ、どんなに有益な手だてがあったとしても、ほとんどのレジデントは単純に忙しすぎて、これ以上なにかを一日のスケジュールに組み入れる余裕などないのが現実だ。[10] また、いくらストレス減少に効果があるとしても、ガムを噛みながら診療するわけにはいかない、といった問題もあるだろう。

ギリシアのある外科レジデンシーでは、研修医の半数に、筋肉をリラックスさせる、深呼吸をする、といったシンプルなストレス解消法を二ヶ月にわたって指導した。その結果、この指導を受けなかったコントロール群に較べて、著明なストレスレベルの低下と意思決定能力の向上が見られたという[11]。

こうしたプログラムの目的はストレスを減らすことであるが、ここで言うストレスとは、広い意味での医学トレーニングに関する問題点すべてを指す。しかし実際こうしたプログラムでも、キャリアを通じて様々な場面で経験することになる恐怖やパニックといったものに焦点をあてたものは一つもない。医師は害を為すことを恐れる気持ちを失うべきではないと考えるひとは多い。なぜなら、現実にひとの生き死にがかかっている医療の世界では、それはあってしかるべき実存的恐怖であり、それでこそ医療に不可欠な畏敬の念や謙虚さが保たれるのだから、と。だが、医療職にあるものは自分や同僚が恐怖に押しつぶされて機能不全に陥っていないか常に注意しておく必要がある。なぜなら、患者の生き死にがかかっているのだから。

何年も臨床をやってきて自信をつけるにつれ、どうしようもない恐怖というのは影をひそめたが、かと言ってそれがまったくなくなるという事もない。研究によれば、一般的に研修が進むにつれ、ストレスの度合いは減っていくという[12]。私の場合、アーネスト・ベッカーが唱えた説をより忠実に体現するように、恐怖は無意識あるいは半分無意識下で行動に影響を与えるようになった。完全なパニックに陥ることは少なくなったが、恐怖感がゼロになることは決してなかった。

ハオ・ゾンは一瓶分の薬を飲んだ後、カービングナイフで手首を切って入院となった三十二歳の男性だった。私はその月、指導医として彼の病棟を担当していた。

「状態は安定してますが」、レジデントが私に報告した。「家族はマウント・サイナイ▼へ転院させたいと言ってきてます」。たまたま公立病院に入院する羽目になってしまったアッパーミドルクラスの患者には、よくあることだった。救急車は、救急要請の内容によってその時点で対応できる最寄りの医療施設に患者を運んでしまう（ゾン氏の場合劇的な自殺未遂だったから、当然、ベルヴュー・ホスピタルへ、ということになった）。そして、自分がどこにいるか気がつくと、そうした患者は大騒ぎし始め、時には声高に私立病院への転院を要求しだすのだ。

だが、多くの場合、転院する場合費用は自分持ちだとわかった途端心変わりし、このままここにいよう、ということになった。そしてその結果、たいていは、公立病院も思ったより清潔でゆったりとしており、そこで働く医師も私立病院の医師と大差なかった、とほっとすることになるのだっ

▼ニューヨーク市にある私立の大学病院。

た。だが、私は決して患者を強引にベルヴューに引き止めるようなことはしない（状態が悪くて移送に耐えられないと判断した場合以外は）。もし患者が私立病院での治療を望んで、その手はずを自分で整えられるのなら、患者自身が納得のいく場所で治療を受けた方がよい、というのが私の持論である。

ゾン氏自身は別にどちらでもよい、という意向だったが、家族はマウント・サイナイのようなアップタウンにあるもっと豪華な病院に彼を入れたいと希望していた。レジデントの報告によれば、もうそのための手続きも進んでいるという。精神科はＥＲですでに彼を診察していたが、薬を大量に服用していることから内科で経過観察してもらいたい、と病棟に上げてきた。私は病院の管理部に電話をかけた。病院間の移送に関する細々としたことについてはいつまでたってももうろ覚えだった。

「もし救急車を使いたくて、その費用も払える、というのなら行ってもらってかまいませんよ」と職員は教えてくれた。

「ただし、その段取りをつけるのは私達の仕事じゃなくて、家族の仕事ですからね」

私は半分上の空で聞いていた。私がその病棟の担当になったのは前日で、レジデントのチーム二つを監督することとなった。それぞれのチームが受け持つ患者は十八〜二十人。古い患者を把握しきらないうちに、ゾン氏を含め新しい入院患者が絶え間なくやってきて、その日の仕事はまだ半分も終わっていないのに、私はもうすでにあっぷあっぷの状態だった。

私はスプレッドシートに目を走らせた。そこには三十九人の名前が印刷されており、さらにその下には新たに入院が決まって付け加えられた何名かの手書きの名前があった。病棟での仕事始めはいつも悲惨だ。すべての患者のことをきちんと把握することなど到底不可能に思われたが、ともかく必ず全員のカルテにざっと目を通し、たとえちらっとではあってもすべての患者の顔を見に行くことにしていた。なんといっても、その病棟の患者すべてについて最終責任は負うのは私なのだ。とは言え、一人一人にそんなわずかな注意をふりむけるだけでも、何時間も要した。このような状況にあって、何かが自分のレーダーをすり抜けるかもしれない、という不安は一時として頭から離れることはなかった。

私は16－W病棟をぐるっとまわって、少なくとも今のところ、手元のリストにのっている患者は皆、落ち着いていることを確認した。明日、それぞれの症例についてもう少ししっかり検討しよう、と私は独りごちた。だが、翌日になれば私が監督しているもう一方のチームが入院をとる番になり、そうすればまた新しい患者がどっと入ってくるのはわかりきっていた。レジデントとインターンは今日入った新しい患者の対応に走り回り、私は私で古い患者を把握するのにかけずり回っていた。だから、レジデントやインターンにたまたま出くわした時には必ず、最近の検査結果や懸案のX線写真、あるいは新たに持ち上がってきた小さな問題について、手短かに相談するようにしていた。神ならぬ身、すべての患者のすべての検査結果を直接確認するなど私には不可能だった。頼りの綱はレジデントだ。

私が病室に様子を見に行ったとき、ゾン氏はベッドでくつろいでいた。着ているものこそ白いアンダーシャツと着古したスウェットだったが、かけている超最先端のヨーロッパ製眼鏡から彼の社会経済的ステータスが容易に知れた。彼が猛烈な勢いでタイプしている最上位機種のノートパソコンもいかにもそれらしかった。

「ＩＰＯが二、三日後に迫っているんですが」と説明するように言った。

「まだセキュリティ・コードの不具合が解決してなくて」

手首に巻かれた包帯をとってみると、その傷はごく浅いものであることがわかった。縫合さえ必要なかったようで、外科テープだけで傷口が閉じられていた。

「ほんとバカですよね」とゾン氏は自嘲するように口をすぼめて言った。

「ええと……」。来客用の椅子はどこかに持っていかれたようだったので、私は立ったままベッド近くの壁にもたれかかりながら答えた。「それは見方によるでしょうね。でもご家族やかかりつけの医師は今回のことではっきりわかったと思いますよ。あなたの人生で今重大なことが起こっているのだって」

「別に死にたかった、とかそういうことじゃなかったんですよ」ゾン氏は途中で言葉を止めた。「馬鹿げて聞こえるでしょうけどね。だって、実際こうしていまベルヴューのベッドに座っているわけですから、まったく」

自分でも呆れた、というように視線を上に向けたが、その顔には苦笑いがうかんでいた。

「いや、本当にどれだけバカなんでしょうね、僕は。いくら午前三時にもっとましなストレス解消法を他に思いつかなかったからって。その挙句、システムの最後のバグを解決できなかったなんてことになったら、パートナーは僕をぶっとばすでしょう。そうだ、もしかしたらコンピューターの手首を切ったほうがいいかもしれない」。彼は芝居じみた様子でノートパソコンに目をやった。

ERでは薬の過量服用に対して胃洗浄をし、さらに念には念をいれて吸着剤の炭を投与していた。こうした処置がたしかに効いたようで、服薬による体への影響はほとんど見られず、血液尿検査結果も心電図も正常だった。ゾン氏は、今は気分も落ち込んだりしていないし、自殺をはかったことについては相当決まり悪く思う、と語った。

「昔かかっていた精神科医のところに行かなくちゃいけませんね……わかっていますから大丈夫」

だが、もちろん私はその必要性に触れ、今後治療を継続することの大切さについても話し合った。

私がしつこく自殺念慮や具体的計画について尋ねると、彼は首を振って答えた。

「もし自殺なんかしてIPOを台無しにするようなことがあれば、僕はパートナーに殺されますよ」。彼は言葉を止めると、芝居っぽく、あれっというような顔をしてみせた。

「あ、ちょっと待てよ。それは無理か」

私は残りの回診へと向かった。エヴェレット夫人の熱は下がった。リャン氏は化学療法が始まる。チョードリー氏はストレステストに呼ばれるのを待っている。ジメネス夫人は介護施設へ転出が決まったが、まだベッド待ちの状態だ。セルウィン氏は内視鏡検査のために消化器科に今いる。ソト

▼株の新規公開。

氏の骨スキャンの読影はまだ終わっていない。ヘイスティング氏は眼科の診察が終わったら退院だ。サバティーニ氏は注射が嫌だと言っている。アバザ夫人は午前八時から透析中。リャド氏の抗菌薬投与はあと二日で終了。じきに循環器科がヴラディック氏をカテーテル検査室に連れていくことになっている。

夕方までにはどうにかリストのほぼ全てに目を通したが、その間にも新しい入院が山積みになっていった。この腎盂腎炎と非心原性胸痛は緊急性が高くないから、後回しにしよう。消化管出血の方はすぐに対応しなければ。

四十人もの患者をみる指導医がなんとかやっていけるのは、インターンとレジデントがプライマリー医として機能し、実際現場で手を動かして仕事をしてくれてこそであった。私の役割はもっぱら二つの病棟医チームの監督者、コンサルタントだった。もちろん私自身も直接、すべての患者をみなければならなかったが、単調で面倒な仕事をやってくれていたのはインターンやレジデントだった。

太陽がイースト・リバーに傾きかけた頃、私は医局で年季のはいったオフィスチェアに身を沈めて書類仕事をしていた。目の前に六つのカルテを広げ、患者リストと首っ引きで書き込みをしていたそのときだった。レジデントが飛び込んできた。

「ゾン氏をサイナイに搬送する救急車が到着しました」

顔を挙げるとナースステーションの前にスポーティーな青いパーカを来た救急隊員がストレッ

チャーと共に立っているのが目に入った。

「検査結果は全部大丈夫だった？」私はレジデントに尋ねた。

「はい。服薬から二四時間たってますが、特にかわりありません」

「精神科にはみてもらった？」

「ＥＲで診察を受けてます」

「だれか彼のかかりつけの精神科の先生に電話してくれたかしら」

「はい」

「マウント・サイナイでみてくれる先生も決まっているのね」

「はい」

「家族は書類とか、転院の手続きとか、救急車の手配とか全部きちんとやってくれた」

「はい」

「ＯＫ。じゃ、送り出しましょう。それはそうと、サンダースさんはもう頭部ＣＴとった？」

「医学生が今、下につれていっています。結果が戻ってきたらお知らせします」

そう言いながら、三枚のto-doリストを手に、レジデントはすでに部屋から姿を消していた。

家族が見守る中、ゾン氏がストレッチャーに乗り移った。ガラス越しに私の姿を認めると、脇にはさんだノートパソコンを指差して、はさみでちょきんと切るようなジェスチャーをしてみせた。

私は思わず微笑み返した。救急隊員がシーツで彼の体をくるむと、移動中にストレッチャーから落ちないようにするためのオレンジ色の安全ベルトをその上から締めた。書類にサインがされ、彼は出発した。私は手を振り、再びカルテに戻った。体を動かすと、椅子がキーキーと悲鳴をあげるようにきしんだ。

ランバート氏が新たに熱を出した。へスティナ氏は耳鼻科にみてもらわなくてはいけないが、受診は明日まで待てるだろう。キンサワ氏は術前検査に問題ないのが確認されないと外科がひきとってくれないから、こちらは今すぐとりかからなくては。デミール氏の抗菌薬は非採用薬なので特別な申請書を書かなくてはいけない。ジェニングス夫人は薬をのみたくないと言っている。

そのとき電話が鳴った。私はリストに目を落としたまま受話器をとった。先ほど話をした管理部の職員だった。「マウント・サイナイに転院を希望していた例の患者なんですけど――記録を見たのですが、自殺企図だったんですね。それで、転院にあたって精神科のOKはとったんですよね?」

「ERでみてもらいましたよ」

申請書を手元に引き寄せて、そこにデミール氏の情報を記入しながら答えた。

「ええ、でもそれはERでの緊急コンサルテーションでしょ。そうではなくて、16-W病棟に上がってから通常の精神科のチームの診察は受けたか、ということです」

突然、体の芯に重たい鉄のかたまりがどすんと落ちたような感じがした。

「16-Wで?」私は口ごもった。頭がフル回転で動き始めた。「ええと、ERで診察を受けたことは間違いないですけど、病棟に上がってから精神科が来てくれたかどうかは……。ERでの診察では問題なかったと聞いていますが」私は書類を向こうへ押しやると、机の上のカルテをひっかきまわしてゾン氏のものがないか探したが、もちろんそこにあるはずがなかった。

「オーフリ先生」。職員の声が険しくなった。「あなたは自殺の可能性がある患者を病院から出したのですか」

「でも救急隊員が付き添って、救急車で出て行ったわけですし」。あれやこれやと持ち出して、なんとか言い繕おうとしているようにしか聞こえないだろうことが自分でもわかった。

「ゾン氏は家族の手の中で、救急車も公のものではない。つまり、彼をどこに連れて行くか家族の意のままだ、ということです。家にそのままつれて帰るかもしれないし、通りに捨てていくかもしれない」。職員は説教を続けたが、不安感で気持ちがざわついている私は、すでに集中して聞けるような状態にはなかった。

「もし彼になにかあったら、万一また自殺をはかるようなことでもあったら、全部うちの責任になるんですよ！　あんな患者を病院から出してしまうとは、なんてことをしたんですか」

私はナースステーションに走ると退院者カルテが入った箱からゾン氏のものを引っぱり出し、猛烈な勢いでページを繰り始めた。そして、ようやくＥＲでの経過観察記録の原本を見つけると、そこに手書きされた二十四時間分の記載に目を走らせた。ページの下に精神科医の走り書きがあった。

▼病院、あるいは医療プラン、医療保険の契約内で使うことを認めているもの以外の薬。

「患者には強い支援体制と家族のネットワークがある。現在自殺をくりかえす願望は口にしていないが、その危険は残る。通常の精神科コンサルトチームの再評価が済むまでは一対一の観察を続けるだろう！　通常の精神科コンサルトチーム！　いったいなんでこんな大切なことを見落としてしまったのだ

最後に受けた精神科の診察で、自殺をまた図るようなことがないように一対一の観察を続けるように、と言われた患者を私たちはあっさり退院させてしまったのだ。もしなにかがゾン氏の身に起こったら……そんなことは恐ろしくて想像する気にもなれなかった。私はカルテをどさっと机に落とすと、おずおずと両手で口を覆った。自分がしでかしてしまったかもしれないことの重大さがだんだんはっきりとわかってきた。私の不手際のせいでこの若い男性の命を失うことになってしまったらどうしよう。そして、もちろん、これが法的な問題になったら、私にはほとんど弁解の余地もない。

医局に戻ると、私は椅子に身を投げ出した。クッションから空気の漏れる嫌な音がしたが、そんなことはどうでもよかった。私は受話器を乱暴に取り上げると、マウント・サイナイの番号を教えてちょうだい、と交換手にかみつくように言った。脳裏にはゾン氏が救急車から逃げ出して、すごい勢いでサード・アヴェニューを駆け抜け、夜の闇へと消えていく様がまざまざと浮かんだ。そして彼はどことも知れぬ街にのみこまれてしまう。彼は地下鉄の線路に飛び込むような挙に出るだろうか？　猛スピードで走ってくるタクシーの目の前で身をかわすかも？　あるいはCVS◂の棚にあるだけのタイレノールを飲み下し、劇症肝不全を起こすかもしれない。

ハオ・ゾンがきちんと到着したかどうかマウント・サイナイに確認の電話をしてはみたものの、次々とたらい回しにされたうえ、出てきたのは下っ端の事務職員ばかりで、情報を教えて欲しいと頼む私に返ってきたのは、HIPAA▸のプライバシー規則があるから、というつっけんどんな回答だけだった。私はがちゃんと受話器を置くと、歯ぎしりした。何て私はばかだったの！

担当のレジデントがチームの他の医師といっしょに廊下をさっそうと歩いてくるのが目に入った。皆、カルテと to-do リストを手に、歩いている間もメモをとりつつ話し続けていた。今回の失態を彼らのせいにする気にはあまりなれなかった。とにかく一時にさばかなければいけないことが多すぎるのだ。レジデントはERで誰かから口頭で「精神科の診察は問題なかった」という報告を受けて、それをそのまま私に伝えた。その過程で、誰も実際書かれたものに目を通さなかった。いや、通すひまなどなかったのだ。一読さえしていれば、患者はまだ自殺のリスクがあるからさらなる観察が望ましい、とあるのを見つけただろう。

レジデントが通り過ぎるのをぼんやり見ていた私は、そうだ、とあることを思いついた。私は再びマウント・サイナイに電話をかけると、院内呼び出し担当の交換手につないでくれるよう頼んだ。「ドクター・オーフリですが」、いくぶん威厳をこめて言った。「入院担当の内科レジデントを」。交

▼アメリカのドラッグストアチェーン。

▼Health Insurance Portability and Accountability Act：医療保険の携行性と責任に関する法律。

換手は私がマウント・サイナイの医師かどうか尋ねることはおろか一言の返事もせずに、彼女にとってその日一三五七本目に違いない呼び出しを淡々とかけた。

三十秒後、若い声が電話口に出た。私は手短かに、自分がベルヴューの内科指導医であること、今晩患者をマウント・サイナイに転送したことを説明した。とにかく彼が無事に到着したかどうかだけでも確認したい。レジデントはちょっと黙ったが、電話の向こうでキーボードを叩く音が聞こえてきた。患者リストをスクロールダウンしながらも頭の中でto-doリストをチェックし、よその医者が押し付けてきた余計な仕事にいらついている彼女の姿が想像できた。私はといえば、落ち着きなく床を踏み鳴らし、指で電話のコードをもてあそんでいた。その間、できるだけ地下鉄の線路やドラッグストアの棚のことは考えないようにしていた。

「彼の名前のスペルをもう一回お願いします」。再びレジデントの声がした。

「Z-H-O-N-G」自分の髪の束を握りしめながら私は言った。「ファーストネームはH-A-Oです」

「えっと、内科病棟には見当たらないみたいですね」。一呼吸おくと言った。

「今夜はコンピュータがすごく遅くて」。その声から、もう勘弁してほしい、という本音が伝わってきた。調べてくれてありがとう、と私が電話を切ることを期待していることは明らかだった。

ゾン氏の葬儀の映像が頭をよぎった。二分割された画面の片側は悲しみにくれる遺族、もう半分は法廷に立つ検察官だった。今度こそ本当に私はやらかしてしまった。自殺企図の患者を病院から出してしまうなんて。なんて、なんて私はばかだったんだろう。間抜け、と言うべき？　それとも怠慢？　救いようのない？　恥さらし？　私の脳は過失に関する言葉の類語辞典状態だった。

「ああ、これかもしれない」。レジデントの言葉に私ははっと我に返った。

「Z-H-O-N-Gって言いましたっけ、それともZ-H-A-N-G？」

「O-N-Gです」。私はしゃがれ声で電話に向かって叫んだ。「Z-H-O-N-Gです」。太ももの皮膚に、椅子の硬く、ひび割れたビニールがあたって擦れた。医局はナースステーションでいらなくなって捨てられた物であふれていた。この椅子も多分二回前の改修のときに持ってこられたものだろう。

「あ、いますね」。レジデントは言った。疲れた声ではあったが、そこにはかすかに、やった、という勝ち誇った響きがあった。「ゾン、ハオ。まだERにいます。精神科のベッドが空くのを待っているところのようです」

「でもそちらにはいるんですね？」はっきりと確認したくて、念押しして聞いた。

「ええ、コンピュータシステムの中に名前がありますから。精神科の入院の手続きももう済んでます。たしかにうちにいます」

私はどっと椅子にもたれかかった。ぐらぐらした椅子の背が壊れそうなほどたわんだ。だがそんなことはかまっちゃいなかった。いつもはこのがくがくした椅子にもたれかかって座るとめまいが起こるのだが、いまはこみあげてくる安堵感のためにそれも感じなかった。

ゾン氏と私は奈落の底に落ちないですんだ。だがまさに紙一重の状況だった。私は声に出して謝罪の言葉を唱えた。彼の生命を危険にさらしたのだ。それについては弁解の余地もない。しかし実のところ、今回のようなことは起こるべくして起こったとも言える。

病棟ではずっと、一人の指導医が二つのチームを監督することが慣いになっていた。指導医にはレジデントやインターンがやらなければならない時間のかかる雑用（採血や、静脈ルートの確保、コンサルト医をつかまえる、放射線科に走る、など）がないのだから、という理屈である。

だが、四十何人かの患者がいて、それぞれについて何十もの検査データがあるのだ。私ひとりで一人一人の患者の血液尿検査、X線写真、コンサルトを依頼した他科からの返事、理学所見、経過記録を直接確認するなど到底無理だ。こうしたデータについては大部分、レジデントからの口頭報告に頼らざるを得ない。もちろん優先順位をつけて、最も重要と思われるものについては自分でチェックするよう心がけてはいたが、実のところどれもが重要な意味を持つデータとなりえるのだ。レジデントが「血液検査は問題ありません」と言ってきたとしても、その報告に含まれる三十の検査結果を実際見たら、重炭酸の数値が異常に低くなっているのを見落としていることを発見するかもしれない。地雷はそここに無数に埋まっているのだ。

さらに、実際直接私が患者を評価し、話をし、診察をし、カルテを読んで、記載をするための時間も必要だ。それぞれの病室を訪ねるのに十分、カルテをチェックするのにさらに十分というのは、必要最小限と言える。だが、これをすべての患者に行うとするとそれだけで優に十二時間はかかってしまう。そしてその中には回診や教育、カンファレンスのための時間は含まれず、ましてやサンドイッチを食べる時間やトイレに行く時間は入っていない。レジデントが担当できる患者の数はレジデンシーの規則によって上限が定められている。だが指導医にはそんな制限は存在しないのだ。

指導医として働き始めた初日から、自分のレーダーからなにかがすりぬけてしまうことを恐れていたが、いままさにその恐れていたことが起こってしまった。他にもたくさんのことが見落とされていたに違いないが、幸いほとんどは害のないものだった。ゾン氏のエピソードは大事ではあったが、ありがたいことに結局実害はなかったから分類すればニアミスのカテゴリーに入るであろう。とは言え、その帰結に関わらず、やはり過誤は過誤である。

数日後、私はウィークリーミーティングでこのインシデントの話をしたが、同僚からは一様に同情の声が上がった。私にとって救いは、全般的にレジデントは皆極めて勤勉だということだった。彼らに絶対的に頼っている状況からすれば、それはまったくありがたいことだ。そこまで強迫的に真面目ではないレジデントにあたってしまった指導医はお気の毒と言うしかない。

しかし、私が行った医療は合格点以下のお粗末なものだったという事実は変わらず、それは自分でもよくわかっていた。これまでのところレーダーをすり抜けた重大事象はこれ一件だけだ、という事実もほとんどなぐさめにならなかった。私は皿回しをする中国の曲芸師のような気分だった。一つ、また一つと棒の上に投げ上げられる皿を受け止め、すべてのバランスを保って、回し続けるのだ。たとえ皿回しがへまをして皿を落としたとしても、割れた皿を片付ければそれで済む。だが、もし私が「皿」を落とせば、ひとが死ぬことになるかもしれない。

その月はずっと、ピリピリとした緊張の膜を皮膚の上にまとって病棟で仕事をしていた。次に落ちる皿はどれだろう？　私はインターンの頃のようにびくびくしていた。ただ当時と違うのは、今の自分には助けを求められるレジデントのような存在がない、ということだった。指導医には困ったときになんとかしてくれるひとなどいない。最終責任は自分にあるのだ。

ゾン氏の一件から一年が経とうかという頃、状況が変わり始めた。一人の指導医に対しレジデントのチームが二つという割合でこの先ずっとやって行けるとは思われず、明らかにリスクも高い、という結論が出たのだ。やはり一つのチームに一人の指導医が必要だ、ということになったが、そこに立ちはだかったのは、もちろん、金銭的な問題だった。倍の数の指導医を雇うというのは、予算上そう簡単なことではなかった。

そこで病院は、外来から病棟に医師を配置換えする、という手に出た。これによって病棟の方は医師の数が増え助かったが、外来の方はその分苦しくなった。患者は外来受診まで何ヶ月も待たなければならず、診察も予約過剰のために常にぎちぎちの状態だった。自分のレーダーが何かを見逃すかもしれない、という私の恐れが解消したわけではなく、単にその時期が病棟担当の月から外来担当の月に移っただけだった。私の扁桃体はなんら変わらず、営々と心の底に不安と恐れを養い続けていた。

恐れというものには幅があり、自分がしたことのために患者が死んでしまったかもしれないという絶望的なパニックから、日々の診療の中で何かを見落としているかもしれないというじわじわとした弱い不安感まで様々な形をとる。以前、どの医師も診断をつけられなかった病に長年苦しんだ患者による本の書評を書いたことがある。[13] その本はジェローム・グループマンの著書『How Doctors Think』へのオマージュとして（あるいは見方によっては「意趣返し」として）『How Patients Think』と題されたシリーズの一部として出版されたものだった。

本には、何年にもわたって続いた不可解な症状について書かれているが、それらはどうにも一つの診断では説明がつかないものだった。結局、ついた病名は「心身症」だった（そして著者には「面倒な患者」というレッテルが貼られた）。そうして最終的に正しい診断にたどり着くまでに二十年を要したのだった。著者が患っていたのは重症筋無力症というまれな疾患だった。そして、彼女の症状が筋無力症としては極めて非典型的だったことが、輪をかけて診断を難しくした。言ってみれば、この疾患自体、干し草の中の針のように探すのが困難なうえに、その「針」があまり針らしい形をしていなかった、ということだ。そんなわけで、きちんと診断がついたことはほとんど奇跡のようなものだったが、彼女はその過程において誤診とまったく的外れな治療のせいでひどく苦しむ結果となってしまった。医学界の権威に対する彼女の怒りは明らかだった。

私はこの本を読むにあたって、書評家としての揺るぎのない、公平な視点を保とうと心がけた。しかし、臨床医として、特に漠然として関連性もないように思われる様々な症状を訴える患者を何百人とみているプライマリケア医としては、読みながらふつふつとわき上がってくる恐怖を抑えることが難しかった。読み進むにつれ、この患者がもし自分の外来に来ていたら、自分もきっと診断を間違っただろう、と思った。治療をしくじったと彼女に（それが正当な批判かどうかはともかく）こきおろされた医師の仲間入りを私もしていたに違いない。

内科医、ナース・クリニシャン（専門看護師）、フィジシャン・アシスタント（医師助手）といった、一般診療にたずさわるものにとって、この手の患者は日々の糧のようなものである。循環器科医は心疾患の患者を、呼吸器科医は肺疾患の患者を、というように、専門医（スペシャリスト）はすでに自分の専門科にふるい分けられて来た患者をみるが、それとは対照的に一般内科では膨大な痛みの訴えの中から深刻な病気によるものだけを選び出すというはるかに困難な仕事を負っている。私達が最も恐れるのは、その何百という患者の中に潜む重大な病気を見逃すことなのだ。

少し前にそうした患者について記事を書いたことがあった。[14] ビヴァリー・ウィルトンは元来健康な五十歳の教養のある白人女性で、心気的な訴えの多いいわば典型的なタイプの患者だった。彼女が口を開くと、不定愁訴がずらずらと出てきた。やせ型で心配性の彼女の顔には、眉間に深くたてじわが刻まれていた。その木曜の朝、彼女はきびきびとした様子で持ってきたメモ用紙を広げたが、そこにはその日相談したい症状が三十行も書かれていた。それを見た私の心はどんよりと沈んだ。ウィルトン氏はアルヴァレズ夫人同様、医師にとっては悩ましい患者だった。こうした患者にかかると、あっという間に貴重な時間は奪われ、臨床的知力も尽き果て、気持ちも荒んでくる。

ウィルトン氏が語った。最近、高齢の母親の具合が悪くなり、それからというもの止めていたタバコをまた吸い始めてしまい、今では多い時で一日一パックくらい。自覚症状は頭痛、眼の痛み、腹痛、耳鳴り、息切れ、めまい。また、唾液の出が悪いためにものが飲み込みにくく、胸にはちくちくとした痛みがあり、さらには腸がぎゅーっと締めつけられるような感覚もある。夜もよく眠れない。そしてとにかくタバコなしではいられない、と落ち着きなくドアの方を見やりながら彼女は言った。

こういう患者を診ると私は自分が水の中で溺れているような気分になる。彼女には、普段するように、体のどこかに具合が悪いところがないか質問するのもやめにした。どうせどこもかしこも、調子が悪い、と答えるに決まっていたからだ。

私はレジデントや医学生にはいつも患者の症状を分析するときには生理学的パラダイムで考えるように指導している。ほとんどの疾患には、その背景病理に関連した特異的な症状というものがある。もちろん、中には全身症状を呈するものもあるが（その多くは内分泌疾患や膠原病である）、そうした場合ですら通常はなんらかの特徴的な症候パターンを示すものだ。

もし本当に腎臓、神経、消化器、呼吸器、循環器にたまたま同時に重大な器質的異常が起こったとしたら、患者の全身状態はとんでもなく悪くなることはまず間違いないし、そうなれば見過ごしようもない。

だがいくつもの症状を訴えて外来を受診する患者の圧倒的多数は、今目の前に座っている彼女のような患者だった。見るからに健康そうで、労作も問題なく、体重も安定していて、理学所見も正常、というひとたちだ。しかもウィルトン氏に関して言えば、過去一年間心電図は正常で、心臓のストレステストも問題なかった。こうした患者に深刻な病気が隠れていて、複数の臓器が障害されているという可能性は実際問題極めて低い。

「溺れるような」という隠喩はこうした場合の気分を言い得ているだけでなく、診断に関わる表現ともいえる。つまり、何か表面に見えているのとは別のものが水面下に存在している、というヒントであり、医師はストレスやうつ、ドメスティックバイオレンス、摂食障害といった他の問題の可能性を探らなくてはならない。私が不安症とうつについての質問表を渡すと、ウィルトン氏はすべての質問に対して「まったくそう思う」に印をつけて返してきた。

私が、症状はおそらく不安から来るものでしょう、と話すとウィルトン氏はほっとした表情を見せた。

「母には本当にお手上げですよ。具合が落ち着くまでそばにいようとは思うんですけど、あいかわらず気難しくて。実を言うと、最初に胸痛を感じたのは先月手術後の母を見舞った時だったんです。そういえば、先週リハビリ施設に様子を見に行ったときにも同じような感じがありましたね」

そう言うと、両方のこめかみに指先を置いて顔の輪郭をぎゅっとつつみこむようにした。「病院に母を連れて行くのに仕事を休むたびに上司からは文句を言われるし、息子は息子で、もう二十八にもなるのにまだ独立してなくて。私が始終タバコをスパスパやるのも無理ないと思いませんか」

彼女が人生のあらゆる面で万力でしめつけられるような圧力を感じているのが、まざまざと想像できた。私は彼女に語りかけた。

「ストレスによって身体症状がひきおこされることもあるんですよ。直面している現実の方を変えることはできないけれど、ストレスによる症状を治療でいくらか和らげられれば、気分も楽になるかもしれないいからやってみる価値はあるでしょう」。ウィルトン氏はぜひそうしたい、と同意した。助けを必要としているひとの役にたてたかも、と私は満足感を感じていた。

それから十四時間後のことだった。真夜中、私のポケベルが鳴った。内線3015。ERだ。ここからの呼び出しで良い話だったためしがない。電話をかけるとインターンが出た。ウィルトン氏が肺塞栓症、つまり肺に血栓が詰まったために入院になったという。

肺塞栓症は突然死の主原因だ。まさかこんなほとんど最悪の事態になろうとは！　私は椅子にどっと沈み込んだ。痛烈な自責の念に、ぎゅっと眼を閉じた。最も恐れていたことが起こってしまった。漠然として、一見なんの関連もなさそうな一連の症状の裏に実は命にかかわる病気が隠れていたのだ。インターンの話を聞きながら、私の心は先のやりとりの中でウィルトン氏が並べ上げた症状をすべて思い起こしていた。

たしかにそこには、胸痛、息切れ、という肺塞栓症に典型的な症状があった。だが、それは不安感、仕事のストレス、家族の心配事といった様々なものの中に埋もれてしまっていた。命取りになりかねない病を抱えた患者をまさに目の前にして、私は睡眠薬を処方して、精神科受診を勧めたのだ。

「あ、それから塞栓は両側でした」。インターンが付け加えた。私はがっくりと頭を垂れた。ショックでもう返答する気力もなかった。両肺に血栓が詰まったということは、再発予防のために今後死ぬまで抗凝固薬を飲み続けなければならない、ということだ。両側の肺塞栓を起こした患者に抗凝固薬を使わないなどという無謀な賭けに出るものはいない。

ウィルトン氏は、あまりといえばあまりに典型的な心配性の患者だった。そして、その多岐にわたる数々の訴えは、精神的ストレスを抱えるひとによく見られるものだった。「オッカムの剃刀」、すなわち診断における「節約の原理」で考えれば、たいてい患者の症状の原因として根底にあるのはある一つの病態で、状況を説明する複数の仮説があるのなら、よりシンプルなものこそ正しい、ということだ。

だが、「オッカムの剃刀」に対し「ヒッカムの格言」という反論も存在する。その主旨は「同時に複数の疾患が存在する可能性があり、その数に制限はない」ということである。ウィルトン氏は間違いなく精神的ストレスを抱え、それによる多くの症状を呈していた。だが、彼女が診察室にやってきたとき、同時にその体内ではたくさんの血栓が形成されていたのだ。

医師が恐れるのはこのヒッカムの格言の方である。たとえ何らかの妥当と思われる診断をつけたとしても、その背後にはなにか別の、恐ろしいものが潜んでいないという保証はない。投資のために株を選ぶ際、あるいは確定申告の書類を記入する際にこの手の間違いをおかせば、少々のお金を失うことになるかもしれない。あるいは運が悪ければ、大金を失うことだってあるだろう。あるいは、クライアントを大勢失う羽目になるかもしれない。だが、それでも、ひとを殺すことにはならないのだ。この恐れは医師の日常において、常に心の中についてまわる。

ジェローム・グループマンの『How Doctors Think』[15]を読んでからは、その中に記された多種多様な間違いを自分もおかしているかもしれないと戦々恐々となった。そして、自分の場合特にどの認識エラーが誤診につながっているのか分析してみた。たとえばウィルトン氏に関して言えば、息切れは他の多くの症状の中に埋もれてしまっていた。強度や経過という点で、この症状は特に際立ってはいなかった。加えて、その症状が出現するのは母親を見舞ったときに限られているように思われた。こうした状況が絡み合って、それがそのまま私の判断にも反映された。さらに、長ったらしい訴えのリストを持って受診するような健康そうで教育のある白人女性はこういうタイプのひとだと決めつける、私の帰属バイアスがそこにあったのも言うまでもない。

では何が違ったら肺塞栓症をきちんと見つけられていただろう？　しらみつぶしに訴えを一個ずつ調べるという力技で行けば、「干し草の山の中の針」を探し出せていたかもしれない。症状をすべて一個ずつ取り出して、その持続時間や強さ、何をしたら良くなるのか、あるいは悪くなるのか、随伴症状は、といったことについて尋ねる（どんな医学生もそうするように指導されるわけだが）ということ

▼十四世紀のイギリスの哲学者ウィリアム・オッカムが提唱した概念で、ある事柄を説明するときに前提や仮定はできるだけ少ない方が望ましい、とする考え。

をしていれば、息切れが鍵となる重要な症状であると気がついていたかもしれない。

だが実のところ、彼女が訴えていた症状の背後にはどれも命にかかわる重大な疾患が隠れている可能性はあったし、そういう意味ではどの症状も徹底的な精査に値した。頭痛は脳動脈瘤によるものかもしれないし、腹痛は出血性潰瘍のせいかもしれない。ちくちくと刺されるような胸痛は狭心症の症状かもしれない。

だが、それぞれの症状について教科書通り詳細に調べあげていけば、容易に一時間以上かかってしまう。こうしたやり方は、本や映画の世界、あるいは超大物医師であればいかにも格好よく、うまく行くのだろう。しかし、現実の世界では待合室に患者があふれ、もっともなこととはいえ、「医者は自分が偉いとばかりに患者を軽んじて、こっちがずっと待たされてたってなんとも思っちゃいないんだ」と皆不満の声をあげているのだ。そしてもちろん、説明責任と質評価のこのご時世、もし一人一人にそんなに教科書通りゆっくり時間をかけていれば、非効率的で、「生産性目標」に達していない、とさんざん注意を受けることだろう。

現実には、無数の症状を抱えるウィルトン氏に対して、二十分という持ち時間の間に評価、治療をし、その記録をつけることまでやってしまわなくてはならなかった。経過を聞き、身体所見をとった結果、自分の直感から、ウィルトン氏が脳動脈瘤と出血性潰瘍と狭心症と肺塞栓症を同時に発症した可能性はきわめて低いと判断した。もしそんなことが本当に起こっていれば、そんなに元気そうに見えるはずがないからだ。

私は自分の経験、臨床的判断力、そしてそれまでの固定観念にてらして、症状はストレスからくるものだと結論した。そして私は間違っていた。患者に害を及ぼすのではないか、という恐怖は、長年臨床経験を積んでいくうちに、いくらかは薄らいできていた。おそらくはただただ幸運であった、ということもあるだろう。だが、ここにきてその恐怖が猛烈な強さで蘇ってきた。

私が彼女のことを記事に書いた本来の目的は、医療において固定観念で患者を見ることの意味を問いかけることであり、文中で、白人で教育のある女性で神経質、と自分自身もステレオタイプ化できることにも言及した。だが、返ってきた反応は予想外のものだった。ネット上に読者からの痛烈な批判コメントが寄せられたのだ。なんて無能なの！　ほら、医者は患者の話なんか全然聞いてないんだから！　傲慢な医者は患者の話を時間をかけてきちんと聞こうなんて気はないのよ！　金に汚い医者は医療システムを食い物にしている！

私にとって、そんなことを言われるのは心外以外のなにものでもなかった。なぜなら、実際私はウィルトン氏の話を聞くのにじっくり時間をかけていたし、そうすることで彼女の生活の中で病に影響を及ぼした可能性のある要素を探り出そうとした、という自負があったからだ。だが、私には自分がまた将来同様のあやまちをおかして、肺塞栓を見逃す可能性は十分あるということがわかっていた。私が書評を書いた本の著者の重症筋無力症のケースだって、自分がその立場にいたら絶対に診断できなかっただろう。この次、アルヴァレズ夫人が「今まで最悪の症状」をずらずらと並べたてた時に、私はまた何か重大な問題を見逃すことになるかもしれない。

何年経験を重ねようが、どんなにしっかりと研鑽を積んでいようが、どんなに勤勉に仕事をしようが、将来もう二度とミスはおかさないなどということはありえない。患者に害を及ぼすことがあるかもしれないし、その結果訴訟で完膚なきまでにやりこめられることも容易に起こりうる。もしかすると、（これこそが恐らく、最大の実存的恐怖なのだが）単に私が能力不足で、医師として不適格なだけかもしれない。もしかすると、もういさぎよく看板を降ろして、もっと有能な医師に自分の患者を委ねるべきなのかもしれない。

だが一方で、周囲の医師を見回してみれば、自分は能力的にはほどほどで、周囲と較べてひどく劣っているということもなければ、ずば抜けて優れているということもないだろう、というのが正直なところだった。同僚に話してみると、実は彼らもみな私と同様の恐れを抱えていた。患者に害を与えることへの恐れ、自分が能力不足なのではないかという恐れ。同僚の一人は、それを半分冗談っぽくこんな風に表現した。「毎日が免許を失うチャンスね」

その彼女が自分の経験を語ってくれた。それは症例報告会でのことだった。インターンがもたもたとプレゼンテーションをするのを、彼女はちょっとの間上の空で聞いていた。午後の間中もう二十例くらい同じような発表を聞いただろうか。どれもこれも単調で退屈この上ないプレゼンばかりだった。午後もだんだん遅くなり、そろそろコーヒーでも飲もうかしら、などと彼女はぼんやり考えていた。だが、インターンが「患者の足の色が少々悪いので、二週間後に足病科に受診するようにします」というようなことを言ったのを耳にした時、彼女ははっとわれに返った。体内カフェインで急にしゃきっと目が覚めた。

足の色が悪い、というのは医学の世界ではどきっとさせられるキーワードの一つである。なぜならそれは下肢の血行不良のサインだからだ。こうした患者の多くは糖尿病と重度の血管障害を持っており、血流を回復させるために緊急に外科的処置を要することがある。もしそのタイミングを逸して、血行不良が長く続きすぎ、組織のダメージがあまりにもひどい場合は、すみやかに下肢切断をしなければならないこともある。そうしないと、壊疽をおこし命取りになりかねないからだ。こういう患者は一刻も早く血管外科医にかかって、状況の程度を評価してもらわなければならず、二週間後に足病医にかかるなどという悠長なことを言っている余裕はない。結果的に足の色が悪いのは単なる皮膚の色調変化だったということになるかもしれないが、その可能性に賭けて様子を見る、などということは決してあってはならない。

担当のインターンには状況の深刻さがわからず、自分が妥当だと思ったことをしたに過ぎない。だが指導医にとっては、自分が一瞬ぼんやりしたせいで起こりえたことは背筋を凍らせるものだった。もうあと数秒長くぼーっとしていたら、色調の悪い足、という重要な情報は、患者のワクチン歴やマンモグラフィーの結果といった急を要さないものの中にまぎれてすり抜けてしまっていたかもしれない。もし実際血行障害があったとしたら、患者は脚を失うことになったかもしれないし、もっと悪くすれば命を失っていたかもしれないのだ。

翌日、私は入院中のウィルトン氏を訪ねた。ＥＲでのタイムリーな治療のおかげで呼吸状態は改善していた。私は肺塞栓という病気の重大さを説明し、再発を防ぐためにこれから先一生抗凝固薬をのみ続ける必要があることを話した。だが抗凝固薬は、その量が多すぎれば出血を起こすリスクがあるし、少なすぎれば血栓がまたできてしまう心配がある。つまり、今後ウィルトン氏は血栓と出血という谷の間の危険な細い道を歩んでいかなくてはならないのだ。肺塞栓のリスクと出血性潰瘍あるいは脳出血のリスクの間をずっとそろそろと進むわけだが、そのどちらに転んでも命取りになりかねない。私は自らの非を認めないわけにはいかなかった。

「謝らなくてはいけません」。消え入りそうな声で言った。

「私は肺塞栓を見逃しました。たしかに、あなたは息切れのことも胸の痛みのことも話して下さっていた。でも、他の症状もすべて聞かせていただいて、私は肺塞栓とは考えなかったんです」。そう話すだけで胸が苦しくなった。こうして事の顛末を短くまとめてみると、自分の行いのせいでウィルトン氏が死にかけたのだという事実が、まざまざと目の前につきつけられるようだった。実際、肺塞栓症は突然死を起こして初めて見つかることも多い。「本当に……すみませんでした」

ウィルトン氏は、いいのよ、いいのよ、というように手をふった。「実のところ、胸の痛みについては私自身、それほど深刻にとらえていたわけではなかったのよ。それに、今回の受診予約をとったのは何ヶ月も前で、胸痛が出てきたのはそれからずっと後のことだし。今回たまたまこのタイミングで血栓が詰まったってことじゃないかしらね」

彼女の寛容さがありがたかった。塞栓はいつ起こるか予測がつかない、ということ、そして肺塞栓は診断が極めて困難な疾患として知られているという事実を考えると、私は少し気が楽になった。だが一方で、医師として技能を磨き続けなければならないということはもちろんだが、今後は医療についてまわる不確実性とそれに伴う不安を、そういうものだとして受け入れてやっていく術を身につけなければならないと痛感もしていた。日がまた昇るのと同じくらい確実に、ERに救急車が新たにまた入ってくるのと同じくらい確実に、そしてたくさんの曖昧な症状を抱えた患者がまた外来にやってくるのと同じくらい確実に、またしくじりは起こるに違いない。剖検結果の検討によると、生前になされた診断の十〜十五％は誤っているとされる。[16] 診断的推論のあり方を検討し、思考プロセスでのエラーをいかに減らすかを専門に研究する学問分野が存在する。[17] しかし、こうした研究も、不完全な科学である医学に内在するチクチクと心に刺さるような不安感を個々の医師がどう消化すればよいかという問題については答を与えてはくれない。

ウィルトン氏の一件があってから、私は果てしなく症状を訴える患者へのアプローチを考え直すようになった。そんなに多くの訴えがある時には、その一つ一つについて深く掘り下げて検討するのは不可能である。そのことを今でははっきり患者に言うようにしている。そしてこんな具合に提案する。

「今日はお悩みのうちの三つを特にとりあげて考えてみることにしましょう。あなたがまず二つ選んでください。私も一つ選ぶことにします」。こうすることで、患者は自分が最も心配している問題について相談することができるし、私の方も重大な病気のサインである可能性のあるものに的を絞ることができる。そして、結論を出す前には必ず一度立ち返って、再度自問するようにしている。「本当に他の可能性はない？　なにか見逃しているものはない？」

しかし、この方法で診断の精度は上がるかもしれないが、診察のたびについてまわる潜在的な恐れが減るわけではない。やはり精神的な緊張状態は続き、決してストレスなしに医療を行うなどということにはならないのだ。アーネスト・ベッカーによれば、ひとは死という避け難い現実を見ないようにするために「否認」という行動をとるという。そして、実存的恐怖に対する反応としてそういう行動をとっている事実自体に気づかない。だが医療においては、普段は上に覆いかぶさっている「否認」の層がめくれ上がり、否が応にも下に潜んでいる死の存在が意識されるのだ。

そこで私ができることといえば、深呼吸をして、これは特殊な状況などではなく、臨床医学とは切っても切れないものだ、と自分に認めることだけだ。医師として生きていくということは恐れと共に生きていくということであり、恐れはその生活の一部となるのだ。ぐるぐる回る回転木馬に飛び乗って気持ちが悪くなっても、一度乗ってしまったらむかむかしようがなんだろうがとにかく前に進み続けなければならないようなものだ。

日々の臨床において常に押し寄せてくる不安と恐怖にどう対処してやっていけば良いのか、という問に対する簡単な答はないし、指標を与えてくれるような研究も存在しない。それぞれの医師が自分なりの折り合いのつけかたをみつけ、自分の感情とどうにか停戦交渉をしなくてはならない。医師としてちゃんと機能できるように、不安や恐怖が騒ぎ出さないように心の奥に閉じ込めておく必要があるのだ。だが、その周りをあまりにもがっちりと壁で囲ってしまうと、今度は医師が医師たる最も根幹的な部分が失われてしまうだろう。この不安と恐怖というものは、度を超さなければ、他人のケアにあたるうえで欠かせない畏敬の念と緊張感を保つ役割を果してくれる。私達医師は不安や恐怖をきちんとしまいこんでおかなくてはならないが、その感情を殺してしまってはいけないのだ。

子供を出産した時、私は患者の側にまわることになったが、このときの医師に、患者に対する親身な態度で知られ、皆の人気を集めている人物がいた。その日、私の産科の主治医の代診を彼がつとめることになったが、面識があったこともあり特に不安はなかった。実際、彼は快活で親しみやすく、信頼できる医師という印象を私は持った。診察は途中まですべてスムーズに、何の問題もなく進んだ。ところが、ある時点で状況が一変した。胎児の心拍モニター上、注意が必要な遅発一過性徐脈を認め、pHも異常値を示していたのだ。

そのとき彼の態度が目に見えて変わった。それまでの快活さは消えてしまい、張りつめた集中がそれにとってかわった。雑談も止まった。先ほどまでの愛想のよさは見せかけだけだったわけではないだろうが、測りなおしたpHが一回目の結果と矛盾していたため、さらに三回目の測定をする彼の表情は、心配と緊張にすっかり取って代わられてしまっていた。もちろん私自身不安で、怖くもあったが、緊張感に満ちた彼の姿を見ていると、どういうわけだか妙な具合に安心感がわいてきた。この医師はどんなことも、簡単に軽く流すようなことはないだろう。ついに彼が他の医師に助けを求めた時には、その高まる不安が私にも感じ取れた。

患者の立場としては、自分の医師が少々恐れることを知っていてくれた方がよいと思った。適度な恐れを持ち合わせていれば、自分のやっていることの重大性をよくわかっていてくれるだろう。もちろん恐怖にのまれてもらっては困るが、ともかくそのとき私はまな板の鯉だった。自分の子供の命を委ねたからには、彼には、ひとの生き死にに関わる医学への「恐れに満ちた」真の意味で畏敬の念を持っていてほしいと願った。

恐れ自体は、他の感情同様、良いものでも悪いものでもない。それは人間のごくノーマルな一つの有り様にすぎない。ただ、あまりに恐れが強ければ、ひとは金縛り状態になってしまう。それを私は最初のコードの時に身をもって学んだ。だが、適度な恐怖心というのは良い医療を行うためには重要で、特に危機的な状況においてはなおのことそうである。前述の私の産科医の反応がいい例だ。結局私と私の子供はすべて事なきを得たが、この一件で私は、恐れの気持ちが適度ならば、いかに医師と患者にとってプラスに働くかということを知った。恐れの感情を自覚し、それを丁度いい加減に調整する術は、医師にとって不可欠なスキルである。それによって患者の生き死にが決まってしまうこともあるのだから。

ジュリアの物語　3

ICUから生還したものの

私がジュリアに会ったあの秋の日以来、彼女のベルヴューのICUへの入院期間は数週間に及んでいた。心臓への負荷を減らすために高用量の利尿剤が投与されたが、その薬のおかげで血圧がゼロまで下がってしまった。そこで今度は生命を保つのに必要な程度まで血圧を上げるために、強力な昇圧剤（アドレナリンに似た働きを持つ薬）を血管から投与しなくてはならなくなった。

最初の一週間、ジュリアは死の淵をさまよった。昇圧剤を減らそうと試みるたびに、血圧は60/40まで急降下した。この低さでは、脳と腎臓は正常に機能できない。そのため、結局昇圧剤を大量に投与し続けざるを得なかった。しかし、この薬は決してなんの代償もなく使えるような代物ではない。心筋や腎臓への血流を過剰に抑制してしまったり、不整脈を誘発して心臓をオーバードライブの状態にしてしまいかねないのだ。ましてや、ＩＣＵで四六時中点滴に繋がれているような患者ならなおのことリスクは大きい。

通常、ＩＣＵで昇圧剤を使いながらどうにか心臓を動かしているような状況になったら、もうそれは心臓移植のタイミングである。だがもちろん、移植というのは私達の選択肢にはなかった。では次に待ち受けているものはなにか、というのは考えたくもないことだった。なにか恐ろしい副作用が起きて止めざるをえなくなるまで昇圧剤を続けて、ともかくこのままＩＣＵでがんばる？　そしてそんな事態になったら、あとは心臓が自然に弱っていくのを待つ？　こうした考えをわきに押しやって、私は刻一刻と変わる彼女のバイタルサインの方にだけ集中することにした。

状況は予断を許さなかったが、驚くべきことに、ジュリアの心臓の波形はふらふらしながらも、深みから這い上がってきた。私がたやすく現実否認に走れるような、かつての平衡状態にまで戻ってくることはもうなかったが、少なくとも一命をとりとめるところまでは回復してきたのだ。それから数週間にわたって、利尿剤と昇圧剤が恐る恐る徐々に減らされていった。数日おきに進んではまた戻る、をくり返したが、ジュリアと医療スタッフの並々ならぬ努力の甲斐あって、なんとかＩＣＵから出ることができたのだった。その後、一般内科病棟に移って一週間、そしてさらに心臓リハビリ病棟で二週間の入院を要したものの、ついに無事家へ戻る事ができた。衰弱は激しかったが、とにもかくにも生還できたのだ。ただこれは執行猶予に過ぎないことを、ジュリアも私達も痛いほどわかっていた。

ジュリアは自宅で家族と親しい友人に囲まれて、心臓以外はそもそも健康であることも手伝って、順調に快方に向かっていた。以前とまったく同じとまではいかなかったが、それでもある程度体調は回復していた。動きは前よりも遅く、不安定だったが、表情には明るさが戻っている。変わらぬ几帳面さで薬を飲み続け、受診予約も欠かすことなくはるばるブルックリンからマンハッタンまで来院して、綱渡り状態だったその冬を彼女はなんとか乗り切った。少し前に夫と別居していたが、精神的にも落ち着いて見えた。子育ての手助けをしてくれる妹と二人、力を合わせて家族を支えていた。

私が『Medicine in Translation』の原稿を完成させたのは、その年の三月、春の吹雪がニューヨークを襲った日だった。街には一フィート近く雪が積もり、マンハッタンはまるで「大草原の小さな家」の冬の一シーンのようだった。子供達は雪のために学校が休校になって大喜びだったが、私は溶けた雪でぬかるんだ道を、とぼとぼと歩いてベルヴューまで出勤しなくてはならなかった。クロスカントリー用のスキーがあればよかったのに！

この厳寒の中、多くの患者がきちんと病院にやって来ているのを見て、私は驚いた。そしてそこにはこの寒さで頬を赤くしたジュリアもいた。この雪の中どうやって病院までたどり着いたのか知る由もなかったが、ともかく彼女はそこにいた。その体同様、彼女の精神も不屈の強さを持っていた。彼女は esperanza ―スペイン語で「希望」という言葉を口にした。頭ではそれは無茶だとわかってはいたものの、私の心はその楽観的な世界に引きつけられずにはいられなかった。私達はお互いをしっかりハグしあったが、彼女の快活さに身をまかせて、厳しい現実から一時離れられたようで、私は気持ちが軽くなったのだった。

もしかしたらすべてうまく行くかもしれない。ジュリアが「死」のお株を奪って打ち勝ったのを目の当たりにしたばかりではないか。もしかしたら彼女は一般的なルールにはまらない、生物学的に稀なケースで、そんな既成のルールなんてものともしない例外なのかもしれない。そうじゃないとどうして言い切れる？　彼女を見送りながら、私は、すべてうまくいくだろう、という奇妙な確信に満ちていた。どうやってかはわからなかったが、ともかくどうにかなるであろうことはわかっていた。

私は再び『Medicine in Translation』の草稿を開くと、猛烈な勢いでその締めくくりを新しくタイプしなおした。吹雪、救済、希望。それこそが、この本のエンディングにふさわしい言葉だった。

第4章

•

死が身近な日々

医師にとって「悲しみ」とは悪なのだろうか？

医療職ではないひとから最もよく受ける質問は、病・苦・死を日々見ていてつらくないか、というものだ。「さぞかし気が滅入るでしょうね」とよく言われる。どんな仕事にも職業的危険がつきものだが、医療においては「悲しみ」もその一つだ。恐れと同様に、悲しみという感情自体には良いも悪いもない。人間の心の有り様の一つにすぎないのだ。重要なのは、悲しみの気持ちがどのようにコントロールされるか、ということで、これには医師本人の性格ととりまく環境が大いに関わる。医師の中にはこうした苦しみや痛みといったものに心を乱されない術を持ち合わせているかのようなひとたちもいる。まるで心がシールドされているかのように。

研修医時代には、自分の鎧ももっと強かったらどんなにいいだろう、とこういった医師をうらやましく思ったこともあった。だが、やがてこの鎧も実は悲嘆から心を守れるわけではなく、有害となることすらあることを知ったのだった。かえって悲しみの気持ちを別のへんなところにためこんでしまうからだ。どういう具合でか、こうした悲しみはやがてすべて私達の中に入りこみ、それが後に別の患者のケアをする時に大きな影響を及ぼすのだ。それはそうだろう。悲しみは人間の感情の中で最も支配的な力を持ったものなのだ、そうあっさりとは行き過ぎてくれない。

この本の執筆にあたって、小児科医のエヴァに様々な話を聞かせてもらったが、その中に悲しみの感情がその後の医療にどれだけ深く影響を与えるかを如実に物語るエピソードがあった。

分娩室から呼び出しがかかったのは、エヴァが当直勤務をスタートしてすぐのことだった。陣痛が始まったという報せだった。当時エヴァは小児科のインターンシップも半ばというところで、すでに何十もの出産に立ち会っていた。しかし、今回は注意書きが特記されたケースだった。「両親は赤ん坊を見ることを希望せず」

分娩室にいるレジデントのエリックのところへと急ぎながら、エヴァは頭の中でポッター症候群に関する知識を反芻していた。この疾患は胎児の腎障害による著明な羊水不足が根本的原因であるが、そのために引き起こされる主たる問題は肺の形成異常だ。ポッター症候群の新生児のほぼ全例が、出生後数分のうちに窒息死してしまう。

分娩室の外にエリックはいた。彼はエヴァよりも一年先輩の医師だ。二人はお互い無言だったが、エヴァはエリックの表情からその複雑な気持ちを見てとった。疲労、軽蔑、焦燥感。彼がここにいなくてはならない巡り合わせを呪っていることは明らかだった。物も言わずに二人は手を洗い、術衣に着替えると、分娩室へと入って行った。その狭い部屋にはすでに六人いて混み合っていたが、不気味なほどしんとしていた。窓は夜の闇に覆われ、部屋の中にはヴァーモントの冬の陰鬱さが立ちこめているようだった。

エヴァがレジデンシーのための面接を受けた十五ヶ月前は十月の初めのことで、紅葉が目にも鮮やかだった。それまでの十年間を荒涼とした埃っぽいニューメキシコで過ごした者にとって、ニューイングランドの緑豊かな風景はうっとりするほど美しく見えた。だがいまは寒々しい景色が広がるばかりだ。暗く冷たい冬と、過酷な研修の日々がインターンに影を落としていた。

エヴァは深呼吸をすると、気をとりなおして目の前にある仕事にとりくむことにした。馬鹿げたことではあるが、彼女の頭に最初に思い浮かんだのは、「で、両親はどこ？」だった。分娩台の上にいる母親も、すぐそばに立っている父親も、バーリントンのバーでビールを買える年齢にも達していないのではないか。それどころか、選挙権すらまだないかもしれない。青年は少女の頭を両手で抱えて、守るように彼女の視界を遮っていた。赤ん坊は奇形を持った姿で生まれてくる可能性があることを伝えられたのだろう。いま起こっていることをなにひとつ目にしたくないと思っていることは、彼らのボディ・ランゲージからも明らかだった。彼らのバックグラウンドについてはエヴァは何も聞かされていなかったが、恐らく未婚の、労働者階級のティーンエイジャーのカップルだと思われた。予想外の妊娠でハイリスクの子を出産することになって、嵐の中高波にもまれて為す術もないような状況だったのだろう。エヴァは一瞬、彼らが赤ん坊を見ないという選択をしたのも無理はない、と同情の念を抱いた。たしかに彼らにはそれ以外どうしようもなかったに違いない。

産科チームは、やるべきことをやるというように分娩にひたすら集中していた。小児科チームも同様だった。両親はともかく下半身で起こっていることには意識を向けないように必死な様子だった。誰ひとり、一言も言葉を発することはなかった。

分娩は順調に進んだ。合併症もなかった。そして、赤ん坊が取り上げられたが、部屋は静まり返ったままだった。「おめでとう!」もなければ、「女の子ですよ!」もない。鉛のように重い静寂の中、赤ん坊は産科から小児科へと引き渡された。素早く赤ん坊を毛布でくるんだのはエヴァだったが、腕の中の子は頼りなく、まるでくたくたのぬいぐるみのようだった。だが、そんなことをしんみり考えているひまはなかった。

エヴァとエリックは指示されていたとおり、急いで分娩室を出た。だが、廊下に出てはみたものの、この死にかけている赤ん坊を連れていったいどこに向かったものか、はたと困ってしまった。なにしろ、この子には救命処置をする予定もなければ、することもできないのだ。エリックが産科のボードをあわててチェックするのを待ちながら、エヴァは毛布にくるまれた赤ん坊をしっかり抱きしめていた。空き部屋は一つもない。では、と産後病棟へも行ってみたが、そこにも空いている部屋は一つもなかった。

今にも死にそうな赤ん坊を抱えて、二人は廊下で立ちつくした。どこにも行き場がない。エリックの指が落ち着きなく動くのを見て、タバコを吸いたくてイライラしているのだな、とエヴァは思った。エリックはついに切羽詰まったように、廊下のつきあたりの備品室のドアを開けると、赤ん坊を抱えたエヴァに中へ入るよううながした。少なくともそこは誰も使っていなかった。

その狭苦しい部屋は、外科処置セット、生理食塩水のバッグ、点滴セット、採血管、採尿カップなどがびっしりと置いてある棚でうめつくされ、二人入るのがやっとの状態だった。その狭いスペースに押し込められるように、使っていない保育器が丈の低い金属のカートとともに置いてあった。エヴァとエリックは保育器とカートの間の数インチの隙間に体を押し込むと、赤ん坊を診察するための場所がないか見渡した。だがどうやらそのカート以外診察台になるような平たいスペースはないようだった。エリックはカートの上に積み上げられた手袋の箱をどけ、エヴァがそこに赤ん坊をそっと寝かせた。

エヴァはゆっくりと赤ん坊をくるんでいた毛布をといた。赤ん坊の顔は青灰色でずんぐりとしており、しわだらけだった。羊水過少のために子宮内に十分なスペースがなかったためにおこる変化だ。耳は正常よりも低位にあり、これは胎生期の異常の典型的なサインだった。「ブルーベリー・マフィン」様の皮膚から皮下に出血があることがうかがわれた。赤ん坊はなんとか息を吸おうとするかのように口をすぼめていたが、それも虚しかった。次の呼吸はさらに力のないものになり、そしてついに動きが止まった。エヴァは不安気にエリックを見やった。彼は丸々一分間じっと黙っていたが、そこでようやくエヴァに言った。「死亡時刻を記録するのを忘れないように」

エヴァは一瞬パニックになった。赤ん坊が息を止めたら、それで死んだということにしていい？エリックはあごでエヴァの聴診器を指し示した。はっとそれに気がつくと、ポケットから聴診器を引っぱり出し、あわてて赤ん坊のゴムのように弾力のある胸に押し当てた。このか細いドクンという音は本物の心音だろうか、それとも聞こえたような気がしただけ？　あるいは自分の心臓の鼓動が耳に響いただけ？

「赤ん坊が死んでるかどうか判断できないなんて情けない、と自分でも思いましたよ」と、エヴァは述懐する。「だって、患者が生きているか、死んでいるかわからない医者なんてありえないでしょ」

エリックは呆れた顔をすると、まだ脈打っている臍帯を指し示した。まだ心臓が動いているということだ。ポッター症候群では肺に異常が見られるが、心臓は正常だ。酸素が足りなくなって心筋細胞が死に至るまでは、心臓は拍動し続ける。

「臍帯の動きが止まった時刻を記録しておいて」。エリックはそう指示すると、部屋を出て行った。

小児科のレジデントの頭にたたきこまれているのは、新生児の救命処置だ。まず、最も重要なステップは赤ん坊の体温を保つことである。それが頭にあったエヴァには、目の前の生まれたての子を冷たい金属の台に寝かせたままにしておくのはどうにも落ち着かなかった。

「助けるための処置をなにもしないというのは気がとがめました。でも、体をあたためるために毛布でくるんだら、心臓はもう少し長くがんばれるかもしれないけれど、臍帯が見えなくなっていつ動きが止まったかわからなくなってしまう。それにその分だけ長く、今にも死にそうな奇形の赤ん坊といっしょにこの部屋にいなくてはならない羽目になるし」

冷たい無機質なカートの上に力なく寝ている赤ん坊を見つめながら、エヴァはそこに立ちつくした。自分がもしこの子の母親の立場だったらどうしただろう。生まれてきてもすぐに死んでしまうとわかっていながら、体内でこの子を育むというのはどれだけつらいことだったか。

突然、この小さな、か弱い女児へのとてつもなく大きな悲哀の情が波のように襲ってきた。両親にも、誰にも抱かれることもなかったのだ。それがどんなことなのか、想像もできなかった。

臍帯の拍動が止まった瞬間をしっかり確認しなかったことで叱責されるに違いないのはわかっていたが、エヴァは赤ん坊の硬直した体を毛布で包んだ。そして、その壊れそうな体を腕に抱くと、生理食塩水のボトルの棚によりかかって立った。その狭苦しい空間で、エヴァは前後に体を揺らした。「いい子ね」。心臓の拍動がだんだん間遠になっていく中、エヴァは赤ん坊にささやきかけた。

「愛しているわ」

リアルタイムで目の当たりにしていると、死の歩みは遅くない。エヴァが体を揺らしている間、脈は抗うようにだんだんと遅くなってはいったが、酸素不足にもかかわらず驚くような粘りをみせていた。五分。十分。十五分。ついに動きがまったくなくなった。

長い時間同じ姿勢で立ち続けて体ががちがちになったエヴァは、備品室のドアを開けて、廊下に出た。煌々とした明かりに目がくらんだ。そして、まだ毛布でくるんだままの赤ん坊を抱いて、よたつきながらナースステーションに向かった。カルテ棚の近くにいたエリックは、エヴァを認めると、書類をちゃんと書いておくように、と言った。

「ああ、それから霊安室に電話するのも忘れないようにね」。そう付け加えると、鳴り出したポケベルの番号を確認しつつ、廊下を走ってどこかへ行ってしまった。その日の当直はまだ始まったばかりで、診なければいけない患者がすでにたまっていた。

霊安室へどうやって電話をかければいいか、そもそもそれがどこにあるのかエヴァには皆目見当もつかなかった。これまでの小児科の研修では霊安室にはまったく用がなかったのだ。結局、助けを求めた看護師が電話番号を思い出してくれて、なんとかなった。こうしたことは看護師達にとってはいまさら驚くことでもなかったが、エヴァにとっては初めての体験だった。赤ん坊だって死ぬことがあるのだ。

その後、自分がどうやって一晩きりぬけたかエヴァは覚えていないが、ともかくなんとかやりきった。嫌でもそうせざるを得なかった。その夜一晩、病院中の〇歳から十八歳までの全患者の責任を負っていたのは、彼女とエリックの二人だけだったのだ。翌日も彼女は、新生児ＩＣＵに入っている未熟児と教育病院（その病院は州内で唯一の教育病院だった）の小児科病棟に入院を要するような重篤な疾患を抱えた子供達の診察をしてまわった。

「その出来事は全部意識の奥に押し込めてしまっていたのだと思うんです」

言ってみれば、研修そのものがトラウマになりうるつらい経験を意識の奥に押し込める練習のようなものだった。こうした経験がレジデントに及ぼす影響を深く掘り下げて検討するような時間的余裕もなければ、場所も、精神的なエネルギーもなかった。そしてもちろん、医療機関にはそうした問題をオープンに話し合うような雰囲気はなかった。

研修が終わるまで、なんとかがんばってやり抜く事だけに集中しよう、とエヴァは心に決めた。

そんな研修が終わる二週間前のこと、湖で溺れた四歳の男の子が救急車で運ばれてきた。すぐに小児科チームが救命処置を始めた。

小児科における緊急招集（コード）は大人の場合とまったく感じが違う。私達内科医が参加するコードにおいては、対象は高齢で、もともとたくさんの病態を抱えた重症患者のことが多く、圧倒的に不利な状態での勝負となる。ほとんどの場合、コードを始めた段階でそれが無駄な努力に終ることがわかっている。

だが小児科の場合、目の前にいるのはこの先まだ七十年、八十年、あるいは九十年も人生が残っている子供だ。救命に失敗したときに失うものはずっと大きい。それに、小児科でのコードでは、対象のほとんどがもともと重篤な状態にある患者ではなく、この少年のように元来健康ではあったが、のどにものをつまらせたり、溺れたりして、息が止まってしまった子供たちだ。彼らの心臓、肺、腎臓そして脳にはそもそも何の問題もないから、呼吸さえ速やかにもとに戻れば、その後は全く健康に、長い人生を送ることができるだろう。

ただしそれはもちろん、息がつまったり、溺れていた時間が長過ぎなければ、の話である。酸素の供給を失うとその数秒のうちに脳は障害をうけ始める。一、二分すると脳細胞が死に始める。五分経過すると、不可逆なダメージが起こる。経過時間が十分を超えると、現実的には生き返る可能性はほとんどない。だが、子供の体は大人に較べて回復する能力も高く、小児科医はこの一点の希望にすがってコードを行うのだ。

エヴァのチームはなんとか男児を救うことができた。より正確に言えば、その体を救うことに成功した。呼吸と循環は回復したが、脳はもう手遅れの状態だったのだ。

レジデンシー最後の二週間の間、エヴァはＩＣＵのベッドに寝かされた昏睡状態の男児の管理を淡々と決められた通りに行った。その子の絹のようにさらさらとした金髪や青い目、そして天使のような顔はまったくそのままだった。誰もが心を痛める、悲劇的な症例であったが、エヴァはまったく感傷的になるようなことはなかった。

その一家は結婚式に参加するためにテキサスからやって来て、湖のほとりの高級リゾート施設に滞在していた。その日、母親と幼い息子はいっしょに桟橋に立っていた。そして、母親がトイレに行くためにほんの短時間建物の中に戻ったときだった。息子が、凍てつくように冷たいシャンプレーン湖へ落ちてしまったのだ。だが、エヴァは、母親が「私は……本当に……ひどい……母親だわ」と戦慄を覚えるような嘆きの声をあげ、ＩＣＵ中に響き渡るようにむせび泣くのを聞いても涙一つこぼさなかった。エヴァの鎧は堅固になっていたのだ。

毎日家族は子供の写真を持参して、次々と部屋に貼っていった。一家は裕福で、写真もそれを示していた。元気いっぱいの男の子が広い芝生の上ではしゃぐ姿や、ポニーに乗って駆ける姿、自家用の船でくつろいでいる姿。「勘弁してよ」。病室に入って、壁に新たに貼られた牧歌的な写真を見る度にエヴァは独り言を言うのだった。「本物の人間の男の子みたいに思えちゃうじゃない」

「この体は単なる電解質の集合体でそれを正常な濃度に保つのが自分の仕事だって思いこんでおき

たかった」と、エヴァは言う。

「換気を正常に調整したりするのもそう。あくまでも装置を管理しているんだって」。それもこれも、感情がわき上がってくるのを避けるためだった。だが母親はなにかというとエヴァを息子の話にひきこもうとした。彼が元気な、生きた子供だった頃の話に。

「フランス語を話すのが好きだったのよ。好きなスポーツはサッカーで」。エヴァはその部屋に行くのを極力避けるようになった。

「彼を担当していた二週間の間ずっと、その子にも家族にも同情の気持ちのかけらも湧いてこなかったんです」。エヴァは回想して言った。

「レジデンシーもやっと終わりかけていました。小児科研修中は死んでしまっているか、ほとんど死にかけている子供ばかりをずっとみなくてはならなかったけれど、それからもようやく解放されるところだったんです。それまで、精神的に落ち込んでなるものか、と心に決めてがんばってきたんです」

だが、それは決して容易いことではなかった。溺水した男児の隣室には生後三ヶ月の未熟児がはいっていた。その子は次から次へと合併症を発症し、それまでの三ヶ月の人生は非常な困難に満ちたものだった。その子が心肺停止に陥った。医療チームは命を救おうと懸命の努力をしたが、血管が確保できないことが大きな障害となっていた（新生児の血管は髪の毛ほどの太さしかない。未熟児にいたっては、顕微鏡レベルの細さである）。救命処置は長引き、チームは死に物狂いになっていた。ついに窮余の策として、エヴァは赤ん坊の心臓に直接針を刺してアドレナリンを注入した。すると、奇跡のように脈が出てきた。呼吸も元に戻った。だが、そのときエヴァが時計を見上げると、すでに十五分が経過していた。またしても、内なる魂を失った、抜け殻の体だけを残すことになってしまったのだ。

エヴァが救命処置の首尾について母親に話すことになり、その中で、心臓に直接注射したこと、それによってバイタルサインはもとに戻ったが、神経学的機能は救えなかったことを説明した。それを聞いた母親の苦渋に満ちた返答は「なんでそんなことしてくれたんですか？」だった。

最初、エヴァはこの反応に唖然とした。赤ん坊の命を救ったというのにそれはないだろう！　だがそのとき、母親につきつけられたのは、今後一生、決して回復することのない植物状態の体の面倒をみていかなくてはならない、という宣告だったのだ、ということに思い至った。エヴァはできることなら、やったことを取り消したいと思った。家族の悪夢をひきのばすことになった注射をなかったことにしたい、と。赤ん坊をそのまま死なせてやればよかった、と心から思った。だが、これこそがＮＩＣＵについてまわる醜悪な現実であり、逃げようもないことだった。

重病を抱えた小児患者の世界とはもう縁を切りたい、と決したエヴァは、小児科のレジデンシーが終わると小児精神科に進むことに決めた。しかし、小児精神科に行くには先にまず成人の精神科のレジデンシーを修めることが必要だった。

「そんなわけで純粋無垢な赤ちゃんの治療から斧の殺人鬼の治療に転向したんです」とエヴァ。彼女の患者の一人、最近ライカーズアイランド刑務所から出てきた男だが、彼はぶつぶつ独り言を言いながら廊下を行ったり来たりしていた。

「あの女をレイプなんてしてない。俺は絶対やっていない」。実のところ、たしかに彼は強姦はしていなかった。彼が投獄されたのは、障害者給付の小切手を渡すのが遅かったと腹をたて、担当のソーシャルワーカーの頭に斧をつきたてたことが理由だった。

エヴァの共感力はもう完全に底をついていた。一度など、アルコール依存症患者がベッドから落ちたから頭に外傷がないか診察してくれと夜中の三時に呼び起こされたことがあった。彼女は一連の診察を行い、頭部ＣＴをオーダーしたが、はっきり言って結果がどっちであってもどうでもいいと思っていた。

「あのとき、脳内出血があろうがなかろうが知ったことか、と思ってました」。このときだった。もうこれ以上こんなことは続けられない、と悟ったのだ。エヴァは一年目の途中で精神科のレジデンシーをやめると、次の三ヶ月間「冬眠に入った」。

その冬眠中のある日、エヴァは真っ昼間に映画を見に行った。子供のころ以来の久しぶりの退廃的贅沢だ。一人で出かけてのんびりと、軽いハリウッド映画を観ていた。その映画の中で、子供が力なく水の中に沈んで行くシーンがあった。子供の口から酸素が逃げるたびに、ぶくぶくと泡がそこからわき上がってくる。髪が水の中でゆっくりとたなびき、水で屈折した日の光を受けて光っていた。もちろんその役の子が本当に溺れてしまうわけではない。所詮コメディーなのだ。だが、その少女は水の中にどんどん沈んで行く。そのひたすら沈んでいく様は、胸が苦しくなるようなスローモーションだった。エヴァには、酸素欠乏のために心臓がだんだん動かなくなり、それにつれ心電図の波形が次第にフラットになっていくのが目に浮かぶようだった。

体を揺さぶるような感情のたかぶりがエヴァを襲った。ものの何秒と持ちこたえられずに、贅沢なベルベットのシートで体を震わせながら、彼女は泣きじゃくり始めた。一瞬のうちにすべてがフラッシュバックしてきたのだった。湖で溺れたあのブロンドの青い目の男児、コードの後の母親の耳をつんざくような嘆きの声、呼吸器につながれて生きるぴくりとも動かない体。ティッシュペーパーをさがして慌ててポケットの中を探ったが、一枚もなかった。

仕方がないので、涙がこぼれ落ちるのを止めようと、たくし上げた袖を目に押しあてた。映画の方はもうすでにたわいもないシーンに移っていたが、エヴァの涙は止まらなかった。劇場の他の観客はさぞかし怪訝に思ったことだろう。

これは、戦争を経験した退役軍人が経験するＰＴＳＤとまさに同じようなものだった。ある光景や特定の音をきっかけに恐ろしい記憶が一気に蘇り、そのひとが自分の心を守るためにそれまで必死になって築いてきたダムを決壊させるのだ。

エヴァのレジデンシーは正にトラウマそのものだった。なんとかその日一日やり抜けるかどうかの毎日だった。そしてその結果起こったのは正真正銘のＰＴＳＤだった。典型的なＰＴＳＤは、悪夢、フラッシュバック、感情鈍麻、過剰な驚愕反応で特徴づけられる。エヴァはこれらすべてを体験していた。彼女が一度見た悪夢では、彼女自身が未熟児で、まばゆい光で目がくらむ中、ひもで手足を固定され、四方八方から点滴の針、胸腔チューブ、気管内チューブ、臍帯カテーテルが入れられた（本物の未熟児がこうしたトラウマから実際ＰＴＳＤにならないものだろうか、としばしばエヴァは考えたりする）。

「レジデンシーが終わって何年もたっているのに、ポケベルの音が鳴ると心臓がびくっとなるんです。即時闘争・逃走反応ですね」。レジデンシーから長い月日が経って開業医をしているいまでも、ポケベルの音に彼女は緊張してしまう。たとえ、ポケベルが鳴っても、そこにはもう蘇生をしなくてはならない死にそうな子供がいるわけではない。単に電話がほしいという連絡だとわかっていてもそうなのだ。

エヴァの経験談を聞いていて印象的だったのは、悲しみの存在とその欠落が同時に起こっていた、ということだった。死ぬ運命にある赤ん坊、嘆き悲しむ親、植物状態の子供に対する深い悲しみというのは決して無視できるものではない。だが、医学界のカルチャーの中には、こうしたことを深く掘り下げて考えようというような環境はない。たしかに、猛烈なペースで仕事をこなしていかなくてはならないレジデンシーにあっては、日々悲しみの泉が涌き出してきてもそれにいちいち頓着する間などほとんどないのが現実だった。ここにきて、ついにそうした感情が映画館で一気に爆発したのも無理からぬことだった。

悲しみは、悲劇に遭遇した誰もが経験する非常に強い感情であるが、他の大多数の職業に比べきわめて身近に死が存在する医療の世界で、ほとんどこの感情に注意が払われないのは驚くべきことだ。悲しみという感情の本質とそれが与えるインパクトについて深く検討を加えた数少ない研究の一つを紹介しよう[1]。対象は腫瘍内科医を中心とした医師である。腫瘍科においては、その本質からして、死は日々の仕事の中核をなすものだ。治療法は長足の進歩をとげてきたが、癌はいまでも死と隣り合わせの病気である。腫瘍科医師への広汎な聞き取りでわかったのは、「悲しみは彼らの生活全体に浸透している」ということだった。

この研究で対象となったほとんどすべての医師が、仕事上感じた悲しみを自分の個人的な生活に影響させない手だてとして、感情の「区画化（compartmentalization）」をあげている。だが、この研究結果でもっとも特筆すべきは、いかにこの戦略が役にたたないか、ということである。「悲しみというのは浸透力のあるもので、帰宅する医師の衣服にもくっついていくし、患者の病室のドアの下の隙間からも漏れ出るものだ」と論文著者は書いている。

悲しみは医師のプライベートな生活にも入り込み、その精神力も枯渇させ、多大な影響を及ぼしていた。

「ぎりぎりと体を責め苛まれている感じなんですよ」。そう言ったのは、毎週一人、二人の患者をみとる医師だ。「立ち直るのにも時間がかかります」

死がそこここにある、という状態に置かれていると、腫瘍内科医は絶え間のない悲しみに襲われるようになる。そしてそれは、亡くなったばかりの患者のためだけではなく、もうすぐ死んでしまうだろうとわかっている患者が原因でもあるのだ。

「仕事に行くのがすごくつらい時が何週間も続くことがあります」。また別の医師は言う。「だって、これからひどく状況が悪くなってくるとわかっている患者に顔をあわせに行くんですからね」

悲しみは医師の心を蝕み、自分の家族や患者への注意を散漫にさせる。多くの医師が、患者と感情的に距離を置こうとしたことがあるが、そんな時患者の方はそれを敏感にかぎとった、と報告している。

医療にとって最も重要なのは、この悲しみの感情は医師の治療に直接影響を与える、ということである。「失敗」と自分が感じるような患者の死を経験すると、その次の患者数人は過剰に積極的な治療を行ってしまう、と報告している医師もいる。反対に、不必要に苦しむ時間をのばしてしまったと思われるようなケースを見た医師は、次の幾人かの患者に対しては腰が引け気味の治療を行いがちだ。たとえ、積極的な治療が十分意味のある場合であっても、である。

だが、悲しみが悪いものだ、と言っているわけではない。それどころか、悲しみという感情は慈悲に満ちた人間らしい心に不可欠なものである。腫瘍内科医を対象にしたこの研究では、多くの医師が悲しみの感情によって人生観が変わり、医学の限界を知って謙遜の気持ちが生まれた、と答えている。多くの場合、心痛を経験することで、医療に対してより真摯に向き合うようになり、家族に対してそして自分の健康に対して感謝の念を強くするという。回答した医師たちは、決して患者への悲しみの感情を感じないようにしたい、とは考えていなかった。彼らは、悲しいと感じることが出来る能力は自らの根幹をなすものだということをよく認識していた。だが、そうは言っても、広くあまねく存在するこの感情をどうにかする必要があるのは明らかだろう。悲しみが医師の生活を支配することなく、なんとか生活の一部としてとりこまれるような方法を考え出さなくてはならない。

悲しみと嘆きが医療からなくなることは絶対にないし、もちろん、なくなるべきでもない。病と死は医から切り離せない部分であり、もしそれに直面したときに悲しみの気持ちも嘆きの気持ちも感じないようであれば、私達はただの処方箋書き出しロボットに成り下がる。問題は、エヴァの話が示すように、悲しみの感情には十分な意識が払われないことがほとんどだということである。悲しみに対して、相応の時間と場を割かなければ、燃え尽き、無神経、PTSD、治療決定の歪み、などを招くリスクがある。

医療の世界もゆっくりではあるがこの問題に取り組み始めている。ロチェスター大学では腫瘍内科医、緩和医療の専門家、チャプレン部の代表者が合同世話人となってスタッフサポートグループを作り、定期的に会合を持っている[2]。この会合には、秘書からソーシャルワーカー、看護師から上級医にいたるまで、癌患者に接するひとなら誰でも自由に参加できる。だが、研修中の腫瘍内科医である腫瘍内科フェローに関しては参加が義務づけられている。カンファレンスや病棟回診、外来業務が義務であるのと同様に、この会合に出ることが必須であるということは、フェローに対して

▼病院や刑務所など、様々な場で活躍する聖職者。

の明確なメッセージでもある。すなわち、医療の場での感情に対処するのは医学教育における重要な柱であり、決してたいして意味のない「おまけ」ではない、ということだ。それはそのひとがどのような医師になるか、だけでなく、どのような人間になるかにも影響を与えるのだ。

サポートグループは参加者に自分が抱えている問題、特に患者を失った喪失感や悲しみについて自由に話し合う場を提供している。ここでこうした感情の問題に対処する方法をシェアしあい、いかにセルフケアが大切か、ということを学ぶ。自分個人のニーズにあたることは、自己中心的なこととはみなされない。医師に、最善の医療を患者に提供しようという責任感があるなら、むしろ積極的にやるべきことなのだ。そして、会合では亡くなった患者に思いを馳せる時間がとられていることも重要な点である。参加者は自分が関わり亡くなった患者の名前をあげ、その人たちに対して皆でしばしの黙祷が捧げられる。

もしエヴァが小児科のレジデンシーをやっているときに、こういった類のサポートを受けていたら、はたして状況はもっと改善していただろうか？　若いインターンにとって自分の腕の中で不運な赤ん坊が死んでいくのをみるというのはどういうことなのか、もし心優しく、知識と術を持った上司が時間をかけてじっくり探っていたら、エヴァは溺れてしまった小さな男の子の母親の力にもっとなれたかもしれない。こうした状況で起こりやすい強烈な感情を理解するための場をもしレジデンシープログラムが研修医に提供していれば、エヴァは映画館であのような爆発的なＰＴＳＤの発症を経験することはなかったかもしれない。

現在エヴァは一般小児科医として働いており、生活のペースは以前よりずっと落ち着いた。早産児のコードもなければ、癌で死の淵にいる子供も、呼吸器につながれた新生児もそこにはもういない。しかし、レジデンシーで染み付いた思考回路からの変化は半端ではなく、まるっきり別の太陽系に着陸したようなものだった。

「レジデンシーを終えた当時は、例えば二十四週の子に一日にキロ当たり何ccの輸液をすればいいとかは空で言えるようになってましたし、たとえ片手を後ろ手にしばりあげられていても、片手で髄腔内に抗癌剤を入れられるくらい熟練していましたが、もしトイレットトレーニングのこととか、どうやって赤ん坊を夜寝かしつけたらいいか、なんて聞かれたら答えにつまって固まってしまっていたでしょう」

だが、やがてエヴァも、歯が生え始めた子供を抱える親の心配をなだめる術や、おむつかぶれ、乳児用調整乳など一般小児科で必要とされる様々な知識を身につけていった。単調なペースで行われる定期予防接種や学校検診にはなにかほっとさせられるものがあった。ここで「具合が悪い」というのは、咽頭痛や耳の感染を指すのであって、白血病の急性転化を意味するのではなかった。これこそが一般小児科をやることの良さだった。たとえ、何も介入しなかったとしても、たいていの場合いずれ勝手に良くなってしまうものばかりだった。

しかしレジデンシーでの経験はがんこにエヴァの中に巣食い続け、医師としてのありように影響を与えていた。ずっと後年、アペール症候群の児の出産に立ち会うことがあった。アペール症候群の赤ん坊は、顔と頭蓋に重度の奇形を有する。また、手と足の指は癒合してミトンのようになる。だが、ポッター症候群と異なり、すぐに命が脅かされることはない。アペール症候群の児はこうした奇形を直すために幼児期に多くの手術を受けなくてはならないが、一般的に出産時には差し迫った命の危険はない。

今回のケースでは、家族の心の準備はできていた。両親は赤ん坊がどういう顔をして生まれてくるかわかっていたし、出産の後、数ヶ月にわたってつらい治療が待っていることも理解していた。だが、出産後数時間もたたないうちに、赤ん坊の祖父（たまたま医師であった）がエヴァを捕まえて、神経外科のある病院に転院させろ、と迫ってきた。「すぐに神経外科医にみせるんだ」と怒鳴ったのだった。

エヴァは祖父の主張に面食らった。手術はたしかに重要だが、今すぐに必要というものではない。また、病院移送がいかにダメージの大きいものか、ということも頭にあった。病院を移るとなると、まず家族は退院の手続きを始め、搬送の手段を手配し、新生児と分娩後の母親を救急車に乗せ、さらに転院先での入院手続きをしなくてはならない。保険の問題もあるし、あちこちに電話をかけなくてはならず、検査の必要も出てくる。血液検査、X線はもう一度やりなおしだ。新しい担当医師、看護師と会い、状況の理解と話し合いのプロセスをまた一から始めてなくてならない。たいへんな出産をようやく終えたばかりで疲労困憊している両親にとって、こうしたことは相当な負担になる。また、彼らの意識は生まれたばかりの子供ではなく、事務処理に集中してしまうだろう。

「おっしゃる通り、いずれ神経外科にかかる必要があるとは思いますが」、エヴァが返答した。「でも、今すぐでなくてもいいでしょう」彼女の頭の中には、備品室のあの赤ん坊、分娩室ですっかり怯え、必死に赤ん坊を見ないように目を覆っていた両親のことが思い浮かんでいた。

「いま一番大事なことは、ご両親が赤ちゃんとの絆を築くことではないでしょうか」

祖父は微動だにしなかった。「こいつ本当にバカか、というような目で私を見るんですよ」。エヴァは思い出して言った。まるで彼女が呪術医にかかることを薦め、赤ん坊にニンニクを押し付けてみてはどうか、と言ったかのような顔をしていた、という。だが、彼女も譲らなかった。重度の奇形を持って生まれてきた児と、これから様々な困難をのりこえていかなくてはならない両親への深い同情の気持ちを感じていた。だが、いま彼女を導き、その姿勢を固く守らせていたのは、あの時備品室で腕の中で死んでいった赤ん坊に抱いた悲しみの気持ちだった。今回の赤ん坊は輝かしい両親の愛情をしっかり享受するべきだ。この両親は生まれたばかりの赤ん坊との絆を紡ぐ、かけがえのない瞬間を逃すことがあってはならない。いやでもこの後、何ヶ月、何年にもわたってくりかえされる様々な医療処置に圧倒されることになるのだ。今だけでもこの親子のために平和な一時を守ってやらなくては。エヴァは圧力にも屈せず、赤ん坊と家族を動かすことはしなかった。

また一度は新生児の診察に呼ばれたことがあった。この一家にはかかりつけの小児科医がおり、退院後はその医師に引き継ぐことになっていた。その週末はエヴァが小児科の入院担当で、その新生児の最初の数日をみることになったのだった。

その赤ん坊を診察してみると、吊り目で耳は少し低位にあるように見えた。ダウン症候群だろうか？　悲しみが心に湧いてきた。この子は一生障害を抱えて生きる事になるのだろうか？　子供が生まれたばかりで幸せのただ中にいる両親は、うちひしがれるようなニュースをこれから聞くことになるのだろうか？　ダウン症候群の確定診断は染色体検査でしかつけられないが、小児科医の診察で最初に異常に気づかれることも多い。そして、ここにいる赤ん坊はと言えば、目が吊り上がって見えるのだ。エヴァは、心の中で嘆息した。

でも、とエヴァはもう一度考え直した。よく見ると赤ん坊の父親の目も少し吊り目だ。もしかしたら、この家系の特徴なのかもしれない。エヴァはその希望的な考えにすがった。たしかに、赤ん坊の耳は低い位置にある、でもひどくそうだ、というわけでもない。エヴァは赤ん坊の首を診てみた。これはダウン症候群に特徴的な翼状頸といっていいのだろうか？　それとも単なる赤ん坊特有の脂肪？

赤ん坊の理学所見をめぐって、エヴァの頭の中では、ああでもないこうでもない、と考えが行ったり来たりした。そして、心の中では、悲しみと楽観がせめぎあっていた。この悲痛なニュースを両親に伝えるべきか、それとも健康な女の子の出産おめでとう、と言ってあげるべきか。赤ん坊の所見にはダウン症候群に特徴的なものがあるように思えるが、かといって一〇〇%典型的なものでもない。自分の疑いには何の根拠もない、と片付けてしまおうと思えば片付けてしまえる程度のものだとエヴァにはわかっていた。確定診断をつけるためには染色体検査が必要だが、結果が出るまで時間がかかる。いますぐ家族に自分の疑念を伝えるべきかどうか、エヴァは迷っていた。

もし自分が間違っていたらどうしよう？　理学所見の取り方が厳しすぎただけだったとしたら？　絆を築くかけがえのない時にひどく苦悩することになった挙句、結局それが実はまったく不必要な苦しみだった、となったら？

そうだ、かかりつけの小児科医に引き継ぐまでの数日間待ったからといってどうということもないかもしれない。かかりつけ医と両親はこれまで長年にわたってつきあいがあったのだし、自分よりも今後接触する時間は長いのだ。早朝に短い回診をしに来ただけの、ほとんど通りすがりのような医師にこんなショッキングなニュースを聞かされたら家族にとっては最悪だろう。まして、そのニュースが間違っているかもしれないのならなおのことだ。

治療という観点からいえば、数日のギャップなどはまったく取るに足らないことだ。ダウン症候群は緊急の治療を要さない。実のところ、医療処置はほとんど必要がないことも多いのだ。むしろ、この疾患を抱えて生きていく人生がどんなものになるのかを学ぶこと、言語療法、理学療法、家族社会サービスを受け始めることが今後の過程で重要になってくる。そのプロセスは月、年単位の話だ。数日という時間はまったく影響を及ぼさない。

「どうしようか、と考えが行ったり来たりしてました。でも、完全に確信が持てないのなら、両親がかかりつけの医師に会うまで待った方がいいだろう、と思ったんです。小さな娘の誕生をただただ喜んで、愛情を注ぐ時間をもう少しのばしたからといってばちは当たらないだろう、って。もしダウン症候群だと判明したら、それはかかりつけ医の口から聞くべきだろうと思いました。聞くのが数日遅れたからといって、大きな問題でもないですし。だから、言ったんです。『おめでとうございます。元気な女の子ですね』って」

エヴァは両親がじっと瞳を見つめながら赤ん坊を抱っこするのを見ていた。そこには生まれたばかりの子供に対して抱かれる、ただひたすらの愛情があった。それはまっさらで、汚れのない瞬間であり、ただ一度きりのものだった。他の感情は後回しで良い。あの備品室で死んで行った赤ん坊のことを再び思い、エヴァは、疑念をしばし脇に追いやるという決断をしてやはり良かった、と感じていた。

一週間後、その後どうなったかを確かめようとかかりつけの小児科医のところに電話をかけた。染色体検査の結果、やはりダウン症候群だということが判明していた。エヴァは一瞬心臓がびくっとなるのを感じた。あの子と両親にとってこれからの人生はつらいものとなるに違いない。それはもちろん癌ではなかったし、ポッター症候群でもアペール症候群ですらなかった。だが、両親の行く手には様々なものが待ち受けているだろう。両親が今感じているであろう動揺や混乱を思って、エヴァは同情の念を禁じ得なかった。自分の子供になにか問題があると聞いて心穏やかでいられる親などいない。エヴァは、両親と赤ん坊にとって、数日間不安を感じずに過ごせたことがせめてもの救いとなったのならよいけれど、と思った。それは戦いが始まる前の、純粋な喜びに満ちた数日間だった。

小児科医の声は、信じられない、といった調子を帯びていた。「よくもまあ、両親に健康な子供だと思わせたまま退院させられたものですね」。そこに込められた批判は疑いようもなかった。

「でも、実際、健康な子供じゃありませんか」エヴァはやり返した。「たまたまダウン症候群を抱えた、健康な赤ん坊なんですから」

電話の向こう側から返答はなかった。

●

いつまでも心にとりついて離れない患者というのがいるが、アイザック・エドワーズはそうした患者の一人だった。彼はソフトボール大の鼠径ヘルニアの治療を希望していたが、外科医から血圧をコントロールしないと手術できないと言われ、私のクリニックにやって来たのだった。彼はすでに五種類の降圧薬を飲んでいたにもかかわらず、その日の血圧は215/110と非常に高かった。これは難しい症例になりそうだわ、と初日に思ったことを今でも覚えている。

エドワーズ氏は以前ヘロイン常習者だったが、一九七〇年代に薬物もメサドン▼も断った。一九八〇

▼オピオイド系の鎮痛薬。闇市場では麻薬として流通していることもある。

年代は刑務所の中で過ごしたが、出所後は真っ当で、平穏な生活を送っていた。刑務所に行く前に離婚しており、服役中に四人の子供との連絡も途絶えてしまっていた。

エドワーズ氏は五フィート六インチ（約167 cm）、痩せ型の小柄な男性で、白髪混じりの髪を短く刈り上げ、しゃがれた声が印象的だった。

「ミズ・オーフリ！」彼は待合室からいつもそう私に声をかけた。その親しみに満ちた呼称は、南部の礼儀正しさとブロンクスの気安さが混じったものだった。彼はちょっとした変わり者で、時折、飲んでいる薬についてぜひ聞きたいことがある、とふらっと現れたかと思うと、相談したいことを書きなぐった紙切れを持参して訪ねてくることもあった。一方で、定期の血液検査をすっぽかしたり、薬瓶をなくしてしまったりもした。時々、処方箋を盗まれてしまうこともあった。受診予約はあってないようなもので、まるででたらめだった。

最初私は彼のことを、典型的な「いつまでも懲りない元麻薬常習者」としてみていた。だが、完璧とは言えないまでも、最終的にどうにかこうにかいつも彼はつじつまを合わせていた。そんな姿を見て、私は彼に段々敬意を抱くようになっていった。実際、彼は自分の健康管理には真面目に取り組んでがんばっていた。

そのいかつい感じも好ましく、彼が心電図をとってくるのを忘れてしまったり、栄養士との約束をすっぽかしたりするのに困ったもんだと思うことはあっても、彼に会うのはいつも楽しみだった。エドワーズ氏は自分の面倒は自分でみると自負していたが、正直なところ、どれだけきちんと生活全般を管理できるかとなると一抹の不安が残った。だが、ともかく彼のブロンクスの住所はしばらく変わっておらず、これは彼のような境遇の人間にとっては必ずしも当たり前のことではなかった。もっとも彼の電話番号は時々使えなくなったが、だいたいの場合、それはその時仕事についているかどうかによっていた。

私達は難儀な一年の大半を費やして血圧のコントロールをはかったが、処方内容はめまぐるしく変わり、複雑なものとなった。エドワーズ氏にはほぼ毎月受診してもらったが、その甲斐あってようやく血圧は二〇〇台から一八〇台、一六〇台へと下がってきた。手術が可能なレベルまでに改善したことに私達は二人とも大喜びした。私は得意な気分でカルテに手術に問題ない旨を記載すると、待ちに待ったヘルニア手術の日程調整のために外科外来へエドワーズ氏を送った。

スケジュールの調整と支払いの手続きのために予約をとるのに数週間かかったが、それでも本当にようやく手術の日程が決まった。うれしくて、もうすっかり成功したような気分だった。これでやっと長年悩まされ続けてきた巨大なヘルニアからエドワーズ氏を解放してあげられる。

だが、手術は行われなかった。

「怖くなっちゃって」。次の受診にやって来た時、エドワーズ氏はおずおずとそう言った。

「え、なんですって?」私は唖然とした。手術を受けるために私達双方が注ぎ込んだあの労力と時間はいったいなんのためだったのか!

エドワーズ氏はしょんぼりとした顔をしてうつむいた。

「俺、針が怖くてさ、ミズ・オーフリ」

「針が怖い？」驚いて言った。「外科の先生なんかより針の扱いにはよっぽど慣れてそうなのに。いったいなんで針が怖いんです？」

彼は首を左右に振った。「針はだめだよ、絶対無理だ。いったんヘロインから足を洗ったら、針なんてもう見たくないんだ。それで、手術のためには点滴の針を刺さなきゃいけないなんて聞いたら……」。まるで、点滴の針を想像して固まってしまったかのように、そこで口をつぐんだ。

私はものを言おうと口を開きかけて、また閉じた。今は不信の気持ちはしまいこまなくては。これが彼にとっての現実なのだ。どんなにわけがわからなかろうが、それを尊重するのが私の仕事だ。アイザック・エドワーズはヘロインとメサドンと戦ってきた。恐怖にのみこまれるというのがどんなかを想像して、私は彼に同情の念を抱いた。

その翌年、高血圧に加えて糖尿病が新たな問題となった。薬がさらに数種類増やされた。インスリンは針のことがあるのでもちろんまったく問題外だった。そうこうするうちに、血糖値はどんどん上がり続けた。やがて困った事態になることは目に見えていた。

高血圧と糖尿病のために腎臓が障害され、腎機能はじりじりと悪化していった。このままでは状況は悪くなるばかりだ。私はエドワーズ氏に、将来的には透析が必要となるだろう、と率直に告げた。腎臓内科医は腎障害の原因が高血圧と糖尿病以外にもあることに希望をつないでいた。そうであれば、その原因を手当てすることで透析の導入を少なくとも数年遅らせることができるかもしれないからだ。

だが、その診断をつけるために必要な腎臓生検をエドワーズ氏は死ぬほど怖がった。

「また針を使うんだよね」。彼は、おびえたように首を横に振って言った。

「もう本当に針は二度と無理なんだ、ミズ・オーフリ」

週に三回、透析のために針を刺される方が一回きりの生検よりずっと大変だし、もし透析の開始を数年遅らすことができれば全然違うと思う、と諭した。私がしつこく迫り、かきくどいた結果、やっと生検の予定を組むことになった。だが、その日、彼は現れなかった。三回、予定を組み直したが、三回とも彼はやってこなかった。腎臓内科医は匙を投げた。

高血圧、糖尿病、そして腎臓病を抱えて、もともとの問題であった鼠径ヘルニアは後回しにされていた。エドワーズ氏もヘルニアの悩みについて訴えることがなくなった。受診の都度、他に注意を要する問題が次から次へと持ち上がってきて、ヘルニアを診察することもなくなっていた。一度は、糖尿病薬にひどい反応をおこし、肺水腫で入院となった。その後、下肢がとてつもなく腫れ上がったが、それはおそらく腎臓病のせいだと思われた。血糖値は徐々に上がり続け、診察時にはインスリンの必要性を説明するのに時間を費やした。

「いくら言っても無駄だよ、ミズ・オーフリ」。エドワーズ氏は、彼独特の片頬笑いを浮かべて言うのだった。「先生は忙しいんだからさ、もっと建設的なことにエネルギーを使わなきゃ」

だが、彼の抵抗に屈して、健康を損なわせることが絶対あってはいけない、と私は心に決めていた。針への恐怖のために彼を死なせてなるものか。そしてついに医学の成果のデカスロン（オリンピックの十種競技）といえるものを私は手にした。エドワーズ氏に提案したのはインスリンペンだった。インスリンペンはインスリン投与のための新しい方法で、注射器はおろか、およそ薬に関する道具とは思えない見かけをしている。その針も極細だ。まず私が自分の腕に刺して見本をみせてから、エドワーズ氏にも試してみるよう説得した。その結果、確かにチクリともしないね、と彼はうなずいたのだった。

最初はどうなるかひやひやものだったが、数ヶ月間、なだめたりすかしたりしてどうにかほとんどプラセボと言っていいほどのごくわずかな量のインスリンをエドワーズ氏は毎晩ペンで打つようになった。私の考えは、まずインスリンを使うことに対する心理的抵抗をのりこえてもらってから、量を調整して血糖をコントロールしよう、というものだった。それによって、たとえ腎障害が良くなることはないにせよ、その進行を少しは遅らせて、透析導入までの時間をかせげるかもしれない。慢性疾患では明らかな成功というのはなかなかないが、今回のケースでは私達は金メダルに値する成果をあげた、と感じていた。

木曜日の午後、電話がかかってきた。その日は指導担当の日で、六人のインターンとレジデントの面倒をみつつ、定期薬の処方、書類書き、厄介な事前承認といった雑用をこなしていた。電話の向こうの女性はブルックリンの病院のソーシャルワーカーだと名乗り、「アイザック・エドワーズの主治医の先生ですか？」と尋ねた。

「ええ」。微笑みながら答えた。「私です、ミズ・オーフリです」。話しながら、三枚の処方箋にサインをし、スタンプを押した。

「ご連絡するのにこんなに時間がかかってしまってすみません」。女性は言った。「でも、エドワーズ氏は近親者の連絡先も、かかりつけの先生の名前も全然残していなかったものですから」

近親者？　スタンパーが指から滑り落ちた。いったいなんの話？

「本当にあっという間で。お財布の中にも手がかりになるようのものがなにもなかったんですよ。誰も遺体をひきとりにくるひともいないし。あちこちに電話をかけまくって、ようやくあなたにたどりついたんです」

彼女の話を理解するにつれ、私は胃がぎゅっと縮んで鉄の塊になったような気がした。

「い、いったい何が原因だったんですか？」どもりながら尋ねた。「腎不全？　心臓発作？　それとも脳卒中ですか？」

女性は、病状に関する詳細を私から話すことはできないので、と言って電話を外科医へつないでくれた。

「強い腹痛を訴えて、金曜日に入院になったんですが…」。電話に出た外科医は言った。その言葉を聞きながら、コンピューター上でエドワーズ氏のカルテを開いた。そこにはたった四十八時間前に、彼がいつもの薬をとりに来院したことが示されていた。フィジシャン・アシスタントが薬を処方し、来月の私の外来予約を確認している。

どうやらエドワーズ氏は痛みのために路上で倒れ、救急車で最寄りの病院へ運ばれたらしかった。そこで撮られたCTで、腸管の穿孔を示す不吉なサインであるフリー・エアが腹腔内にあることがわかった。

「緊急手術になったのですが、鼠径ヘルニアの中で絞扼された腸管が壊疽をおこしていました」

あのヘルニア！　散々、高血圧、糖尿病、腎臓病と取り組んできた挙句、ここに来てあのいまいましいヘルニアに打ち取られるとは。こんな不当なことがあっていいものか、あんまりだ、と怒りがふつふつと湧き上がってきた。

「壊死した腸管を切除して、術後経過も良好だったのですが」。外科医は続けた。「翌朝、土曜日に心肺停止の状態になって、結局救命することができませんでした。心臓発作だったかもしれないし、肺塞栓だったかもしれない。死因ははっきりわかりません。病理解剖をしたかったのですが、もううちの病院ではやっていないもので」

電話は再びソーシャルワーカーにかわった。「土曜日からずっと、親戚か、そうでなければ友人を、と探し続けていたんです。でも、誰もみつからなかったんですよ。うちの霊安室は引きとり手のない遺体をそう長くは預かれないんです。結局、ポッターズ・フィールドに送ることになってしまって」

私の怒りは流れ去り、かわりに心痛が襲ってきた。ポッターズ・フィールドと一般に呼ばれるその墓地は、ロングアイランド湾に浮かぶ細長い島で、南北戦争の頃から、引き取り手のないニューヨーカーの遺体が葬られてきた。エドワーズ氏は、きっとライカーズ島の囚人によって埋葬されたのだろう。

「どなたか親戚をご存知ないですか？」ソーシャルワーカーに聞かれた。

三年前、初診で詳細な病歴をとったときには、前妻と四人の子供がいるが、もう三十年以上疎遠になっている、とエドワーズ氏は言っていた。受診しに来る時はいつもひとりだったし日常生活について話すときにも誰の名前も出てこなかった。

「一度もお尋ねになったことはなかったんですか？」ソーシャルワーカーはなおもくいさがってきた。「なにか起こったときの連絡先とか？」

ばつが悪かった。ふりかえって考えれば、たしかに彼女の言う通りだ。しかし、自分の足で歩いて来て、話すことのできる、自立した大人が受診するクリニックは、重症患者の入院を受け入れる病院とは訳が違う。近親者云々という事態になることはほとんどない。だが、そういう話が話題にならない最大の理由は、目先の問題を解決することで手いっぱいで、そこまで話す余裕がない、というのが実態だった。受診のたびに、コントロールのつかない血圧やら、糖尿病、腎生検、あるいはヘルニアの手術など、持ち時間いっぱいを使って話さなければならない問題が存在した。他のことについて会話を交わすだけの時間はいつもまったく残っていなかった。私は突然ひどい罪悪感に襲われた。

私はソーシャルワーカーをできるだけ長く電話口にひきとめた。これがエドワーズ氏と自分の最後のつながりになるだろうと感じていた。実のところ、誰かがエドワーズ氏のことを考えたり、名前を出したりするのはこれが最後になるかもしれない。私が電話を切った時点で、おしまいになるのだ。外科医もソーシャルワーカーも次の患者にとりかかるだろう。そして、エドワーズ氏は彼らの医業という大きな営みの中の一症例に過ぎなくなってしまう。

ひとが亡くなったというのにそれを誰も悼まず、まして思い起こしたり、何らかの反応を示したりすらしない、と考えると恐ろしかった。もしかしたら、ここ何年にもわたってエドワーズ氏となんらかの形で定期的なコンタクトをとっていたのは自分だけだったかもしれない、とそのとき私は気がついた。彼の葬儀に出たい、という思いに駆られた。彼も誰かとつながりを持っていたのだ、ということを示すためになにかをしたかった。だが、それすら今や不可能になってしまった。

ようやく私は電話を切ったが、ひき続き彼のカルテをじっくりと読み直した。これが、彼が生きていたことを示す、唯一、形を持った証拠なのだ。自分が彼について書き記した全てのページに何度も目を通した。腎臓、血糖、ヘルニア、針への恐怖。やがて、物悲しさに私の目はかすんできた。私は深く息を吸うと、カルテに規定通り「死亡により終診」と書き込んだ。彼の人生の公的記録への追記だ。そして、他のカルテと処方箋を脇に押しやると、エドワーズ氏について覚えているありったけのことを書き出した。記憶から消え去ってしまう前に書きとどめておかなければ、という強い思いに駆られてのことだった。

なんらかの形で公に彼の存在を認めてもらいたいという気持ちから、私は彼の話をニューヨーク・

タイムズに寄稿した。[3] それは、言ってみれば彼に捧げられてしかるべき追悼の祈りだった。私以外の誰かが彼のことを知って、共に、彼についてほんの少しでも記憶の片隅にとどめてくれればという一縷の望みから、記事には彼の本名、アイザック・エドワーズを使った。そうなれば、彼はまったくひとりぼっちで死んだことにはならないだろう。

彼の死から数週間後、クリニックの名簿に突然彼の名前が出てきた。先だってとられていた受診予約がそのままになっていたのだ。いきなり腸をかぎ爪でがしっとつかまれたような気がした。周囲の世界がてきぱきと動き回っているのを聞きながら、私はクリニックのフロントデスクの前で名簿に載ったアイザック・エドワーズの名前を見つめ、立ちすくんでいた。その無頓着さが傷口にすりこまれた塩のように感じられた。誰も何がおこったか知らないの？ ひっそりとこの世からいなくなってしまった男性のとてつもない哀しみに気づかないの？ その瞬間、この悲しさを共有するひとは誰もいないのだ、という孤独感に包まれ、たった一人で死んでいった彼の淋しさに心が沈んだ。アイザック・エドワーズは森の中へ消えていき、誰もその音に気がつかなかったのだ。

●

悲嘆という感情は医師にとって、いつもそこにあるものである。世間でひととひととが出会う時となんらかかわらず、医師と患者が出会えばそこに人間関係が生じる。だが、普通と違うのは、その人間関係を結んだ相手が死んでしまうことも少なくないということだ。それがたとえ決してドラマチックとはいえない出会いをくりかえす日々であっても、医療をやっている限り、悲しみの糸はその日常生活の中に織り込まれていく。結局、私達が扱っているのは病気であって、軽犯罪や、哲学、あるいは建築基礎ではないのだ。

時に、患者との出会いがすべて死へのカウントダウンの始まりのような気がすることがある。普段は、「死の否認」という本能が働いて、こうした考えは容易にマスクされるが、それがいつも、というわけではない。それが、エヴァのようなレジデントが直面するトラウマとなるような死であれ、腫瘍内科で途切れなく起こる死であれ、あるいはエドワーズ氏のような痛切な死の一例であれ、死はひとの精神力をじわじわと奪っていく。

永遠とも思える長い時間リスト上のエドワーズ氏の名前をじっと見つめた後、茫然とした状態でオフィスの前まで行ったものの、なかなかそのドアを開けることができなかった。部屋の中には患者が待っている。今は元気でぴんぴんしているが、様々な慢性の病気を抱えている患者だ。やがては間違いなくその病気の一つに命をとられるのだ。私はまた同じことをくりかえす自信がなかった。いろいろやったところで、最終的には悲しむことになるのだ。

私はしばらくじっと座ってエドワーズ氏の悲しみにひたっていたかった。数分間世の中の動きを止めて、この男性の死に思いを馳せたかった。単に亡くなってからまだ一ヶ月でその喪失感がいまだ生々しかったから、というだけではなかった。この男性の思い出を決して忘れてはならない、しっかり記憶しておかなくてはいけない、という義務感も感じていた。なぜなら、それができるのは私だけなのだから。部屋の中には患者が待っていて、これからまた出会うたくさんの患者それぞれの、心の痛む話を聞けば、やがてアイザック・エドワーズの記憶はおしやられていくことはわかっていた。いかに私が抗っても、子供の手に握られた風船のように、手を離れてしずかに、ひっそりと空の彼方へ飛んでいってしまうだろう。そうしたら、彼の不思議な魅力も、生涯最後の数年に向き合った試練も、その死の皮肉と悲しさも、誰も思い出すことはなくなってしまうのだ。

また同じことをくりかえすのは嫌だった。きっとまた失うことになるひとに新たに会い、その思い出がアイザック・エドワーズの記憶にとってかわる、なんてもうごめんだ。だが、もちろん、そういうわけにはいかないのはわかっていた。私が二人目の子供をつくろうか迷っていたときに同僚が言った言葉が今でも印象に残っている。当時、私は一人目の子供にありったけの愛情とエネルギーを注いでいて、もう一人分の心のスペースなんてどこをさがしても残ってないように感じていた。賢明な医師であり、三人の子供の父親でもあるその同僚は、大丈夫、と太鼓判を押した。「キャパシティがその分増えるから心配ないよ。子供が増えると、それに合わせて心も大きくなるんだ」

ドアの前に立ちすくんでいた私は、その言葉を思い起こしていた。ある意味で、悲しみというのは愛の一面でもある。ひとと心を通わす能力の表れだ。心の容量が大きくなって多くの愛が注げるようになれば、それだけ悲しみを受け止めるスペースも増えるのだろう。これ以上自分の患者が死ぬのは嫌だが、それが避け難いこともわかっている。自分の人生にこれ以上の悲しみはもういらないと思う一方で、悲しみの感情が持てるようなつながりこそ、医師と患者の間の血の通ったつながりと言えるのだ。

そこで私は目を閉じて、深呼吸をすると、ドアのノブを回した。

●

医師にとって、悲しみは仕事の一部である。自分の患者が苦しむのを見るのはつらい。患者が死ぬときは悲しみに襲われる。もちろん、患者の回復に助力できたときなど、医療を行っていてよかったと思える時もある。患者が、安らかな死を迎えられたときにはしんみりとした喜びに包まれさえする。だが、明らかに最も大きくのしかかってくるのは、医療の悲嘆に満ちた部分だ。医師が悲しみの感情とどのように向き合うかによって、患者が受ける治療の質は大きな影響を受ける。レジデンシーの時のエヴァのように、悲しむ気持ちをあまりにも強く抑圧すると心を尽くして患者にあたることができない、無感動な医師になってしまう。患者への思い入れが足りないと、良くて「人間味のない」、悪くすると「手抜き」とも言える機械的な医療を行うことになってしまうのだ。その対極に位置するのが、悲しみにのまれてしまってその強い感情の揺れのためになすべき仕事がきちんとできなくなってしまうタイプの医師である。どちらの場合も、燃え尽き（バーンアウト）を起こす危険が大きく、その結果医療の質がひどく損なわれる心配がある。

悲しみに対処する完璧な方法などは存在せず、簡便なアルゴリズムを教えるというわけにもいかない。医師として献身的に、やるべきことをやる能力を失うことなく、いかに悲しみに共感できるか、というのは間違いなく今後解決すべき課題である。それは二つの回転するコイルにも似ている。悲しみのコイルは決して動きを止めない。患者の苦しみを常に目にし、失った患者の思い出も消えない。もう片方のコイルは、新たな患者の人生や健康へ貢献するためのエンジンである。悲しみを進んで望むものなどいない。だが、賢明で経験豊かな臨床医なら、絶対にそのコイルを失ってはいけない、と忠告するだろう。それこそが、医療とはなんたるか、他のひとの人生に深く関わる特権を持つとはどういうことか、という大切なことを忘れずにいさせてくれるものだからだ。

結局のところ、二つのコイルは相乗的に働く。悲しみのつらさは実は次の患者へと向かうための動機、力になりえるのだ。だがそのためには、医師個人、そして医学界全体が、悲しみという感情に対して敏感になり、しかるべき扱いをすることが不可欠である。

ジュリアの物語 4

見え隠れする「その時」

ＩＣＵに入院した後の一年は、ジュリアにとって苦難に満ちたものだった。日々の活動がますます難しくなり、ようやくこなしているといった状態だった。数回、短期間ではあったが入院を要するほど調子を崩すこともあった。退院するときにはすっかり消耗して、家で少々体力を回復はするものの完全に入院前の状態までには戻らない、ということを入院のたびにくりかえした。彼女の心臓、そして私の心にとって、いよいよ本当に転落が始まろうとしていた。

ついに何年も恐れていた時がやってきてしまった。これまでジュリアが誕生日や、聖体拝領、卒業といった節目節目で子供の話しをするたびに、胸の中が凍りつくような思いがした。ほとんど耐え難いほどのつらさだった。

ジュリアの死を考える心の準備が私には出来ていなかった。ここ何年間も調子が落ち着いていたために、彼女が死ぬなんてことはないという自己欺瞞にいつのまにか陥っていたのだ。頭では彼女の心臓がだめになるのは時間の問題だとわかっていたが、一、二ヶ月おきに会って診ていても、ほとんど毎回かわりがないという状態が続いて一年、そしてまた一年。そうこうするうちにそれがいつのまにか私の中で既成事実化してしまったのかもしれない。

死にそうには見えない、元気なジュリアとあまりにも長くつきあっている間に、「習慣の動物」のご多分に漏れず、その関係がいつしかあたりまえになってしまっていた。だが、何ヶ月と過ぎていくうちに、さすがに自分を偽ることはできなくなってきた。目の前で刻々と若さを失い、弱っていくジュリア。元気だった彼女の姿は風前の灯だった。

医療の場では「ともかく何かをしなくては」という強い衝動にかられるが、私も必死の思いで彼女の処方を手直しし、検査結果を再確認し、治療レジメン全体の見直しをはかった。自分がパニックに飲み込まれそうになっているのはわかっていたが、なんとしても一歩先んじてやるんだと心に誓っていた。一生懸命考えて、速やかに、賢明な解決策を出せれば、この事態を切り抜けられるかもしれない。

だが私のやっていたことはデッキチェアの並べ替えにすぎなかった。わかってはいたが、止めるわけにもいかなかった。ジュリアの心臓は抗い難く悪化し続け、私が何をしようが彼女はどんどん沈みかけていた。もはやこれまでなのかもしれない。

ジュリアは決して「それ」を話題にしたがらなかったが、打ち解けた会話から彼女が置かれている状況をうかがい知ることができた。どうやら妹のクラリベルが子供の面倒や、日々の雑事の多くを引き受けてくれているらしい。子供達の保護者はいずれ彼女になるであろうことは明らかだった。大家のアーネストもジュリアの助けとなっていた。この親切なキューバ移民の男性は、このグアテマラ人一家をあたたかく庇護してくれていた。なにか力仕事が必要になったときにはいつでも、ジュリアに無理をさせないように助力をかってでていた。彼女が手元不如意になったときには、家賃の支払いを待ってくれたことも数度あった。そんな感じだったから、ジュリアの子供達はやがてアーネストを親戚のおじさんのように慕うようになっていた。

こうしたネットワークがあれば、たとえ状況が悪くなってもジュリアは一人で苦しまなくてもよいし、ルシータとヴァスコもやがてそのときが来たらちゃんと愛情を持って彼らに面倒をみてもらえるだろう。しかし、「その時」が来るということ、そして「その後」、ジュリアがいなくなってしまうのだということを現実として受け入れることが私にはどうしてもできなかった。

予期悲嘆（anticipatory grief）と呼ばれる概念がある。死や離婚、失職といった出来事が実際起こるのに先んじて悲しみを経験することを指す。この現象を、近い将来に起こるであろう喪失に備えて、そのときに抱く感情を「リハーサル」しているのだ、と考える心理学者もいる。ひとによっては、未解決の問題を整理して、終止符を打つことを考え始めるきっかけともなる。

だが、私にはそんな感情は一切なかった。まったく露ほどもだ！　その時が来た時の悲しみがとてつもないものになることはわかりきっていた。なぜそんな苦痛を先走って体験しなくてはならないのか。私は、泣いてたまるか、と、ぐっと涙をこらえながら、目の前で日に日に弱っていくジュリアを見守っていた。

第5章

•

灼けるような恥ずかしさ

なぜそれほどまでに恥を怖れるのか？

インターンシップを終えてちょうど二週間後、私は危うく患者を殺しかけた。その七月、ベルヴュー・ホスピタルのレジデントとしての二年目が始まった。初めて自分が主治医として患者をみることになったのだ。

その患者は重いＤＫＡ（糖尿病性ケトアシドーシス）の状態でやってきた。ＤＫＡはインスリン欠乏のために代謝が大きく乱されて起こる、命に関わる重篤な病態である。今回の患者はベルヴューに運ばれてくるＤＫＡの典型的なケースだった。ケチな麻薬取引の最中につかまり、ニューヨーク市警の独房にぶちこまれて、インスリンを打つことができなかった。やがて血糖値がどんどん上昇し、ついにはとんでもない高さにまでに達した。彼が嘔吐しはじめ、口がまわらなくなってきたのをみて、警察がＥＲに運んできた、というわけだ。

そこは外傷治療部のわきにある古びたＥＲの狭苦しい、薄汚い一画だった。Ｘ線写真やカルテ、コーヒーカップ、聴診器が山と積まれた小さな机の上にスタッフが腰かけ、銃で撃たれた患者や交通事故の患者を運び込んで来る救急隊員に指図をしていた。

インターンは指示を求めるように私を見た。彼は医師免許証のインクもまだ乾いていないようなひよっこ、私にしたってその彼よりたった一年余計に経験があるというだけだった。ともかく私はインスリン点滴を始めることにした。こういう重篤な病態としては例外的なことだが、DKAはありがたいことに、ほとんど死にそうな状態でやって来てもインスリンさえ適切に投与すれば問題なく回復する。やがて患者は意識を取り戻し、いらついた様子で二人分の食事を要求した。私の中で、やった、と誇らしい気持ちがわき上がってきた。

血糖値も正常に戻っている。目標達成は明らかだった。私は「インスリン点滴中止」の指示を看護師に出した。患者は回復した、という宣言だ。

別のレジデントに生理食塩水のボトルを渡しながら、看護師は指示を受け取った。

「点滴を止める前に長時間作用型インスリンを打っておきますか？」看護師は、事務職員が二人分のカルテを彼女の方に押しやるのを横目で見ながら、私に尋ねた。

私ははたと考えた。この八時間の間、神経を使ってインスリン量の微調整をしていたというのに、この期に及んで長時間作用型インスリンを使うような大雑把なことをするなんておかしいんじゃない？

「いえ、いりません」。そして、インターンの方に向き直った。これは格好の教育的機会だ。

「ここで長時間作用型のインスリンを入れてしまうと体内にずっと残って血糖値がずどんと下がってしまいますからね。一時間ごとに血糖値を測って、数値を見ながら短時間作用型のインスリンをその都度使うことにしましょう」

看護師の眉がかすかに上がったように見えた。

インターンは私の言葉にうなずいた。私の理論は明快だった。看護師は肩をすくめると自分の仕事に戻って行った。

たしかに私の理論は明快だった。と同時に間違ってもいた。教科書に載りそうな典型的な間違いだった。ＤＫＡの患者のインスリン点滴を止める前に「やらなくてはならない」ことがまさに長時間作用型インスリンの投与だった。そうしないとまたすぐに血糖が上がって、ＤＫＡの状態に逆戻りしてしまうからだ。目の前にいる患者もその道を着々と進もうとしていたのだ。

血液検査の結果が戻ってきた。カリウム値が危険な域にまで上がっており、pHが酸性に傾いている。私はシニアレジデントに電話をかけて助けを求めた。

シニアレジデントが数値をじっくり確認している間、私とインターンは緊張しながらそのわきに立っていた。彼女は三秒ほど額に皺を寄せると、思わず縮み上がるような厳しい視線を私に向けた。

「点滴を止める前に長時間作用型インスリンを投与しなかったの？」詰問するように言った。

「もう少し対処が遅れていたら昏睡になっているところよ！　そしてあっという間にコードになってたわね」

私は自分たちが整然とした理論に則って治療をしていたのだとなんとか説明しようとした。我々の理論によれば（その理論の妥当性はともかく）、長時間作用型の薬を使えばかろうじて平衡状態にあるのを台無しにしかねないし、血糖値を下げすぎるとダメージを及ぼす可能性もあるし、それに……。

口からこぼれる言葉がぶつかりあい、もごもごと判然としないつぶやきになり、やがてシニアレジデントの冷厳な視線の圧力に耐えかねてついに途切れた。背後では新たな外傷患者が担ぎこまれてきていた。外科医が足早に通りすぎながら大声で競い合うように指示を出している。

「いったい何を考えていたの？」普段は優しいシニアレジデントの声が、今はまるで鬼軍曹のそれのように響いた。

私は石のようにそこに固まったままだった。脳細胞がどろどろと溶けて泥状になっていく。

「え？　いったい何を考えていたのか言ってごらんなさい」。彼女はくり返した。今度は周囲でくりひろげられている修羅場にもかかわらずＥＲ中に響き渡るような大声だった。そこはまさに命を救う戦場のただ中だったが、だからといって彼女が私を放免するつもりはないことは明らかだった。

私の指示に素直にうなずいて、信頼を寄せてくれていたインターンは四インチと離れていないところに立っている。それを思うと私はささやき声を絞り出すこともできなかった。ＥＲのごみごみしたその一画、すぐ脇をスクラブを着たスタッフがさかんに行き交っていたが、自分と周囲を隔てる溝がどんどん広がって行く。まるで「お漏らし」をしてしまい、その恥をさらすようにどんどん広がる足下の水たまりの中に立たされているような気分だった。私の脳の機能は完全に停止してしまい、論理的な説明はおろか、まともな言葉ひとつ口から出てこなかった。

私が何を考えていたのか、って？

長時間作用型インスリンについて習ったことが記憶から抜け落ちていただけ？　教科書の読み方が間違っていた？　ＤＫＡの講義の時に居眠りしてしまった？　それとも、そもそも私は医者になるほど頭が良くなかったのかも？

シニアレジデントはじっと私を見つめたまま答えを待っていた。だが、永遠とも思えるような三十秒間、ぎりぎりと責め上げられなくても、自分がひどい間違いをおかしたという事実はすでに身にしみてわかっていた。

インターンさえ横に立っていなければ。私ひとりだったら、自分が受けてしかるべき叱責をなんとか受け止められただろう。だが、彼の目の前で叱りとばされる恥は耐え難かった。

シニアレジデントは私の手からペンをもぎ取ると、インスリン点滴を再開し、長時間作用型インスリンの注射を打つように、と至急オーダーを憤然と書きつけた。正常域を大きくはずれたカリウムとpHのために心停止が起こらないようにカルシウムと重炭酸の投与も付け加えた。瞬間、シニアレジデントは私の手から患者もとりあげるのではないかと思った。

その後ようやく彼女から解放されても、私はまともにインターンの方を見ることができなかった。大きな岩の下にもぐりこんでただただ泣きたかった。だがそんなわけにはいかない。インターンは指示を待っているし、目の前には治療を必要とする患者もいる。

「ええと、インアウトバランスをチェックしておきましょうか」。頰が熱を持ったようで口がうまく回らない。「それから、もう一度血液検査もやりましょう」

「わかりました」。インターンは淡々とドレッシングのガーゼを開くと、アルコール綿棒を取り出し、採血管にラベルを貼った。彼のいつもとかわらぬ様子に救われて、私はまた普通に呼吸ができるようになった。何事もなかったかのように普段どおりふるまってくれた彼の思いやりは今でも忘れられない。そのあたたかさに力を得て、私は患者の治療にまたとりかかった。結局、患者は無事（再び）DKAの苦境を脱し、二日後、警官に伴われて退院していった。

その後シニアレジデントは研修を終え、別の職場に移って行った。インターンは立派な開業医になった。私はベルヴューにとどまり研究活動を続けた。あの日以来、私がインスリン点滴を止める前に長時間作用型インスリンを投与するのを忘れたことはただの一度もない。

まさに教育的機会だ。医師は正され、間違いは二度とくりかえされない。

患者は良くなり、後遺症も残らなかった。先輩医師が監督するというシステムのおかげで大事に至らず、ニアミスですんだ。

めでたし、めでたし。

だが、本当にそれでよかったのか？

実際、当時はニアミスやエラーはそんな感じで扱われていた。だが、もし同じことが今日起こっていたら、この話の結末は違っていただろう。医療チーム、そして場合によってはリスクマネジメント担当も加わって患者に会い、悪くすると命にもかかわったかもしれない医療過誤（結果論からすればニアミスだが）が起こったことを打ち明け、謝罪を行う。責任は一〇〇％病院と医師にあります、と認めるのだ。

近年出てきたこのやり方は、全面情報開示主義（フルディスクロージャーポリシー）などとして知られるが、もともとは病院が直面していたうなぎ上りに増える医療訴訟への対応策として打ち出されたものだった。だいたい、そもそも論から言っても情報開示は正しいことだとされた。医療過誤のトラウマから立ち直るためには、真実を知り、正当な謝罪を受けるというのは患者にとって（そしておそらく医師にとっても）重要なことだからだ。

医師として経験を積んだ今は、これは倫理的に正しい行いだと素直に受け入れられる。だが駆け出しのころの私にとって、すでに頭から足の先まで恥まみれになってところにそんなことをされるなんて、恐怖以外の何物でもなかったろう。そんな目にあうくらいなら、ぐるぐる回る「筒」の中、遠心力で体が壁に押し付けられたと思ったら足下の床がくりかえしストンと抜けるという、お祭りの遊園地にあるあの恐ろしい乗り物に十回乗らされるほうがずっとましだと思ったに違いない。

責任を認めることが難しかったわけではない。実際はもうすでにそうしていた。その後何週間もの間、私は己の無能ぶりを呪い、馬鹿にもほどがある、と自分を責め続けたのだから。だが、惨めな気持ちで足取り重く病室を訪れ、自分の能力不足のために深刻な失敗をしました、と真正面から告白するなどというのは想像を超えるほど屈辱的なことだった。自分のせいで命を危険にさらすことになり、ＩＣＵでの入院も一日延び、その分長く院内の病原菌にさらされ、本来必要なかった処置のリスクを負い、言うまでもなく費用もその分余計にかかった、などとどうして言えよう。

たしかに、たとえ結果的に幸運にも不可逆の害を患者が被らなかったとしても医師は過失をおかしたのならそれについて謝罪すべきだ、というのは至極もっともなことのように思える。だが、現実問題、医師は謝罪するのがとんでもなく苦手な人種だ（そうすることで医療訴訟を起こされるかもしれないという恐れだけがその原因ではない）。

数年前、『On Apology』[1]という本をたまたま手にした。著者は精神科医でマサチューセッツ州立大学医学部前学部長アーロン・ラザーレである。この本からは医学にとどまらず、人間関係全般について学ばされることが多かった。

ラザーレによると、謝罪をするかどうかの決断に特に強い影響を与える感情が三つあるという。共感、罪悪感、恥である。共感、すなわち他人の苦しみを自分のものとして感じることのできる能力であるが、これはたしかに心からの謝罪に不可欠だ。

また、罪悪感と恥の違いについて特に詳しく説明がなされている。通常罪悪感とは特定の出来事に付随しておこる感情であり、問題が解決すればそれとともに解消する。それに対して恥の感情は、いわば自分という全人格の否定である。したがって、罪悪感は行いを改めるきっかけとなるが、恥は身を隠してしまいたいという思いを引き起こす。

恥というのは「自己イメージを裏切ることをしてしまったときに起こる感情」であるとラザーレ

▼アメリカやオーストラリアの遊園地にある「Rotor」などと呼ばれる乗り物を指していると思われる。

は言う。彼はまさに医師が謝罪に抵抗を感じる原因の本質をついている。

ＥＲでやらかした失敗についてシニアレジデントにこっぴどく叱責されたとき、私を打ちのめしたのは罪悪感ではなく恥の気持ちだった。もちろん、罪悪感も感じてはいたが、それはどうということもなかった。犯した過失について自分自身を糾弾することになんの抵抗もなかった。私を固まらせたもの、それは恥の方だった。自分がそれまで抱いていた自己像とは実は違うと知ったみじめな気持ち。自分はこういう人物だ、と患者やインターンにそれまで示していた姿が間違っていたと思い知らされて恥じる気持ち。うっかり忘れていたとか、ちょっと意識が散漫で、というようなことではなかった。怠慢というわけでも、気持ちがはいっていない、というわけでもなかった。あの瞬間まで私は自分が有能な医師だと信じていた。ひとより優秀だとさえ思っていた。しかし、あの衝撃的な瞬間、現実を目の当たりにしてそのペルソナは粉々に砕け散ってしまった。

このエピソードの全体像を俯瞰してみれば、医師がどのように感じたかを云々するというのはずいぶんと自己中心的な見方だと思われるかもしれない。結局のところ、医療ミスを身をもって体験するのは患者なのだから。だが、完全情報開示主義の必要性がますます叫ばれている一方で、その最大の障害となっているのがまさにこうした医師の感情、とりわけ恥の気持ちなのだ。たとえ情報開示と謝罪によって医療訴訟を減らせるという説得力のあるエビデンスがあろうが、この恥という感情の問題を解決しないかぎり、積極的に情報をオープンにしようという空気はうまれてこない。医師がどんなに理性的だと自負しようが、人の心のもろさに対してはデータも、倫理も、法さえも力を持たない。

ここで、なぜ医師は自分の非を認めると自己の全存在が脅かされるように感じるのだろう、という疑問がわく。その答えはおそらく医学の世界における完璧主義の文化にあるのだろう。すなわち優秀な医師かだめな医者という二元論の世界である。

一九五三年、イギリスの小児科医で精神分析学者のドナルド・ウィニコットは「〝及第点〟の母親という考え方を世に知らしめた[2]。これは当時、そして現在においても、革命的なコンセプトだった。子供のすべてのニーズに応えようと完璧をめざして懸命になる親は多い。ウィニコットに言わせればそんな必要はないし、及第点であれば、まさに十分合格なのだ（実際、及第点程度であるほうが完璧であるよりも良いとさえいえる、と彼は強調している。なぜなら、完璧なことなどない現実の人間関係に子供が自然に適応するよい機会となるからである）。

人生のほとんどの局面において私たちはこの現実を受け入れ、及第点の教師や及第点の会計士、及第点の配管工でそれなりに満足してやっていく。だが、及第点の医師、などというのは許されない。医療ミスは教育でもって正されうる失敗ではなく、医師そのひとの欠陥とされる。患者が死亡してしまった場合や、重度の障害を負ってしまった場合は言うまでもなくそうだ。

恥の感情はじわじわと心を侵食し、その後も他にあまり類を見ないほど強く記憶される。正直なところ私がＤＫＡの複雑な生理をきちんと覚えているかと問われれば、この年月の間に少々怪しくなってきたと言わざるを得ない。だが、あの薄汚れたベルヴューのＥＲで自分が起こしたインスリンのミスについては、詳細まではっきりと心の奥に残されている。あれから今日に至るまでずっと、学生にDKAについて講義するときにはシナイ山のモーゼのような熱をこめて、この臨床上重要なポイントを強調して話している。

「汝、長時間作用型インスリンを投与するまではインスリン点滴を止めるなかれ」

恥は普遍的なものであり、ひきおこされる影響も甚大であることから、ひとは無意識に壁を築いてその感情を隠そうとする。それが、この感情を詳しく分析することを非常に難しくしており、真正面から向き合って対処するとなると困難度はさらに増す。恥の感情が起こる時はなんらかの欠点が明らかになった時であり、そこにはそれが白日の下にさらされることへの恐怖が存在することを考えれば、さもありなんと容易に想像できるだろう。隠蔽し、取り繕おうとする衝動は本質的に恥に内在するのだ。

恥の気持ちを表現するのによく"I was mortified"という言い回しが使われる。mortifiedの原形、mortifyという単語は、語源的には「恥のために死にそうだ」という意味である。たしかにERでレジデントにどなられていたあのとき、私はその場で死んでしまいそうな気がした。実際、あれだけ長い時間責めあげられて、いっそ消えてしまえたらよいのに、と思ったものだ。もちろん文字通りの意味ではないが、あの恐ろしいほどの恥辱の場から蒸発して、姿を消して、死んでしまいたいと願った。だが、患者に自分のミスを告白することだけはどうしても無理だと思った。

恥という感情自体はもちろん普遍的なものだが、医師が特に他のひとに比べて恥の感情を抱きやすいのか、あるいは医師の仕事柄そうなるのかと考えることがある。及第点程度の医師などというのは許されないとなると、すべての医師は常に完璧であろうと必死にならざるを得ず、その結果誰もが程度の差こそあれ自分はまだまだだという不足感を抱くことになる。おそらく、この「完全無欠でなければならない」という広く浸透している非現実的な期待のために、恥と自責の念は医療というシステムの中に組み込まれてしまったのだろう。

医療ミスに関わった医師への詳細にわたる聞き取りからは、彼らが自責の念とともに恥の気持ちを強く抱きがちだということが読み取れる[3]。医師が医療過誤に関して話すとき、システムや他人に起因する要素については、「最初のX線写真で骨折が見落とされていたんです」というような、距離をおいた、感情を露にしない客観的な表現をすることが多い。しかし、医師自身が直接ミスに関与している場合、その言葉は露骨に内向きのものとなる。

「出血の最初のサインを見逃したんです。患者は私のミスのせいで死んでしまいました。この事実から私は一生逃れることはできない」

ステレオタイプな像からすれば、医師は誤りの責任を他人やシステムにおしつけそうに思える。しかし、一連の聞き取りから浮かび上がってくるのは激しく自分を責める姿である。これは自分には変化を起こす力が備わっているのだという医師の過度な自己有能感を反映したものかもしれない。良きにつけ悪しきにつけ、ことの帰結は個人の行為によって決まる。そのため間違いが起こると、医師はその職業全体の問題として見るよりは自分自身を糾弾してしまいやすいのだろう。これによって医師は自己の有能感を保っているともいえる。

医療ミスを減らそうとする現行の取り組みではシステムの問題に焦点があてられている。術前チェックリスト、見た目の似通った薬剤ボトルをなくす、手書きの処方箋からコンピュータでのオーダリングシステムへの変更、術前に患者の体の手術する場所に直接印をつける、尿カテーテルから抗凝固薬に至るまですべてをコンピュータ化されたアルゴリズムで管理する、といったことである。医療過誤の原因に関する最近の研究は、避けることのできるエラーを減らすという点ではこうしたシステムアプローチが最も有効だとしている。それからすると、病院は正しいところに資源を投資していると言える。

しかし、このアプローチに対して予期せぬ反応も見られた。これは医師という人種そして医師という専門職に対する根本的な信頼への脅威である、と（無意識的にせよ）感じる医師もいたのだ。ここで言いたいことは、だからシステムの問題はそのままにしておいた方が良いということではない。そうではなく、そうした潜在意識がある限り改革への抵抗感は強いだろう、ということだ。実際、肺炎や尿路感染症といったありふれた病気の治療にはアルゴリズムを使えというプレッシャーが強くなっていることに対して不快感を覚えている医師は多い。一方で病院管理職はこうしたアルゴリズムを明らかなプラスと見ている。なぜなら、その導入によって治療の標準化ができ、医療の質を評価する（これについては後述）ための計測可能なベンチマークが得られるからである。だが、医師から言わせればこれは自分達の独立性への脅威であり、侮辱的な「料理本医療」への退行以外のなにものでもない。彼らは自らのプロフェッショナルとしてのスキルや個々人の患者にあわせた臨床的判断の方がこうした機械的なレシピに勝るものだと信じている。医師はひとに指図されるのではなく、最終決定権を自分が持つことを望む。だが、それは時に責めを負う立場になることも意味するのだ。

自責というのはもちろん悪いことばかりではない。医療ミスが起こったとき自分の過失をしっかり認識することは、多くの医師にとって信頼できる、学識豊かな臨床医となるため一層の努力をするきっかけとなる。

「失敗から学ぶんですよ」。前述の研究調査で聞き取りを受けたある医師はそう答えた。[4]「それが現実の失敗であり、現実にその影響が生じてしまうことは残念なことですが、かといってそうした失敗一つ一つにいつまでも拘泥しているわけにもいかない。その経験を自分の中に吸収することで、より注意深い、より良い医師となれるのですよ」

となると、こんな疑問がわいてくる。「機能停止を起こす非生産的な恥の感情を伴わない、良い自責（すなわち過ちを適切に認識しその責任を受けいれる）というのはありえるのだろうか？」

特に医学生は恥をかくような経験に免疫がない。[5]周囲の皆が人の命を救うためにいそがしく立ち働く中、うぶでたいした技術もなくそこにいるというのはそれだけでひどくいたたまれないことだ。こうした特殊な状況は医療の世界特有と言っていいかもしれない。トーテムポールの最下層にあって、先輩医師の不謹慎な行いに耐えることを強いられ、意に反して加担させられているようにさえ感じる学生も多い。ある学生は、患者に失礼なことを言う上級医について回診していたが、そのときの経験をこう語った。

「自分もずっとそこに居合わせたんだから、仲間ってことですよね。僕は患者さんのところに、すみません、って言い訳しに駆け戻りたかった」

「患者さんが私をあの先生と同類だと思っているかと思うといたたまれない気分でした。なんで私が彼の感じの悪さの責めを負わなければいけないんでしょう」と、別の学生は言った。

面白いことに、医学生の多くはチームのメンバーに対してよりも患者の方に共感を覚えていた。医師のように白衣は着ていても医療の現場でまだその一員であるとは感じられず、そういう意味では同じく「部外者」である患者に近い感覚を持つのだろう。恥ずかしさをこらえている患者を見ると、医学生はわがことのように強く共感する。

「洋服を脱いでもらって、医療者以外だったら絶対許されないような感じで体を触らなくちゃいけないいんですからね」。医学生は、センシティブな話題について医師が無神経にずけずけと聞くのも目にする。多くの検査や治療は、患者からその人格や個性を奪うもののように見える。そうした屈辱を与えることが当然となっているシステムの一員であることを医学生は恥じるのだ。

恥というのは圧倒的に強力で、この感情のために医師は自分のミスを表沙汰にする勇気を失ってしまう。結果として、患者の治療に直接影響が及ぼされることになる。もちろん、多くの医師は自分の行動がそうした潜在的な感情に左右されているとは自覚していない。多くの場合、寝ている犬を起こすようなことをしないで淡々と仕事をこなした方がよいとささやく本能の声にただ従っているだけだ。だが、「寝ている犬」が寝たままでいてくれる保証はなく、万一起きてしまった場合、咬まれることになるのは患者なのだ。

『On Apology』の中で、アーロン・ラザーレは、自分の誤りを認めて謝罪することがなかなかできないひとの性格の特徴を次のように要約している。「彼らは他者とのやりとりにおいて自分がしっかりと主導権をにぎることを欲する。自分の感情を他人に左右されるのをよしとしない。たいがいの場合、自分は正しい、あるいは倫理的に優っているという観念が重要な精神的支柱だ。彼らは自分が間違いをおかすことなどほとんどありえないと信じている。こうした人たちからすれば世界は悪意に満ちており、人間関係というのは本質的に危険なものである」[6]

私なら最後の文はこう言い換えたいところだ。「こうした人たちからすれば世界は法的争いに満ちており、医師−患者間の関係というのは本質的に訴訟の危険をはらんでいる」。だが、それ以外の文はたしかに私が医学部で会った人たちの多くの性分を言い当てているように思う。

一方、謝罪がそれほど苦にならずにできるひとの特徴としてラザーレは以下のようなことをあげている。「彼らにとって謝罪とは、単に自分が誤りをおかしたということを認める行為である。自分自身が『欠陥品』であるわけではないとわかっており、自己像に揺らぎがなければ、たとえ失敗を認めたからといってどうということもない」。医師はこの辺の区別がどうも苦手なようだ。

医学という分野では、ある特定の性格が選択され、強化される。人文科学系出身の学生を積極的にとったり、女性やマイノリティの数を増やすなどして医学生の多様化をめざす努力がされてはいるものの、結局入学選抜の過程を勝ち抜くのは野心家で、完璧主義で、学年トップの成績をとるのが当たり前になっているような学生のことが多い。そうした学生に研修を通じて医学界特有の文化の教化がなされると、ラザーレが謝罪を苦手にするひとの特徴として挙げた適応障害的な性質が強化されてしまうのだ。

インターンがミスを告白する恐怖がどんなものかを知ろうと思ったら、実際の訴訟について知るまでもない。昔ながらのM&M（死亡症例検討会）でレジデントが他の医師に厳しく追及されるのを見れば、一度ミスが明るみに出たらどんな目にあうか嫌というほど思い知らされるだろう。自分自身が責め立てられなくても、誰かが吊るし上げられている姿を目にするだけで十分だ。

私が医学部三年目のときのことだ。配属された病棟に中枢神経にまで病変が及んでしまった白血病の患者が入院していた。その患者には腕の血管と髄腔内の二つのルートからの化学療法を行っていた。その日、患者のベッドサイドで抗癌剤の準備をしていたのは南ヨーロッパの某国出身の若い血液腫瘍内科の男性の専門研修医だった。細いメタルフレームの眼鏡の縁にはもじゃもじゃの黒い髪の房がかかっていた。いつもただ黙々と仕事をしているような印象で口数も多くなかったが、真面目な医師として信頼を集めており、特に受け持ちでもない三年目の医学生にも化学療法の現場を見学させてくれる懐の深さもあった。

ベッドサイドテーブルの上には、抗癌剤の入った二本の10 ccシリンジが置かれていた。彼はポートを準備するとアルコールで全て消毒し、清潔な手袋をはめた。そして右手で髄腔内注入用のポートをつかむと、患者の方に身を傾けてなにかささやいた。邪魔になってはいけないとベッドの足下の方にいた私には彼が何を言ったかは聞き取れなかった。だが、患者が彼の言葉に頷き、凛とした微笑みを浮かべたのははっきりわかった。

フェローは左手を伸ばすと二本のシリンジのうちの一本をつかみとり、髄腔内注入用ポートに接続した。そしてしっかりと手に握られたシリンジから、限りなく辛抱強く、少しずつ薬液を注入していった。その様はこれまでに見た他のフェローの荒々しい、乱暴なやり方とは大違いだった。彼の目はシリンジと腕時計の間を行ったり来たりして、注入時間を慎重に調整していた。その動きは、小さい頃ピアノの上に置いてあったメトロノームの針が右に左にかちかちと往復していたのを思い出させた。

そのときだった。突然、メトロノームが動きを止めた。視線が規則正しく髄腔内注入用ポートから時計に移ったと思った途端、ものすごいスピードでシリンジへ逆戻りしてそこで固まった。瞳孔がみるみる大きくなり、顔からは血の気がひいていった。視線は再びポートへ、そしてすぐにまたシリンジへと戻った。顔が一瞬ショックで凍りついたようになったと思うと、シリンジを猛然と引き抜いた。その勢いに私は思わず後ろに飛び退いた。

「看護師を呼んできて！」彼の叫び声に、私は尻に火がついたように廊下を走った。何が起こったのかはわからなかったがただ事でないことだけは明らかだった。

その後病室は看護師と医師たちであふれかえり、しがない医学生の私は当然のようにはじき出された。だが、部屋の外から拾い上げた緊張に満ちたささやき声の断片からすると、どうやら静脈に入れるはずの抗癌剤を、誤って神経組織のある髄腔内に直接注入してしまった、ということらしかった。内科チームが総出で処置に加わったがもはや手遅れだった。髄腔は毒性の強い薬剤で満たされてしまっていた。

患者はすぐさまICUに運ばれたものの、結局一週間しないうちに亡くなった。

学生の私には、死亡の原因として抗癌剤の誤投与と末期の白血病そのもののどちらがどれだけものをいったのかはよくわからなかった。しかし、この事故がどのような影響を血液腫瘍内科のフェローに及ぼしたのかははっきりと目にした。あの日以来、彼の頭はずっとうなだれたままだった。私はその後何週間もエレベーターの中や、病院ロビーで彼を見かけるたびに密かにその様子をうかがっていたが、一度たりとも彼がまっすぐ背筋を伸ばして立つのを見ることはなかった。恥と後悔がにじみ出ているようなその姿勢は、医療の現場へ足を踏み入れたばかりの私の中に消し去り難い強い印象を残した。重大な医療事故、患者の悲劇的な死を目の当たりにし、そして今完全に傷物になってしまったような医師を目にするというショッキングな洗礼を私は早くも受けたのだった。

その後、廊下で彼とすれ違うたびに私の胸は痛んだ。なにかなぐさめになるようなことができたら、そしてこの世の中に少なくとも一人は彼の気持ちをわかっている人間がいると伝えられたらどんなにいいかと思った。だが私に何ができるというのだろう？　医学部三年生など、病院という巨大な王国の中では取るに足らない、存在しないに等しい存在だというのに。

彼の犯した間違いは単なる取り違えだ（DKAの患者に長時間作用型のインスリンを投与しない、という言い訳のしようもない私の過誤とは意味が違う）。要するに間違ったシリンジをつかんでしまった、ということにすぎず、彼の知性や能力、熱意に疑義を抱かせるものではない。だが、たとえそれがまったくの不注意による事故であったにせよ、結果としてそのミスは重大な害を及ぼした。不幸にも偶発的に起こってしまったアクシデントのために患者は死に、医師は傍目にも明らかなほど苦悶することとなった。どちらもいまとなっては取り返しがつかない。

今でも私は、その後彼があの出来事からちゃんと立ち直れただろうかとしばしば思いを巡らせる。その苦しみを少しでも軽くするように手をさしのべてくれる指導者や同僚に出会えただろうか？ 患者の家族と会って起こってしまった過誤を認め、彼らの苦痛を和らげようと力を尽くしただろうか？ その後そのまま腫瘍内科医となって、最も困難な病に苦しむたくさんの患者を日々救っているだろうか？ それともこのアクシデントがトラウマとなって臨床医となることをやめ、直接患者に関わって害を及ぼす心配のない研究職や行政の仕事についた？ あるいは医学そのものをあきらめて、たとえミスをやらかしてもダメージといえばせいぜい書類の不備くらいにしかならない事務系の仕事に落ち着いただろうか？

現在、どこの医学研修プログラムでも必ず医療過誤について学ぶ。かつてのM&Mは専ら吊るし上げの様相を呈していたが、昨今はそうした傾向は大幅に影を潜め、本来の目的どおり医師がミスから学ぶための場となることを目指して行われている。とは言え、明らかに言葉にはされないにせよ、そこに非難の要素がまったくなくなったわけではない。そしてもちろん屈辱と恥がそれについてまわる。研修医がそこで得る教訓は多種多様だ。名医になるために死ぬほどがんばらなきゃ。ミスをして誰かを傷つけることのないように気をつけよう。それでももしミスが起こってしまったら、絶対誰にも言わない方が身のためだ。

恥の問題が検討されることはほとんどない。まるで、そんなのは心理分析学者のカウンセリングを受けるような人間には重要かもしれないが医学教育で真剣に扱う話ではないとでもいうようだ。だが、これは皆あえて触れないようにしているだけで、誰もがその存在に気づいている重大な問題であるのは間違いない。自分という存在の核となる部分が脅かされるとわかっていて、自らの過ちをすらすらと認める医師などいないだろう。それ故、恥というのは実像のつかみにくいデリケートな問題であり、対処する方策もなかなか打ち出しにくいのだ。だが、教授、学部長、経験豊かな名臨床医といった指導的立場にあるひとであれば、自らの過去の失敗、とりわけ恥の気持ちにどう対処してきたかを若い医師たち相手におおっぴらに話したからといってどうということもなかろう。ミスを犯し、自分が何たるかを大きく揺るがされるようなことがあってもなお医師であり続けられた、それどころか抜きん出た成功者となれた、という事実自体、医学生やインターンにとっては強力なメッセージとなるだろう。医師であろうが人間であるかぎり間違いをおかすことは避けられないことだと悟り、たとえ過ちを犯してもその後再び頭を上げて生きていくことだって可能だ。失敗はあくまでも自分の様相の一つにすぎず、人格そのものを規定するものではないという見方だってできるのだ。

医療ミスは、間違ったシリンジを取り上げてしまった血液腫瘍科のフェローのケースのような、絵に描いたようなわかりやすいものは意外に少ない。むしろ、「程度」や判断、タイミング、あるいはコミュニケーションといった、はっきり白黒つけられないことが問題となる方が多いのだ。にもかかわらず、ほとんどの医師はこうしたミスを二元論で捉える。彼らは、不幸な転帰の原因はただただ自分の行為にある、とその直接的な因果関係を信じて疑わない。これは前述した医療ミスに関する医師への聞き取り調査の結果ともぴったり符合する。[7] 医師は自分の行為の及ぼす影響について強い（恐らく過剰な）自負を抱いている。その結果、医師としてのプロ意識や患者に対する責任感は強くなるが、その反面なにかをしくじったときに負う心の傷はより深く、長期間残りがちだ。

こうした過失から生じる恥の気持ちは、医師の成長にもつながらなければ、治療の質の改善にプラスに働くこともない。それどころか、現実には正反対の効果をもたらすことが多い。この事実に関して、ニュージーランドの研究者が、患者から懲戒処分請求の訴え（この中には医療過誤訴訟をはじめ、患者からの様々な不満の申し立てが含まれる）を起こされた医師の短期的、長期的影響を調べ、詳細な検討を加えている。[8] その結果、対象の三分の二の医師が、通知を受け取った後何日も、場合によっては何週間にもわたって、怒りを覚えたり、落ち込んだりしたことがわかった。三分の一は罪悪感を覚え、自らを恥じた。三分の一は臨床医として働くことの喜びを完全に失ったとさえ言った。恥の影響は長期間続き、時にそれは何年にも及んでいた。医師は事が起こってからかなり長い時間がたっても強い情動反応を示し続けた。それは患者に対する怒り、抑うつ、不信感、警戒心といった感情である。

医療ミスについて二五〇〇人以上のレジデントに対して聞き取り調査を行った古典的研究がある[9]。対象者は皆、重度の有害転帰や死亡につながるような重大な医療過誤を起こした者だ。その研究報告によると、自分のミスについて指導医と話し合ったレジデントは全体の半数にすぎず、患者やその家族に事故について話したのは四分の一だけだった。だが自分の間違いを打ち明け、責任を認めたこれら少数派の医師の方が、ミスの再発を防ごうと前向きな姿勢をとり自らの行為に改善を加えようと努力する傾向がずっと強かったという。

この研究の結果からあらためて言えることは、医師が自分のミスを進んで打ち明けやすい環境づくりがいかに重要かということだ。過失についてまわる恥辱は医師をミスとニアミスの隠蔽に走らせる。その結果医師も苦しむが、隠蔽による被害を最も受けるのは現在、そして未来の患者なのだ。

DKAの一件があってから何年もたって、あのシニアレジデントにばったり出くわした。顔をあわせたのは実に研修医時代以来だった。皮肉なことに、案の定というか、医師同士としてではなく、患者仲間としての再会だった。産科の待合室で、大きなお腹をして待っているお互いの姿を見つけたのだ。そこで私たちは仕事のことや夫、家族のこと、キャリアの節目節目の出来事などごく自然な感じで近況報告をしあった。

だが久しぶりに会った同僚同士らしい、丁寧ながら親しげな会話が交わされるなか、私の心に映し出されていたのは、あのとき彼女の背後にあったベルヴュー・ホスピタルERの薄汚れた緑色の壁だけだった。何年も前、彼女から厳しい叱責を受けながらじっと見つめていたあの壁だ。ひょっとすると彼女はあの事件を覚えてさえいないのかもしれない。だが私にとって、失敗を恥じる気持ちとずたずたになった自尊心は完全に過去のものにはなっていなかった。久しぶりに再会した元同僚とこれから生まれてくる命へのわくわくする気持ちを共有できたのは喜ばしいことだったが、私の心からあの遠い日の苦痛を追い払うことはできなかった。もしあの時のエピソードを持ち出したら、今さらとはいえ彼女は私がずっと抱えてきた拭い難い恥辱を和らげるような言葉をかけてくれたかもしれない。だが、どうしても自分からその話題に触れる勇気が出てこなかった。私にできたのは、お腹の中にいる初めての子供の超音波検査を受けながら自分が患者を殺しかけた時のことを心の中で一人、事細かに思い起こすことだけだった。

結局、あの日ERで起きたことについて書けるようになるまでに二十年近くの月日を要したことになる。[10] 准教授の地位を得、自分の専門分野ではそれなりに名が知れるようになった今でも、顛末を文字にして紙に書くのは極めてつらいことだった。あの瞬間を細かく洗い出して、心の中に何層にも積み重なった恥を逐一明らかにしていく作業は苦痛以外のなにものでもなかった。だがその苦痛としっかり向き合い、形にすることが実は私に癒しの効果をもたらしたのも事実だった。

とは言え、こうした感情を表に引き出してくるのは生半可なことではない。その抵抗感たるや凄まじいのだ！　だが、体を酷使して肉体的に疲労困憊しても、同時にそれが体力の強化にもつながるのと同様に、あれ以来私の感じ方に変化がおこった。別に魔法のような折り合いのつけ方が見つかったわけではない。心にまだ痛みはたしかに残ってはいるが、文字にしたことで感情の泥沼の中でもがいていたところから最終的にある種のこう着状態にまでたどり着くところまで来たのだ。

この先私がＤＫＡを軽く見ることなど絶対ありえない。自分の患者の誰かに1 ccでもインスリンが点滴されていれば、私は鷹が低空を旋回するようにまわりをうろつき、検査データを隅から隅まで、神経質なほどチェックにチェックを重ねることだろう。だがありえないといえば、なにより不要な恥を与えるような状況を当たり前のこととして軽く受け流すことこそ私にとってありえないことだ。これから先ずっと、ＤＫＡのわずかなサインに対しても私のセンサーは敏感に反応し続けるだろうが、同時に恥のわずかなサインも決して見逃すことはない。

もし医師や看護師、あるいは患者がなんらかの形で恥をかかされている場を目撃したら、私はすぐにそこに割って入り、攻撃をそらさせるなり、なだめるなりするだろう。第三者としてただ黙って見ているなどという選択肢は私にはない。たった一つでも無用な恥辱を減らすことができれば、それは点滴を止める前に長時間作用型インスリンの注射をするのと同じくらい有益な効果が究極的にはあるだろうと、少なくとも私は期待している。
医療ミスを減らすには様々な面での努力が必要である。それは病院のシステムから、薬のラベリング、コミュニケーション・テクノロジーといったことにも及ぶ。自らの過失を患者に打ち明け、謝罪を行う医師になにがしかの法的な保護を与えようとする動きも出てきてはいるが、はたしてそれが本当に訴訟の減少にまでつながるかはいまだ定かではないし、恥がひきおこす害から医師を守ることになるかはまったく不明だ。[1]
とは言え、医師はごくささいなことであっても、医療ミスやニアミスをきちんと公にできるようでなくてはならない。そうでなければいつまでも問題の所在が明らかにならないからだ。医療過誤の開示を積極的に行えるようにするために法の整備は不可欠だが、それだけでは不十分だ。そこには感情の問題があり、それは法律だけで解決がつくものではない。私達自身の内側の有り様にも心を配らなければならないだろう。医療ミスを告白することに伴う恥の気持ちや自己定義の揺らぎを和らげるような手が打たれなければ、過失を隠したいという本能に心はあっさり負けてしまうに違いないのだから。

ジュリアの物語 5

彼女のために動きだした人々

市立病院の評判はまことに芳しくない。カオス、非効率、乏しい医療資源、厄介な患者、疲弊しきったスタッフ。アメリカ最初の公立病院であるベルヴューもこうした困難と決して無縁ではない。一七三六年にニューヨーク市のスラム街御用達の病院として開院して以来、市民の間では「いかれたひとたち用の病院」としてのイメージができあがってしまっていた。たしかにそうしたイメージもあながち間違っているとは言えない。三百以上の精神科のベッドがあり、ライカーズ島刑務所の囚人だけのために丸々二つの病棟があてられているのだから。

だがこうしたステレオタイプな像のおかげでベルヴューの誇るべき輝かしい面は見過ごされがちだ。ニューヨーク市でアメリカ合衆国大統領に何かが起こった場合、運ばれることになっているのはこの病院だ。ベルヴューはニューヨーク市警と市消防局の指定病院でもある。ここには世界でも指折りの外傷センター、微小外科、救急部がある。建設工事中の事故で脚が切断されたひとがいれば、救急車が向かうのはベルヴューだ。さらにこの病院にはバイオテロや疫病に対応するためのリソースも技術もある。拷問の被害者、薬物依存症患者、精神疾患を抱えた小児患者の治療に長けていることでも知られる。世界中様々な国からの移民患者を受け入れてきたノウハウ、多言語環境があり、彼らが安心して治療が受けられる病院がベルヴューなのだ。

こうしたネガティブなステレオタイプのためにマスクされてしまっている最たる事実が、この病院は実は非常に人情味あふれた病院である、ということだ。ここで働く大多数のひとたちは心から患者のことを思っており、地域住民のために役に立ちたいという思いからあえてこの市立病院で働くことを選んだひとたちだ。これまでスタッフが患者のために通り一遍以上のことをしてあげようと骨を折るのを私は幾度となく目にしてきた。彼らは清潔な靴下のようなものから、ガーナのエグシ・スープ▸、メキシコのチアパスまでの航空券まで、ありとあらゆるものの入手の手助けをしていた。

だが、そんなベルヴューで何十年も過ごした私にとっても、スターリング曲線から振り落とされようとするジュリアを前に動き出した力は想像を超えていた。まず、自分自身スペイン語に堪能で、

▼西アフリカでよく飲まれる、ウリ科の植物の種をすりつぶして作ったスープ。

移民問題にも強い興味を持っていた診療部長が彼女の苦境に目を止めた。続いてソーシャルワーカー、看護師、医師といった人たちが一丸となって彼女を救おうと動き始めた。

ジュリアの何がいったい皆を衝き動かしたのか、はっきりしたことは言えない。彼女の愛すべき謙虚な人柄が、それぞれの最も良いところを引き出し、行動させたのは間違いないだろう。だが、ベルヴューには良い性格の患者など他にも大勢いる。その中で彼女を特別な存在としたのは、その過酷な状況、彼女をとりまく人道的な不条理さだったかもしれない。あるいは周囲に心を開くにつれ彼女がぽつぽつと語った身の上話も影響しただろう。

ジュリアが生まれたのはグアテマラの、地図にさえ載っていないような小さな農村だった。両親は自作農で、どうにかこうにか家族を養っていた。ところが、家の内外でまき起こった嵐のためにその生活がひどく脅かされることになった。外では、内戦、汚職、麻薬といったことが蔓延し、グアテマラ社会は完全に崩壊した。殺人、無政府状態、そして暴力はいつ終わるとも知れず続いていた。

一方家族内では、なぜこんなに、と言いたくなるほど次から次へと災いが起こった。ジュリアの兄弟の一人が脳腫瘍で死んだ。姉妹の一人は卵巣癌、もう一人は心不全で死んだ。他の二人のきょうだいも卵巣癌と心不全を患ったが、彼らは治療のおかげでなんとか助かった。だが、家族に降りかかった不幸は健康についてだけではなかった。姉妹の一人はひどい家庭内暴力に苦しめられた。ジュリアの最初の夫は誘拐され、彼女のもとに戻ってきたのは玄関先に置かれた切断された手だけだった。

それまで一度も生まれた村を出たことのなかったジュリアもついに、早く逃げなければ、と村を離れることを決意した。自分自身のため、そして赤ん坊のときに患った髄膜炎の後遺症の残る息子ヴァスコのためにも、もっと良い生活をしたい、と願った。そうして向かったアメリカではあったが、それはまさに地獄へ落ちていくような旅で、グアテマラで経験した苦難などとは比較にもならないような凄まじいものだった。彼女は不法移民の密入国を請け負う闇業者によって売春組織に売り飛ばされ、そこで毎日のように集団レイプを受けた。そしてその挙句道端に捨てられたのだった。そんな経験をしながらも生き延びて、ニューヨークまで彼女がたどり着いたことは、私にもそして他の誰にとっても驚き以外のなにものでもなかった。苛酷な運命にも関わらずその優しい、愛に満ちた心を失わなかったのは、私達の想像を超える彼女の不屈の魂の証しだった。

ベルヴューが一丸となって、ジュリアのために心臓を手に入れようと奮闘していた。どうやって心臓を手に入れるかに始まり、経済的な問題、法的な問題、と障害は山積していた。病院のトップから末端に至るまで、それぞれのレベルで多くの人が心当たりのコネを駆使し、友達や弁護士、記者、移植病院、政治家、およそ助けてくれそうなひとなら誰にでも相談をもちかけた。

その夏の終わり、ジュリアはそれまで何彼と面倒を見てくれてきた大家のアーネストと一緒になった。アーネストはその太っ腹で愛情深い性格の他に重要な「財産」を持っていた。他のどのラテン系移民よりもキューバ系移民が豊富に持ち合わせているもの、そう、アメリカ市民権だ。

ベルヴューのソーシャルワーカーは、早速ジュリアのグリーンカードとメディケイドの申請のために書類を整えた。循環器チームは移植センターに彼女を移植候補者としてねじこんだ。事務方は移植に先立って必要な膨大な書類手続きを超特急で進めた。そしてついに、コロンビア大学が移植プログラムへの受け入れを決めた。つまるところ、彼女は移植の完璧な候補者だった。

そして到底無理だと思っていたことが現実になった。彼女の名前が移植待ちリストに載ったのだ！

まるで私の体を縛っていたくびきが解けて、今までぐっと抑え込まれていた悲しみのコイルがぽんっと弾けたような感じだった。もちろん移植待ちのリストに名前が載ったからといって、必ずしも心臓が手に入るとは限らないことはわかっていた。適合する心臓を見つけるのは容易なことではなく、多くの患者が待っている間に亡くなった。それでも、私達にとってはようやく見えた光明だった。

いったい何ヶ月ぶりのことだろう、私は深く息を吸い込んだ。吸気は銀色をした清らかな恵みの雨のようにひんやりと私の胸にしみこんでいった。ジュリアが移植待ちリストに載ったのだ！

第6章

・

溺死

医療の現場に幻滅してしまったら

ジョアンが医師になることに疑問の余地などなかった。本人にとっても、そして周囲の誰にとっても。彼女の両親、父方母方双方の祖父は医師だったし、叔父そして二人のいとこも医師だった。母方の祖母までがそうだった。祖母は一九二〇年代に医学部で学んだが、そのときの女子卒業生は彼女を含め二人だけだった。医師という職業はジョアンの一族にとっていわば家業のようなものだった。

実はジョアンは建築家になる夢も持っていたが、こんな家に生まれてしまっては実際そんな選択肢はありえなかった。医学部を卒業してから進路を変えても遅くない、というのが父親の意見だったが、卒業する頃には誰でも医学にすっかり魅了されているものだ、と信じて疑っていないことは明らかだった。

二人の兄同様ジョアンはカレッジを卒業するとすぐ医学部へ進んだが、大半のクラスメートは彼女よりも年上だった。もともとの頭の良さに加え父の叱咤激励もあり、ジョアンは十五歳で高校を卒業し、十九歳で地元の女子大から学士号を得た。その後学んだフィラデルフィアの医学部はアメリカの医学部の中で最も遅く共学制を採用したところで、当時ですら女子学生はまだ多くなかった。ジョアンにとってそこはまさに別世界だった。

しかし一方で、彼女が慣れ親しんだものも多くあった。家系内は医師だらけという学生の例にもれず、ジョアンの中には医学界特有の文化を受け入れる土壌がすでにあった。バイリンガルの家庭に育った子供のように、ごく自然にこの異文化にとけ込んでいった。だが親戚中で医師になるのは自分が初めてというような学生にとって状況はまったく違った。カーティス・クライマーもそうした一人だったが、彼らはまるで新世界のまばゆさに目がくらんで茫然としているエリス島に到着したての移民のようだった。

医学部での最初の二年間（座学の学年である）は知的刺激に満ちていた。家族の皆に共有されている知識を自分も学んでいると思うとジョアンはわくわくした。だが、彼女にとってこの二年間で起こった最大の出来事は、自分の家族を持ったことだった。

ジョアンがロバートに出会ったのはまだカレッジに在学していた頃で、医学部に進んだ時には二人はすでにつきあうようになっていた。ハンサムで頭のよいロバートは自信家で、将来は外科医になると決めていた。彼はジョアンよりも一歳年上だったが、彼女が飛び級していたせいで学年はジョアンの方が一つ上だった。

二人はジョアンの医学部一年目の終わりに結婚した。そしてその六ヶ月後、予期せぬ妊娠が発覚した。ジョアンもロバートもそんなに早く子供を持つつもりではなかったが、こうなったら仕方がない。ジョアンは、これも運命、と早々に受け入れたが、ロバートの方はそうすんなりとはいかなかった。勘弁してほしい、少なくとも医学部に入ってようやく研修を始めたばかりのこのタイミングでというのはやめてほしい、というのが彼の本音だった。

医学部の三年目は臨床を学ぶ上でのいわば肝となる学年だが、ジョアンにとっては奇妙なほど楽しい日々だった。ようやく教室から実際の病棟へ出て、臨床医学の面白さを実感していた。「私はもともとひとと接するのが好きな性格で。患者さんと実際にお話しできるようになってうれしかったですね」と彼女は言う。ジョアンはこのとき初めて、なぜ親戚がみんな医師になったのかよくわかったような気がした。医師の仕事は刺激的でおもしろいうえにひとの役にもたてるのだ。ジェレミーが生まれたのは、臨床研修に夢中になっている真っ只中でのことだった。そのため静脈ルートのとり方や縫合の仕方、CTの読影などを学ぶのに加えて、夜中の授乳、おむつ替え、そしてもちろん子守当番をどうするかに常に悩まされることになった。

それでもジョアンはなんとか医学と母親業という二つの大仕事をうまくこなしていた。しかし、ロバートの方はといえば、予期せず父親になってしまったことがどうしても受け入れられず、次第に我関せずという態度をとるようになってきた。赤ん坊など生まれてこなければ良かった、どうしても赤ん坊を育てなければいけないのなら妻は昔ながらの専業主婦であってくれればよかったのに、と願っているようだった。

もしかしたらロバートは家庭の中で「唯一の」医師でありたいと思っているのかもしれない、（いつも研修では一歩先んじている）自分を競争相手としてみているのかもしれない、とジョアンはいぶかり始めていた。ジョアンは当初ロバートを自信に満ちあふれ、冷静沈着な人物だと思っていたが、いまとなってはこうした性格が傲慢さとして鼻についてきた。俗に言う「外科医らしい」性格が目立ってきたのだ。

他科に比べて勤務時間が不規則ではないだろうという理由から、ジョアンはリハビリテーション科のレジデンシーに進むことにした。結局のところ、ロバートが拘束時間の長い外科のレジデントになるというのなら、ジェレミーのため、そして将来生まれてくる子のためにも両親のうち少なくとも自分一人だけでも時間的な予測ができる働き方をしなくてはならない。

だがそのレジデンシーの間に二つの変化があった。一つは、自分にとってリハビリ医学は退屈で暗い気持ちになるものだと悟ったことである。彼女のみた症例の大半は銃創のための脊髄損傷で治る見込みのない若い男性だった。治すための医療行為をし、患者を救うことのできる「本当の医学」のやりがいを味わえたらどんなにいいだろう、とジョアンは願うようになっていた。そして、この時期に起こったもう一つの変化はロバートが彼女のもとを去ったことだった。

いまやジョアンはどうしても好きになれない科で働くシングルマザーだった。結局、リハビリテーション科での二年間の研修を終えた時点でこれ以上は無理だと悟り救急医学に移ることになった。外傷、薬物過剰摂取、心臓発作、急性期の脳卒中といった患者の治療を行うこの科は見るからに活気に満ちていた。研修は楽しく、インターンシップをやり直さなければならないことなどまったく苦にならなかった。どんな救急疾患にも速やかに対応できる自信もつき、彼女は達成感を感じていた。

とは言え、仕事はきつく、よちよち歩きの子供を育てるのも同じくらい骨の折れる仕事だった。ERで一日中働いたあと家に帰ってジェレミーの世話をすると、身も心もへとへとに疲れ果てた。毎晩ジェレミーを寝かしつけるとジョアンはソファーにへたりこむように座り、ワインを飲みながら今日一日よく乗り切ったものだと我ながら感じ入るのだった。身を削るような救急医学科でのレジデンシーの日々はこうして三年間続いた。

レジデンシーの最後の月のある日、ジョアンを前に椅子にゆったりと腰掛けた指導医が言った。「ERは君に任せる。助けが必要なときはいつでも力になるが、今日からは君が中心になってやってくれ」ER全体を仕切るというのは大役だったが、ジョアンはその重責を立派にこなした。しかも、学校に上がる前の子供を女手一つで育てながらだ。

「まさにこれだ、という感じでした」と彼女は言う。「これこそ私のやりたいことだという実感があったし、自分にはその能力もあるという自信も持ってましたから」

こうしてジョアンは一族の「医師の系譜」にはっきりと名前を連ねたのだ。

彼女が働いていたのは一九八〇年代後半から一九九〇年代の初めにかけてのフィラデルフィアのダウンタウンにあるERだった。当時はちょうどクラックやPCP◀がもっとも蔓延していた時代だった。そのため国中のERは常軌を逸した暴力行為や、クラックによる精神症状、様々な傷害患者にあふれ、悩まされていた。同時にこの頃はＡＩＤＳが出てきて大騒ぎになっていた時代でもあった。強力な抗レトロウイルス薬が開発され、ＡＩＤＳがコントロール可能な慢性疾患となる前の話である。

たしかにクラック、ＰＣＰ、ＡＩＤＳがジョアンの日々のストレスを増大させたことは間違いない。だが、皮肉なことに彼女のやる気を最も奪ったのはＥＲの仕事が（彼女の簡潔な表現を借りれば）「毎日、毎日判でついたようにしょうもないことのくりかえし」になってしまったことだった。救急処置の主だった基本的手順をマスターしたレジデンシーの頃の高揚感が落ち着いてしまうと、そのあとはただ同じことのくりかえしのような気がしていた。さらに、ＥＲでやっていることの多くが自分の健康管理をきちんとしない患者の尻拭いにすぎないように思えてなお一層うんざりした。

まじめに通院せず、ついに心不全を起こして担ぎ込まれる心臓病患者。不潔な注射針の使用が原因で、ぐちゃぐちゃに壊死した膿瘍ができてしまった麻薬常習者。ドーナツと白米をどか食いして高血糖を起こし、意識混濁状態になってしまった糖尿病患者。大酒を飲んで、痙攣をおこしたアルコール依存症患者。寒くなってくると決まってやって来るホームレス（彼らは「胸が痛い」という「魔法の言葉」を言いさえすれば、少なくとも一日、二日はベッドと温かい食事にありつけることを知っているのだ）。手持ちの薬がきれてくると、様々な病気をでっちあげてどうにか麻薬を手に入れようとＥＲにやって来る

▼クラックは高純度のコカイン、PCPはphencyclidineを元にした幻覚剤。

ヘロイン中毒患者。

　こうした患者は皆、速やかな治療を必要とするケースだったし、患者自身がすぐ診るように強く要求することもあった。ジョアンにとって彼らを治療すること自体はやぶさかではなかったが、ほとんどの患者があまりにも自分の健康管理について無責任であることにはうんざりしていた。とりわけ頭にきていたのは、彼らのその「治してもらって当然」という態度だった。

「自分で不摂生な生活を送っておいて、結局ERに転がり込んできてはなにもかも面倒みてもらおうっていうんですから」

　息子のジェレミーが癇癪をおこしたり、食べ物を床になげつけたりすれば、母親であるジョアンはタイムアウトの罰を与えて叱ることも可能だ。そうやって彼はルールを学ぶ。だが、患者が自分の健康管理に無頓着だったり、自ら体に悪いことをして病気になっても、医師であるジョアンが彼らを「躾ける」わけにはいかない。彼女は患者の問題行為をあるがまま受けいれるより他なかった。たとえそれがどんなに自己破壊的であってもだ。

　彼女はERに幼稚園の年頃の息子を連れてきたある父親のことがいまでも忘れられない。彼はなにかのお祝いをするのに爆竹を子供に渡したというのだ。だが、火のついた爆竹をうまくタイミングよく投げるのは五歳の子供には無理だった。爆竹は手の中で爆発し、子供は数本の指をやけどで失ってしまった。ジョアンは父親に対する怒りを抑えきれなかった。なんてバカなの？　五歳の子供に爆竹を持たせるなんていったいなにを考えていたの？　男の体に手をかけて、骨がガタガタいうくらいめちゃくちゃに揺すり，その愚かさを体からたたき出してやりたかった。指を失うべきだったのは子供ではなく父親だ。だが，オスラーが「平静の心」で説いたように医師は感情をコントロールしなくてはならない。プロとしてジョアンは父親に対して感情的になるわけにはいかなかった。そのせいで，ただでさえストレスのかかる仕事がなおいっそう腹立たしく，つらいものとなった。声を平静に保ち，礼節をもって彼に接しようとすることだけでも一仕事だった。

症状のひどい末期の肺気腫を患ったある紳士も忘れ難い患者の一人だ。ほぼ毎月のように，彼は呼吸困難の状態に陥っていた。家族はその都度救急車を呼び，彼は挿管されてＥＲに運び込まれる。やがて回復し，抜管される。そんなことをくりかえしていた。彼はのどに管が入っているのを嫌がり，抜いてくれるよう懇願した。肺気腫は治らない病気で，遅かれ早かれ自分はそのために命をとられるのだということを彼はよく理解していた。だが家族は治療をあきらめるなんてとんでもない，と発作のたびに救急車を呼んだ。決心がつかないのか気が進まないのか，彼がそのまま永遠の眠りにつくことを彼らはどうしても許そうとはしなかった。

気管に管を入れられ，男性がＥＲに運ばれて来るたびにジョアンが受け入れることになったが，彼女の中には家族への怒りがふつふつと沸いていた。彼らは自分達の都合を優先して，父親が自然に死ぬのを邪魔しているだけだ。ジョアンは家族を怒鳴りつけてやりたい衝動に駆られた。あなたたち，自分がお父さんになにをやっているのかわかっているの？　なんでそんなに自己中心的になれるわけ？　可哀想に，お父さんはもう楽になりたいのよ！　心の奥底では，家族だって苦しいんだということが彼女にはわかっていたが、それでもやはり、憤りのあまり彼らと目を合わせることすら我慢ならないこともあった。

無知、意図的に自己を害する行動、不摂生、自分には治療を受ける権利があるんだと言わんばかりの傍若無人な態度。くりかえしそうしたものに向かい合っているうちにジョアンの心はすり減っていった。気がつけば、患者に常に苛立ち、どんどん怒りっぽくなっていた。口を閉ざしてぐっとこらえなければ、思いのたけをぶちまけてしまいそうだった。相手を思いやる余裕がなくなり、気が短くなっているのを自分でも感じていた。リラックスするために毎晩飲んでいたワインが一杯から二杯に増えた。そしてそれがさらに三杯になった。夜勤を終え、まぶしい朝日をあびながら家に帰り着き、さあ寝よう、と思っても神経がたかぶってなかなか寝付けなかった。そんなわけで夜酒に加えて朝酒もやるようになってしまった。

夜勤そのものがきつくなってもきていた。他科とは違い、ERの医師は何年たっても夜勤が免除されるようにはならないようだった。本質的にERには年功序列というもの自体あってないようなものだった。長年経験を積んだ指導医であっても夜勤が免除されることはなかった。

一週間のうち夜勤をするのが一日、二日であっても、そのために週全体の睡眠パターンは乱され、子育てもより一層つらいものとなった。このままこうして働けばずっと不規則な睡眠しかとれず、ちゃんとした時間に眠れるようになるのは七十歳頃だろうという現実にジョアンはここに来て気がついた。

「問題を抱えて困っている医師のための支援なんて当時は存在しなかったんです。医者は四の五の言わずにがんばるもんだ、というのが不文律でした」

そしてアルコールだけが彼女の癒しとなっていった。最初は仕事明けの疲労解消のつもりだった。だがやがて一日の始まりにも景気づけに飲まなければやってられなくなった。レジデンシーを終えて五年、これはまずいかもしれない、とジョアンもうすうす感じ始めていた。

それから二年、彼女の頭の中では常に小さな声がしていた。「あんたはアル中じゃないの？」その声に、そうだお酒はやめなきゃ、と思い立ち、必死の思いで二、三日断酒をするものの、ERで働くストレスからどうしてもアルコールの助けが必要になり、結局元の木阿弥になるのだった。

思い出す限りその間明らかな医療ミスは犯してはいなかったが、もしアルコールがなければ自分はもっと良い医師であったであろうことはジョアンにもわかっていた。もっと多くの患者も診られたろうし、もっと心のこもった診療もできたであろう。頭の切れも、仕事のスピードも以前より低下していたが、日々の仕事に重大な支障はきたしていなかった。それでも、仕事に対する嫌悪感は一向に消えず、そのために自分が蝕まれていっていることを彼女は自覚していた。だがより一層問題なのは、その間患者を医療過誤の危険にさらしていたということだった。

そしてついにある日、彼女は酩酊状態で出勤してきた。最初は誰もそれに気がつかなかったため、彼女は普段どおりカルテを手に患者の診察を始めた。だが一時間もしないうちに、彼女が正常な状態にないことが、看護師、医師、インターン、看護助手など周囲の誰の目にも明らかになった。それまで仕事がまともにできなくなるようなことなどなかったが、いまや全員が知るところとなってしまった。目配せが交わされ、ささやきが起こり、やがて唖然とした目が彼女に集まった。そしてついに緊急連絡の電話がかけられ、すぐさま対応処置がとられることとなった。

現場に救急部長がやってきた。

「血をとって、アルコール濃度を測りますよ」。有無を言わさぬ態度でジョアンに告げた。「先生には、しかるべき対処をしてもらわなければ、辞めていただくことになる」。彼は断酒外来での治療あるいは三十日間の入院という選択肢を提示したが、いずれにせよ早急になんらかの手を打つことが迫られた。

ジョアンは「今決めろと言われても、こんな酔っぱらった頭ではよくわかりません……」と言うのがやっとだった。精一杯平静を装いつつ私物をまとめたが、同僚の眼前で酩酊状態をさらしてしまっては威厳も何もあったものではなかった。信じ難いほど屈辱的で、ひどい悪夢そのものだった。だが実のところ一方でほっとしている自分もそこにいた。ジョアンは臨床を完全にやめてしまうつもりはなかったが、結局病院からは解雇されてしまった（仕事を失うことはないから安心するように、という上司の言葉は反故にされた）。だが、この泥酔事件のおかげで、彼女はいつ終わるとも知れない苦悩からようやく逃れることができたのだった。

医療における幻滅というのは複合的な問題だ。この問題が見出しを飾って注目を集めることも多いが、そうした記事のほとんどが、医師の大多数が自分の子供には医療職に就くことを勧めず、出来ることなら自分だって辞めたいと答え、実際多くの医師がこぞってＭＢＡ取得に走っている、という調査結果を伝えている[1]。実のところ、幻滅という問題はメディアが伝える以上に複雑で、種々の要素を含んでいる。そしてその影響は医師本人だけではなく、患者、スタッフ、医学生、そして医師の家族にも及ぶ。

幻滅が与える影響は広汎に及び、複雑な感情を引き起こすが、その裏には「医療はこんなものではなかったはずだ」という思いや、医師とはこうあるべきという理想と現実との衝突、そして現実による理想の崩壊などがある。幻滅の原因や成り立ちは様々だ。ジョアンのケースは幻滅が呈する最も純粋な形といえるかもしれない。患者を診るということに本質的についてまわる不満、すなわち多くの患者はなにをやっても助からず治療の甲斐がないか、あるいはそもそも治療に値しない、といった感情である。

他方、患者を治療すること自体は喜びであるが、外的なストレスのためにその喜びが損なわれていると言う医師もいる。面倒な事務仕事、時間的プレッシャー、経済的締め付け、家庭内におこる緊張。抱えるストレスは様々だが、そこにはある共通した感情が存在する。

「医学部に入ったときは、努力の末に得られるのがまさかこんなものだなんて思ってなかった」

そして、患者は大小問わずそうした感情の影響を感じ取るという点でも共通している。患者に対して怒りの感情を抱いていたり、フラストレーションや退屈を抱えている医師はまず間違いなく自分の能力以下の仕事しかできていないであろうし、実のところ害を及ぼすことすらある。

医師が経験する幻滅は、なにも今に始まったことではない。だが、ここ数十年の間にいっそうの広がりを見せるようになってきた感がある。幻滅という現象は、医師のキャリアパスにおいてある程度織り込み済みのステップとも言える。教養課程、医学部、インターンシップ、レジデンシー、臨床、と進んでいく道筋のどこかで幻滅を経験し、医学を志すきっかけとなったバラ色の理想が日々の仕事での現実に取って代わられるようになるのだ。

これはある部分想定内のことである。十年以上にわたる医学部教育そして臨床研修の目的は医学の習得だ。そもそも学習には本質的に自己中心的な面がある。学生は皆、膨大な量の医学知識を学ぶ責任を負っているのだからそうならざるを得ないとも言える。この上り坂を上っていくようなプロセスはたしかに骨が折れるものだが、そこには自らを向上させているという感覚もあるし、いずれそれが患者のためになるのだ、というはっきりした目的意識も存在する。

だが、新たに医師となって実際医療現場で働くようになると、そのフォーカスは内から外へと変わらざるを得なくなる。もはやどう自己改善をするかという話ではなくなり、目の前の仕事をやりとげることこそが使命となるのだ。

一個人として、そしてプロフェッショナルとしていかに自分を高めるかということが急に問題の中心でなくなってしまうことは大きな戸惑いを生む。たいがいの医師は、初めてちゃんとした給料を受け取るまでゆうに二十五年間ひたすら勉学に勤しんできたひとたちである。そんな彼らにいきなり「学業モード」からがらっと方向転換せよと言ってもそう簡単にはいかないことも多い。

当初、私は自分自身のキャリアにおけるこの転換に気がつかなかった。「本物の医師」になってから最初の数年間、私の中にはまだインターンとしてのメンタリティが残っており、一生懸命働くことは自分の勉強になるんだ、技術もそれでどんどん上達するんだ、と考えていた。だが数年たつと、学習カーブは平坦になってきた。教育は（教授陣の一人として、教育の場で私は仕事をしていたわけだが、それでもなお）患者の治療という主目的からすれば、あくまでも副次的なものにすぎない。たしかに週に一回講義やジャーナルクラブをやってはいたが、これはいわば「ボーナス」にすぎず、それまでの十年間のように必要不可欠なものという位置づけではないのは明らかだった。結局のところ、医師は患者の治療をすることで病院に収益をもたらしている。座って講義を受けている医師は（あるいはその講義をしている医師ですら）何も稼ぎ出しはしないのだ。

だがキャリアをスタートさせたばかりの当時は一本立ちした医師としての自分の有り様を確立させるのに手一杯で、この微妙ではあるが極めて重要な変化に気づく余裕もなかった。まずは基本的な高血圧や糖尿病の治療に慣れること、自分の臨床スタイルを形成することに忙しすぎて、実は自分が以前ほどのスピードで成長していないのではないかと考えるひますらなかったのだ。

実のところ「チェロ」という医学とはまったく無関係なものが自分の人生に加わってくるまでその事実をはっきりと認識することはなかった。五歳になる娘のナーヴァがヴァイオリンを習い始めたのは、私が四十歳になってすぐの頃だった。私は娘のヴァイオリンの先生に、がんこな性格の子供に練習をさせるにはどうしたらよいのかアドバイスを求めた。てっきり、一緒に楽譜を読むとかシールやご褒美をやる、といったアイディアをあげるだろうと思ったら、予想外の答えが返ってきた。

「子供に練習させるには、親の練習している姿を見せるのが一番ですよ」

そこで、私は親の責任をきちんと果すべく、アドバイスに従ってチェロを買い、教室に申し込みをした（まったく同じ楽器をやるのは良くないと思いあえて近縁のものを選んだ）。それからというもの、子供が夜寝床に入るとすぐに練習を始めるのが日課になった。お手本となる練習態度を身をもって示すのが目的だ。それだけではない。子守唄がわりに生のクラシック音楽を聞かせるのだ。こんなありがたい親がいるだろうか。甘ったるい「赤ちゃん用音楽ＣＤ」などうちには不要だ。ある夜、まだチェロを習い始めて間もない頃、就寝時間にあわせ、私はひたすらぎーこぎーこと四つの開放弦の練習をしていた（指で弦を押さえて音を出す方法はまだ習っていなかった）。すると、ナーヴァがベッドからうんざりしたような声で叫んだ。「他の音は弾けないの？」

だが、チェロの音に身を包まれる快感に魅了されるにつれ、日々の練習から義務感という要素は瞬く間に消えてしまった。麓から一歩一歩山を登るように必死に学んでいた頃に突然引き戻されたような感覚だった。学ぶこと、技術を習得することはわくわくするほど楽しく、練習もまったく苦にならなかった。私はますます練習に熱をいれるようになり、医学雑誌を読むのが遅れ遅れになるほどだった。こんなにたくさん学ぶことがあったとは！　上達したいという気持ちがあまりにも強くて、毎晩毎晩貪欲に練習した。経験豊かな教師と共に、決まった場所で一定時間ひたすらそれだけに集中して知識の獲得と向上をめざしてがんばる、そしてその努力の成果がはっきりした形になるというのは、医学部とインターンシップの頃を思いださせた。

このとき初めて、医師としての今の自分に欠けていたのはこれだったんだ、と気がついた。こんなに集中して学び、知識もそれにつれて飛躍的に増える、という経験は現実の世界で医師として働いている中ではもはやほとんどなかった。たしかに、そこここで学ぶことはあったが、努力の結果成長できた、という強い充実感は消えて久しかった。音楽の方ではどんどん難しい曲をマスターしていった。フォーレのエレジー、ブルッフのコル・ニドライ、シューベルトの未完成交響曲、ベートーベンの弦楽四重奏曲第一番、そしてバッハの組曲。大変ではあったが、心が高揚した。一方、医学の世界はと言えば、あいかわらず高血圧、糖尿病、肥満、うつ病といった慢性疾患に決定的な解決法はないままだった。どの「画期的」な臨床試験も、ほとんど既存の治療法に少々手直しを加えたものにすぎず、その領域での知見をいくらか増やしたという程度の成功にとどまっていた。目覚ましい変化もなく、なにもかも退屈で味気なく思えた。しかし、別のフィールドで学ぶ喜びを再発見するまで、自分が見失っていたものをうまく表現することが私にはできなかったのだ。

内科学紀要(『The Annals of Internal Medicine』)でたまたま目にした「音楽家が医師に教えられること」と題した記事を読んで、音楽と医学には通じるものがあるという思いはますます強まった。[2] 記事は音楽教師と生徒の間に築かれる密接な関係、一対一の絶え間ないフィードバックについて書かれていた。この中で筆者は、臨床はライブパフォーマンスに似ているところがある、としている。医師が患者に接するとき、ある意味ステージに上がっているようなものだというのだ。

音楽家は常に演奏し続ける。そして、それがコンサートホールであろうと自宅のリビングルームであろうと、絶えず自らの演奏に意識を向け、あらゆる面から磨きをかけようと努めるのだ。たしかに、医学部とインターンシップにも共通するところがあり、特に上級医、成績、試験はフィードバックを与えてくれるシステムとして働く。だが、こうしたものはいったん臨床の現場に入るとすべてなくなってしまう。自分のパフォーマンスを改善するための手段として残っているのは自己批判の目だけだ。そうなると、病院勤務の多忙さ、毎週進歩状況を評価してくれる教師の不在なども あって、つい漫然と同じことのくりかえしの日々になりがちだというのが正直なところだ。

チェロの先生は、同じことをくりかえし練習すること自体に満足してはいけない、といつも私に釘を刺していた。

「正しい方向に向かって努力しているのならいいけれど、そうでないならむしろ有害だ」。同様のことが医学にも言えるだろう。

学び、成長することのわくわくとした刺激が欲しい、などというと、それはちょっと自己中心的な考えではないかと思う人もいるかもしれない。しかし医師自身はっきり認識していないことが多いが、間違いなくこれは医師がキャリアの半ばで直面する幻滅の原因の一つなのだ。もし、そうして医師の成長が停滞してしまえば最終的に最も害を被るのは患者なのだから、手前勝手な欲求とばかりは言えないだろう。

果たして長期間にわたる研修のせいで常に刺激を欲するようになってしまうのか、あるいは医学というものが各々の内にある渇望感を引き出しているだけなのかははっきりしない。だが、四半世紀にわたって勉学に励み、知への探求がもはや自己存在の根底をなすものとなってしまうと、学びのない人生というのは奇妙に精彩を欠いたものに感じられるのだ。

●

もちろん、刺激の不足と向上心の低下は幻滅のごく一面にすぎず、医師の意識にのぼることすらあまりない。医師がほとんど常に認識している幻滅の原因は、現在の医療における労働環境の悪化である。医師財団（the Physicians Foundation）の調査によれば、約一万二千人のプライマリケア医の九十四％が、過去三年間に書類仕事が増加した、と答えている。そして、ほとんどの医師がその直接的な影響として実際患者と接する時間の減少をあげている。[3]

二〇一〇年一月、医療改革法案の成立前の調査では、三分の一から半数の医師が、もし法案が通ったら自分は医院を閉じるか、早期リタイアを考える、と答えている[4]。今以上規制や書類仕事が増え、事務仕事に煩わされるかもしれないといったことは（それが真のものであれ、単なる想像上のものであれ）多くの医師に「もうこれまで」と万歳させるだけの脅威であった。医師の半数が廃業し、その結果患者が病院を探して延々とさまよい歩くなどという恐ろしい未来図が、まるでワーグナーの音楽と共に大破局後の世界を描いたメロドラマのように当時ニュース番組で流されたものだった。

だが、将来どう行動するか、という調査への回答と実際の行動との間には往々にして解離があるものだ。結局医療改革法案は通過したが、医師の大量退職はなかった。行き倒れの患者で通りがあふれることもなかった。医師は他の誰もがそうであるように、調査員に対して鬱屈した不満を吐き出しはしたが、その感情に従って行動するかとなれば話は別であった。一方で、少なくともある程度の幻滅と不満はほとんどすべての医師が共通して感じている、ということがこの調査で示された。たとえ実際大量の退職者が出なかったにせよ、それほど多くの医師が辞職を「考えている」ということは由々しきことである。これは患者にとっても、そして社会全体にとっても重大な問題だ。

実数としてどのくらい医師が幻滅を原因として臨床を去っているかについて調べた研究はほとんどない。その数少ないデータの一つによれば、退職率は専門医よりも一般内科医の方が高かったという。概して、一般内科医の六人に一人が（理由は何であれ）キャリアの途中で内科を辞めているが、専門医ではその数は二十五人に一人である[5]。

他科に比べて不公平なくらい事務仕事でがんじがらめにされていると感じている内科医や他のプライマリケア医からすればこの結果は驚きでもなんでもないだろう。彼らは医療の「ゲートキーパー」と称されるが、本人たちはむしろ医療の「ゴミため」であると感じることも多い。臨床においてなにか新しい義務づけ(例えば、すべての患者に対してシートベルトの使用の有無やドメスティック・バイオレンスについて、あるいは鉛入りの塗料への曝露について確認しなくてはいけない、など)が生じると、それはほとんどいつもプライマリケア医の肩にのしかかってくる。患者が保険会社から支払いを断られたり事前承認や処方内容でもめたりすれば、頼ってくるのはプライマリケア医である。

一方で専門医には、患者のどの問題に対応するか、というぜいたくがゆるされている。患者の幅を広めるも狭めるも、自分の意のままだ。自分が診たくないと思えば、なんであれただプライマリケア医に差し戻せばいい。そしてプライマリケア医の側には拒む権利はない(そのうえ、プライマリケア医の収入は専門医よりももちろんずっと少ないのだ)。

だが、プライマリケア医と専門医の区別なく最大の頭痛の種になっているのが書類仕事である。アメリカの医師、医療機関はとてつもない量の書類に悩まされている。それもこれも複数の保険会社とやりとりをしなくてはならないからで、しかもそれぞれに独自の複雑な決まりごとがある。最近の調査によれば、アメリカの医療機関が治療行為以外の事務的な仕事に割く時間はカナダの十倍だという[6]。

問題はこういったペーパーワークのために医療行為に割くはずの時間がその分削られているとい

うことである。というのも、医師は事務仕事用としての時間を特に与えられているわけではなく、そうした業務をサポートしてくれるスタッフの数も十分でないことがほとんどだからだ。小規模な医療機関で働くプライマリ医は保険会社とのやりとりに毎週四・三時間を費やすとされるが[7]、つまりその四・三時間、患者と接することができなかったということである。そしてこの四・三時間には、記録に必要な時間（カルテを書く時間）、検査結果をチェックする時間、検査をオーダーする時間、医療チームの他のメンバーと情報交換する時間は含まれていない。

ホスピタリスト（入院患者だけを診る医師）を対象にした調査によると、彼らが直接患者と接する時間は一日のうち十七％に過ぎないという[8]。大半の時間（六十四％）はカルテの記載、過去の記録の確認、他のスタッフとのやりとり、そして書類仕事に費やされている。医師にとってはこうした「間接的な医療」のための時間も形は違いこそすれ患者のために割かれる時間にかわりがないが、患者にはこうした裏方仕事は見えない。患者が認識できるのは実際医師を目の前にしている時のみであり、それはきわめて短時間に感じられる。その長さはといえば通常、一日のうち回診の時の二、三分だけだ。患者からすれば、もっと時間を割いてくれてもいいのに、と不満に思うのも無理はない。

医師の側もその気持ちは同じだ。コンピューターの前に座って患者の情報を入力するためにキーボードを叩いているより患者と直接接する時間を優先したいと思う医師がほとんどだ。だが、カルテ記載や書類仕事の量がこうも膨大では、どうしても問診や理学所見をとるための時間にしわ寄せが来てしまう。私の知る医師は皆口を揃えて、こうした大量の書き仕事が減ってもっと患者と顔を合わせる時間が増えたらいいのに、と言う。だが、もう一方の現実として我が身を持って学んだように、弁護士があちこちつつき回り始めるような事態に陥った場合には、こうした「記録」が重要な意味を持つことになるのだ。

以前、コンピューターが患者と医師の間に打ち込まれた楔になってしまった、という主旨の文を書いたことがあったが、その中で私は病院をいわば一九五〇年代の秘書室の二十一世紀バージョンで、そこでは何人もの医師が机に前屈みになって、ひたすらキーボードを叩き続けていると描写した。[9]これは、人助けがしたいという思いで医学を志した人間にとっては、非常に幻滅を覚える状況である。ますます増え続ける書類仕事、記録作業は医師を患者から遠ざける足かせのようなものだ。こうした業務のおかげで、そもそも医学の道に進むことを決心したときの理想からも離れていってしまうのだ。

●

書類仕事だけではない。医療職についている限り、時間的に際限なく拘束される。医療はいつの世もフルタイムの仕事であり、それはたとえパートタイムで働いていても変わらない。当然病気は通常の診療時間内に限って起こるわけではなく、夜間や週末も対応しなくてはならない。それをもっぱらかぶるのがプライマリケア医である。医業にとってこれが織り込み済みの現実であることを医師はわかっているし、昼夜なく働くからこそ人々の尊敬を集め、他の大半の職業よりもたくさん給料をもらっているのだということも理解している。

とはいえ、社会の高齢化が進み、疾患が慢性化、複雑化する中（先進国ではもはや単純な感染症で死ぬ人はほとんどいない）、治療に要する時間は長くなり、そのせいで医師の私生活はどんどん侵食されていく。しかし、それについて医師がおおっぴらに不満の声をあげるわけにもいかない。なぜなら、こうした献身も医師なら当然、と考えられているからだ。だが、仕事のしわ寄せが限度を超えると、結婚生活はがたつき、子供との時間は奪われ、どんどん睡眠不足になり、精神衛生上もダメージを受ける。たとえ臨床医として自分の仕事に意義を見いだし、楽しく働いていたとしても、そのために生活の他の部分が損なわれてしまえば、やはり幻滅する結果となってしまう。そして多くの医師が仕事を辞めることを考えるのだ。

ある研究グループは、老年病医を対象に、医師という仕事がどれだけ私的な生活に入り込んでくるものか追跡調査を行った。その結果、週当たり八時間近くの「時間外診療」を行っており、そのほとんどは患者とその家族からの電話に費やされていたことがわかった。[10] 内科医を対象とした同様の調査では、総労働時間の二十％が時間外だったとしている。[11] これは、毎週ほとんど丸一日余計に働いていることに匹敵する。

考えてもみてほしい。弁護士や配管工が、そうすることが正しいことだから、という理由だけで毎週八時間も時間外勤務をするだろうか。そしてもちろん、その余計に働いた分に対して（多額の！）

請求をしない、などというのはなおさらありえないことだろう。だが、医療の世界ではそれが当たり前になっているのだ。前述したように、ほとんどの医師にとってこうした状況はいわば了解済みのことであるが、時間外勤務の時間がどんどん長くなるにつれ、さすがに明らかにネガティブな影響が出るようになってきた。超過勤務分の八時間は、家族とすごす時間、睡眠時間、運動のための時間、娯楽のための時間といった医師の私的な時間から直接捻出されることになる（標準的なアメリカ人の勤務スケジュールに照らせば、年間丸々十週間分の勤務時間にあたる量だ）。多くの医師の生活はこれにより害を被っている。にもかかわらず、ポケベルが鳴れば、あるいは病院から電話がかかってきたり、電話代行サービスからの連絡で起こされれば、そこに選択の余地はない。なんらかの対応を迫られるのだ。

非常に厳しい研修が長期間続くため、医師が家族を持つようになるのは他の専門職の人たちに比べると遅いことが多い。三十代、四十代の「若手」の医師は、ちょうどキャリア形成の最重要要期にさしかかるのと時を同じくして家族を作り始める。

一世代、二世代前にはワークライフバランスなどという問題はそもそも存在しなかった。なぜなら当時はほとんどの医師が男性であり、家には専業主婦として子供の面倒をみる妻がいるというのが普通だったからだ。今日ではもちろん、医師の半数近くが女性であり、[12] さらに男性の医師だろうが女性の医師だろうが、伴侶が一日中家にいて子育てにあたってくれることを期待できる、というケースはほとんどない。加えて、大方の男性医師は、子供の成長を見逃してしまった先輩医師たちの轍は踏みたくないと考えている。

医学生がプライマリケア医学（内科、家庭医学科、小児科、婦人科）を進路先として避ける傾向が近年見られるが、その背後には勤務時間、特に通常勤務後の時間は自分の自由にしたい、という欲求が存在する。その影響から業界用語で言うROAD（Radiology 放射線科、Ophthalmology 眼科、Anesthesiology 麻酔科、Dermatology 皮膚科）に進む学生がどんどん増えている。[13] 実のところこうした風潮は医療改革法案などよりずっと憂慮すべきことである。つまり、医師は身をもってプライマリケアの有り様を否定しているのだ。七千人以上の医師を対象にした調査では、燃え尽き症候群を起こす率は第一線で働く科（内科、家庭医学科、救急医学科）が最も高かった。また医師という職業自体、他の職種に比べて燃え尽き症候群の症状を呈するひとが多く見られた。[14] 多くの患者、そして多くの医師は自問するのだ。

「病気になったら誰が自分を診てくれるんだろう？」

●

幻滅という感情が医師に及ぼす影響は様々だ。多くの医師は、腹の底で不満足感を抱き、日々ぶつぶつと不平をこぼす、といった態度につながる程度であるが、ひとによっては、常にイライラと不機嫌にあたりちらすようになる場合もあり、そういう人物に対しては患者も周囲のスタッフもすぐにかかわり合いを避けるようになる。幻滅は破壊的な行動も引き起こし、怒りの感情の暴発、そして言い訳のしようもない明らかな医療ミスも招く。そしてもちろん、少数ながら、医業を捨てて別の仕事に就く医師もいる。

またジョアンのようにアルコールやドラッグに走る場合もある。これは患者を害する大きなリスクをはらんだ状況といえる。すべての医師のうちの約十〜十五%が、そのキャリアのどこかの時点でアルコール・薬物依存症の問題を抱えるという[15]。原因は多因子的だ。遺伝的な要素がある場合もあるし、学問的・職業的パフォーマンスを向上させるために、あるいは単に覚醒しておくために薬の使用に走ってしまったような場合もある。だが、大多数の医師は、他の一般人と同様に、抑うつ、ストレス、燃え尽き、あるいは幻滅といったつらい心の症状を和らげるためにアルコールや薬に手を出してしまうのだ。

うつ病はこの章のテーマからは外れるが、医師が自らを（ジョアンの言葉を借りれば）「毒する」ことにつながる幻滅の様々な様態は、それぞれ極めて重大な意味を持つ。なぜなら、最終的にその害を被ることになるのは患者だからだ。こうした様々な形を呈する幻滅は、いかに医師の感情が直接医療に影響するかを示す顕著な例である。

スタッフルームで愚痴をこぼす以外にはけ口を持たない医師は、幻滅と折り合いをつけながら仕事をしていくために応急処置的な方法に救いを求めるようになる。そんな医師にとって（合法的な）アルコールと（容易に手に入る）処方薬が二大「自己治療薬」だ。どちらも速やかに痛みを和らげてくれる。だがもちろん、痛みの原因はかわらずあるわけだからこうした自己治療薬も継続せねばならず、往々にして量もだんだん増えていく。あっという間に薬の耐性ができていき、身体依存の状態に陥る。幻滅も心に巣食ったままだ。自分自身や社会が医師に求めるような「完全無欠」というわけには実際行かず、医師を目指したときに描いていた「理想の医師像」に自分はほど遠い、と感じたとき、幻滅の痛みはますます強くなる。

アルコール・薬物依存の問題を抱えるすべての臨床科の中でも、その深刻さにおいてとりわけ二つの科が抜きん出ている。麻酔科と救急医療科である。[16]ジョアンのケースはERにおけるストレスとはどんなものかをまさに示している。また麻酔科もQOLが良いというので人気の「ROAD」の一画を占める科でありながら、特にストレスのかかる領域である。たしかに時間的、給与的待遇という面では恵まれているかもしれないが、他のROADに比べると抱えるリスクはずっと高い。

病院で昔から言われている格言にこんなものがある。

「手術がうまく行ったときに賞賛を受けるのは外科医、手術が失敗したときに責められるのは麻酔科医」。麻酔科医は日々、文字通り患者の命をその手に握っている。麻酔をかけられた患者の呼吸と心拍をコントロールしているのは彼らなのだ。麻酔になにか間違いがおこれば、破滅的な結果が待っている。

すべての臨床科の中でも麻酔科は依存性の強い薬を最も手にいれやすい立場にいると言ってよい。四六時中、麻酔科医は強力な鎮静剤や麻薬、麻酔薬を扱っているのだ。日々ストレスを抱える中でこうした薬が目の前にあるということがどれだけ危ういことかは想像に難くない。アルコール・薬物依存といったややこしい要素がからまなくても、ストレス自体有害なものである。実のところある研究によれば、薬物依存に陥った医師と、依存の問題はないがストレスでぼろぼろになり「燃え尽きた」医師の間では、破壊的な行動、不手際、医療ミスがおこる頻度はかわらなかった、という。[17]

いわゆる「燃え尽き症候群」のせいで、患者に寄り添う気持ちを失ってしまう医師も多い。こうした医師は患者の話を注意深く、しっかり聞こうとせず、患者の訴えも無下にあしらうようになってしまう。ジョアンがそうであったように、怒りと不満の感情が自分でもどうにもコントロールできなくなってしまうケースもある。こうした情動による影響は直接患者に及ぶ。

また、燃え尽きた、あるいは精神的に疲弊してしまった医師がより多くの医療ミスを犯していることを示すエビデンスが増えてきてもいる。[18]これを正確に数値化することは困難だが、燃え尽き度合いのスコアが高いほど、本人が自覚している医療ミスの数が多いことがわかっている。それとは対照的に、仕事や生活が充実している医師ではミスの数は相対的に少ないという。[19]

ランド研究所が行った二万人の患者とその医師を対象にした二年にわたる非常に意味深い追跡調査がある。[20]患者は糖尿病、高血圧、心疾患、うつ病といった一般的な慢性疾患を抱えてはいるが、入院を要するような深刻な状態にはないひとたちだった。対象となった患者と医師は広範にわたって質問を受けた。この研究結果の中でもとりわけ興味深いのは、自分の仕事や生活に満足している医師にかかっている患者の方が処方された薬をきちんと服用する傾向がずっと強かった、ということである。これは医師の（実際の「行動」ではなく）内的感情と患者における治療効果の改善を直接的に関連づけた最初の研究結果である。

●

仕事をしていて強いストレスがかかった時、と考えてみると、最大のピンチはしばしば仕事と家庭生活の「つなぎ目」にあったことに気がついた。現実問題、子供のお迎えに行くためにまさに病院を出ようとしている時、狙いすましたかのように厄介ごとが起こることが多かった。

ある日など、コートを着て、バッグを詰め、帰り支度をすませてオフィスの電気を消そうとスイッチに手をかけたまさにその瞬間、コツコツとドアを叩く恐ろしいノックの音がした。開けてみると、かかりつけの糖尿病患者で、皮膚に小さな潰瘍ができてそれが感染をおこしているのではないかと心配になって来た、という。私はその場で固まってしまった。まるで金属の万力が左右のこめかみのあたりにかちっと固定されたような感じがした。この患者を放ってはおけない（糖尿病患者の皮膚感染は命取りになりかねない）。でも、これからちゃんと診察しようとしたら、子供たちは待ちぼうけになってしまう。

万力がこめかみの両側からぎりぎりと締め付けてきた。この患者のために足止めをくらえば、その分子供とすごす時間が減るのだ。彼女をERに送って自分はこのまま子供を迎えに行くことも考えないではなかったが、そうしたら彼女はこれから十時間は家に帰れないことになるだろう。見ず知らずの医師にこれまでの治療の紆余曲折を一から説明して診察を受けなくてはならなくなるのだ。初診であればこれまでのデータがないためにきっと余計な検査もされるだろう。結局ERで夜を明かす破目になるかもしれない。彼女には面倒をみなければいけない家族がいることを私は知っていたし、これ以上医療費を払う余裕がないこともわかっていた。そんな事情を思うと彼女をERに送るのはさすがにしのびなかった。

結局、私はほとんどの医師と同様のことをし、同様の運命をたどった。両方を満足させようとした挙句、どちらも中途半端な結果になってしまったのだ。最低限の医療だけでもやっておこう、とざっと患者を診察し、その後、時間の進みがゆっくりとなって少々の遅刻で済めばいいのにと祈りながら大急ぎで託児所に向かった。全速力で走り続け、バタバタとようやく到着した時にはすっかり汗だくになっていた。この状況にいらいらし、息をきらしつつも、頭の中ではさきほどの患者の感染症の診断が適切だったかぐるぐる考えていた。子供はしょげかえり、口を真一文字に結んだ先生たちからはむっとしているのが伝わってきた。無理もない、彼ら自身も私のせいで家に帰るのが遅くなってしまったのだから。

自分のコントロールがきかない状況にはまってしまった、自分は家族との生活を犠牲にしている、進んでも退いてもろくなことにならない、と苦々しく感じるような経験をすると、かなりの数の医師がもうこんな仕事はやめたいと考える。[21] 根本には、我が国の医療システムが医師をどうしようもない状況に追い込んでおきながら、その事実にはまったく目を向けていない、という問題がある。医療の世界では医師が二つの場所での必要を両方満たしてあたりまえ、二つの仕事を同時にさばいてあたりまえ、といった暗黙の了解が存在する。現実問題、こうした前提があってようやく現行のシステムが機能しているのだが、それが医師や患者に及ぼす悪影響はほとんど顧みられることはない。しかし、改善策はあるはずだ。簡単なスケジューリングの例がそれをよく示している。

　私が覚えているかぎりでは、レジデントは正午から始まるカンファレンスに出て、その後一時から外来業務を始める。正午のカンファレンスは病院棟の十七階で開かれていた。一方、クリニックは外来棟の二階にある。この二つの建物は長い廊下でつながっていたが、二ブロックほども距離があった。どちらの建物のエレベーターも常時混んでいたが、とりわけ昼食時はひどかった。特に病院棟の方は、来るエレベーター、来るエレベーター、ドアが開いてもそのあまりのぎゅうぎゅう詰めぶりに乗るのを諦めなければならない有様だった。たいがい乗りこむ前に五、六台は見送らなければならず、ようやくなんとか乗れそうだったら息をふーっと吐ききって、なんとか体をわずかな隙間に押し込むのだ。そしてエレベーターの中では、前の晩の伴侶以上に密着して同僚と体を接することになる。それが嫌なら、十九階分階段を駆け下りなければならなかった（「一階」は下から二つ目の階にあり、そのため「十七階」は実際のところ十九階だった。なぜそんなことになっているのかは聞かないでほしい）。

　カンファレンスは医学研修の要であるため、正午のカンファレンスをさぼらないようにレジデントの出席がとられ、欠席した者は罰せられる。またレジデントは担当患者に対して責任を負っているのだから、クリニックに遅れてくるようなことがあればやはりその責を受けることになる。この難題を皆どうにかこなしているようだった。レジデントのスケジュールなんてずっとこんな感じだったし、改めて疑問をなげかけるような者はなかった。

「彼らがうまくやれないようなお膳立てをしているようなものよ」レジデンシープログラムの新しい部長は私にそうもらした。彼女がそんな風に表現するのを聞いた途端、現状がまったく違って見えてきた。誰もがうまくやりこなしているように一見「見える」が、実のところ誰一人きちんとやってなどいないのだ。レジデントはクリニックに遅刻しないように数分早くこっそりカンファレンスを抜け出す。あるいは、遅刻したことがばれないようにクリニックの通用口からそっと忍び込む。彼らはすし詰めのエレベーターの中でランチを頬張り、そして廊下をダッシュする。

私たちが無理難題をつきつけているとしか言うほかない。午後一時に終わるカンファレンスに出るように要求しながら、その同じ午後一時には二ヶ所のエレベーターを使って四分の一マイルの距離を行かなくてはならないところでちゃんと仕事しているように、と言っているのだから。「スタートレック」式の「転送」でもできない限り、どうがんばってもレジデントはどちらか一方の要求は満たせないに決まっているのだ。

そこでプログラム部長はレジデントのクリニックでの始業時間を一時十五分に変更した。それは別に複雑な話でもなんでもなかったが、私がベルヴューで働いてきたこの二十年、誰一人として思いつきもしないことだった。するとどうだ、魔法でもかけたかのように、皆時間を守るようになった（ほかの医学の難題もこんなに単純に解決したらどんなにいいだろう……）。

うまいことといかないような仕組みになっている、というのは現代の医療の有り様そのもので、そのため非常に多くの医師が無力感に苛まれ、不満を内にためこみ、しまいには幻滅しきってしまうのだ。

●

だが、ハードリー・パオリーニのような人物もいる。心理学者の彼女はその小柄な見かけと、おだやかな喋り方からは想像できないような大型トレーラー並みのエネルギーの持ち主だ。女性が家を離れるのは結婚する時だと考えられているような保守的なブラジルの家に育った十九歳の彼女を突き動かし、優れた教育を受けるために何千マイルも離れた地を目指させたのもこの並々ならぬエネルギーだった。この挑戦のための費用は自分の収入ではどうにもならなかったため彼女はファンドを立ち上げ資金を用意した。昔気質の頑固な父親をなんとか説得してアメリカの地に移り、現地にしっかり根をおろして、心理学者としての名を馳せた。情熱と信念、そして創造力のおかげで旧態依然とした社会にしばられることなく未知の世界で成功を収め、心の平穏とユーモアを失わずにやってきた。しかも、大事に思っているひとたちとの絆を失うことなくだ。こうしたスキルのために、まったく予想もしなかった究極の「ニッチキャリア」へと彼女は導かれることになる。

ジョアンのような「問題のある」医師が出た場合、病院は外部のプログラムに助力を求め委ねるというのがならいとなってきた。厄介事には深入りしたくない、というのが正直なところなのだ。だが二〇〇二年、それに一石を投じる動きがあった。オーランドにあるフロリダ・ホスピタルがプロアクティブ・ウェルネス・プログラムを始めることを決めたのだ。多くの医師は「ウェルネス（wellness）」という言葉にニュー・エイジっぽい陳腐さを感じるが、「well（健康）」であるということは単に病気ではない状態をさすわけではない。それは肉体的に健康であることに加え、人生に幸せと充実感を感じ、人生のバランスシートがプラスになっていると感じられることを意味する。自分の人生に全般的に満足しているひとの方が人生に幻滅し不幸な思いでいるひとにくらべて良い仕事をするであろうことは直感的にわかるだろう。満足感というのは人生の様々な側面から得られるものだ。その源はキャリアであるかもしれないし、家族、趣味、霊的・精神的なこと、運動、有意義な人生をおくるための哲学かもしれない。

こうしたことはあくまでも人生の私的な部分での問題であって、職業的な問題ではないように思える。だが、フロリダ・ホスピタルのCEOにとっては医師の幻滅というのは現実的な懸念事項だった。良い医師が仕事に幻滅して辞めてしまうことは、患者にとって痛手であることはもちろん、職場の士気にもかかわることだ。そこで対策として医師を積極的にサポートしようと考え出したのがこのウェルネス・プログラムだった。だが残念なことに、このプログラムの存在はほとんど医師に知られることはなかった。ましてやプログラムに参加しようとやって来る医師などほとんど皆無だった。

そんな矢先、プログラムの設立委員の一人だった医師が、自分自身がつらい時を過ごしていたときに助けてくれたミシガンの心理学者のことを思い出した。そして、「彼女の力を借りましょう」とCEOに提案したのだった。

だがフロリダ・ホスピタルがハードリーに電話で就任を打診したときの彼女の答えはノーだった。ミシガンに暮らして十七年、開業しているカウンセリングオフィスも盛業中で、地元の高校に通学中の子供もいた。しかし病院側は、せめて見学だけでも、とあきらめなかった。

結局病院を訪ねることになったハードリーは、CEOがいかに真剣に「ウェルネス」というものを考えているかに感銘を受けた。いままで病院のトップが直接これだけ力をいれてサポートしているのは見たことがなかった。事務的な仕事は一切心配しなくていいから、とCEOはハードリーに約束した。プログラムは自分の好きなように組み立ててもらってかまわないし、もしなにか問題が起こるようならその解決のために自分が直接助力するから、とも明言した。

これはまたとない機会かもしれないと思ったハードリーは、家族とともにフロリダに居を移した。実際プログラムの作成にとりかかる前に、まずはフロリダ・ホスピタルの医師についてまわって、状況をこの目で観察しようと決めた。八ヶ月間の間ずっと、彼女は医師と朝食を共にし、その後の回診にもついて行った。手術に立会い、外来、ER、放射線科病棟、医局にも顔を出した。そうして彼女は医師の住む世界に自らの身を置いてみた。

「彼らの使う業界用語も覚えましたよ。いかに過去の経験のために彼らが身動きがとれなくなっているのかもよくわかりました」

ハードリーはジョアンが経験してきたようなことの多くを実際目にした。真に献身的な医師ですら、患者ケアについてまわる精神的葛藤のために疲弊してしまうこともあるのだということを目のあたりにした。患者と顔を合わせる有意義な時間よりも、仕事のための仕事に割かれる時間の方が多いことも知った。そこにはありとあらゆる利害の対立があった。保険会社から病院の経営陣、営利的なプレッシャー。こうした問題は手付かずで放置されたままだった。医療を行う上で課される要求と責任は肯定と報いといったものをすっかりかすませてしまっていた。いかに医療システムというものが、医師と患者の双方から人間的な要素を抜き去って、数値化、マニュアル化の対象となる単なる「商品」に落とし込んでしまっているのか、ということをハードリーは知った。医師はこうしたことに対処する術を習うことはないし、そのためのツールなどを与えられてもいないのだ。

幾晩も、ハードリーは集められる限りの幻滅と医師の社会化についての研究論文をむさぼり読んだ。医療の社会学、医学研修の詳細、さらには医学史まで読み調べた。分厚いノート十冊分の研究から出した結論は、現在のシステムは医師、ひいては患者に対して大きな害を及ぼしているということだった。たしかに医師はこのシステムの制作過程で一役を担ってきたわけだが、その結果の責めを負っているのも医師であり、そのため患者に自らの持てる能力の全てを尽くすことができないでいる。

「医療から喜びというものがほとんど失われてしまっていました」。ハードリーは言う。「医師の大半はひどい状況であったにもかかわらず、そのほとんどがその事実にすら気づいていなかった。健全な状態で活躍するための手立てが彼らには与えられていなかったのです」

彼女の最初の仕事は医師に安心して打ち明け話ができる場を提供することだった。彼女が立ち上げたのは「Art of Medicine-Relationships」と銘打った週末リトリート（研修合宿）だった。彼女は医師がこのプログラムに参加することで毎年の免許更新に必要なポイントがとれるように、CME（continuing medical education；生涯医学教育）の認定を受けることにした。だが、彼女がCMEの事務局に申請をしたときに返ってきた反応はそっけないものだった。

「このプログラムが医学とどう関係するんですか？」

もしハードリーが訴訟弁護士だったら陪審員に向き直ってこう言うこともできただろう。「以上で私の陳述を終えます」。CME事務局の反応ははからずもまさに問題の本質を体現していた。

だが別にそれはCME事務局に限った話ではなかった。誰もがハードリーはどうかしている、と思っていた。そんなべたべたした、感傷的なものになんて誰も参加しないよ、ましてタイトルにrelationshipなどという言葉が入っているなんてなおさらだ、という意見を一度ならずハードリーは耳にした。だが、彼女の何ヶ月にもわたる準備と注力は報われることとなった。医師は彼女に信頼を寄せ、医師をなんとか助けたいというその純粋な気持ちを信じた。病院の管理職にありがちな、それらしくかっこだけつけようとしているのではない、彼女は本気だ、と認めたのだ。

結局リトリートには三十人の医師が参加した。彼らは普通なら決して心理学者にかかろうとか、サポートグループみたいな感傷的な活動に参加しようなどとは夢にも思わない、いわばごく普通の医師だった。だが、こうしたごく普通の医師である彼らはそれぞれ様々なエピソードや経験談を大量に持ち合わせていた。そして、それをぜひ他のひとに話したい、話さなければ、という思いを抱いていた。

ハードリーのリトリートはフロリダ・ホスピタルの年中行事として定着した。休暇中に家族もいっしょに楽しめるように、伴侶や子供との参加も可能だ。こうしたピアサポート（相互支援）活動は、レイチェル・ナオミ・リーメン博士の研究[22]をベースに立ち上げられたFinding Meaning in Medicineグループと連携して一年を通じて行われている。医師はそれぞれの家に持ち回りで集まり、体験談を共有することで、ともすれば日々の診療の泥沼の中で見失いがちな医療の側面を再び思い起こす場としている。

こうした直接的なサポートに加えて、ハードリーは社会的、文化的、教育的イベントを催した。対象は医師のみにとどまらず他の医療スタッフも含まれたが、それはスタッフの全人的な健康を病院が重要視しているという姿勢を示す意味もあった。ハードリーが「Physician in Concert」と題するスタッフによるミュージカルの上演計画を告知したところ、そのすさまじい反響のために、彼女のファックスが紙の重みで壊れてしまったほどだった。結局五百人近くが公演に参加し、これもまた毎年の恒例行事となった。

フロリダ・ホスピタルのスタッフに講演をしてほしい、とハードリーから招かれたことがあったが、会場はありきたりの講堂ではなく、地元の美術館だった。プログラムにはディナー、美術館観覧ツアーが含まれ、全員にサイン本が配られた。また参加者には免許更新に必要なCMEポイントも付与された。こうした特典はいずれも通常の教育講演には「必須」なものではないが、これによって私を含め誰にとってもこの体験ががらっと違ったものとなったことは間違いない。

病院が医師のQOLのためにリソースとエネルギーを注いでいるという事実自体が、スタッフに良い影響を与えているようだった。医師はこのプログラムを自慢に思い、「恥辱を生むもの」としてではなく病院の見識の現れととらえている。病院から出ている予算は多くないが、運営資金のほとんどは医師自身から寄進されたものだ。

ハードリーは医師に対して個人カウンセリングも行っているが、その相談内容は日々の不満から、家庭問題、薬物依存、そして重度の燃え尽き症候群まであらゆるものに及ぶ。ハードリーがスタッフへ伝えようとしているのは、それが病院内のことであれ、患者とのことであれ、あるいは私生活のことであれ、「困ったときに私はあなたの側にいますよ」ということだ。また、ハードリーは新しい医師が入ってきたときには必ず個人面談をするようにしている。いかに病院がスタッフのことを気遣っているかを最初からすべての医師に知っておいてもらいたい、と考えているからだ。彼女の部屋がどこにあって、いざというときにはどんな小さなことでも相談しに行く場所がある、ということを彼らに知っていてほしいと思っているのだ。それもことが手に負えなくなる前に、というのが重要だ。

いかに彼女のプログラムが成功し、受け入れられているかは、カウンセリングを受けた医師の九十九%が、同僚のポジティブな口コミを聞いて自主的に相談に来ていた、という事実が示している。なにか重大なことがおこってから上司に命じられて初めて治療に来る、というわけではないのだ。

もちろんこのプログラムが医療の問題点をすべて解決する万能薬なわけではないが、医師も人間であり、彼らの医療技術だけでなく、精神的・心理的な健康の向上の手助けをすることにより最良の医療が提供できる可能性が高まることを考えれば、こうしたプログラムは強力な投資だ。実際、多くの類似のプログラムが良好な結果を得ている。[23]

ジョアンが危機にあったとき、こうしたものはほとんど存在していなかった。疑念に苛まれたり、精神的に押しつぶされそうになっていたり、破綻をきたしかけている医師の話を聞こうというものはだれもいなかったのだ。「ごちゃごちゃ言わずにがんばれ」ということだ。本物の医師ならば、医療のこうした厄介な面に直面しても動じないはずだし、少なくとも誰に頼ることもなく、自力でこっそり解決をつけられるだろう、というのが暗黙の了解だった。

ジョアンは危機に陥ってもそれを誰とも共有できず、ひとしれず苦悩をつのらせていたが、同僚や病院は彼女の世界が粉々に砕け散って初めてその事実に目を向けた。そして、そのときですら病院がとった具体的な行動は彼女を病院からつまみ出し、解雇することだけだった。ハードリー・パオリーニだったらとったであろう対策とは対極の行為だ。

ジョアンにとってERを去ることは敗北的かつ、屈辱的なことであった。しかし実のところ、一方でほっともしていた。そのときの気持ちを彼女は「ずっしりと重くのしかかっていたものを投げ捨てた気分」と表現している。今の仕事をしている限り自分はどうしようもなくつらく惨めで、レジデントの頃に大好きだったこともすっかり色あせてしまったことに彼女は気がついていた。医学のミステリーを解く喜びや、患者がよくなるのを手助けする幸福感は消え去り、自分の健康管理もきちんとせずすべての問題をこちらに丸投げするような無責任な患者への煮えたぎるような憤りがそれにとってかわってしまっていた。

一九九三年三月五日、へべれけの状態でERから強制退去させられてから二十四時間後、ジョアンは三十日間のリハビリプログラムに入った。彼女は医学を学んだ時と同じエネルギーでもって回復にあたった。そこで彼女は、ここ数年の困難な年月にもかかわらず、自分の中にまだエネルギーと力が残されていることに気がついた。そして、学問的な世界でそうであったように、彼女の決意と努力は実を結んだ。リハビリは一コースで成功し、病院で強制的に介入されてから二十年、彼女は一度も飲酒していない。

リハビリの間、ジョアンは自分のアイデンティティーについて悩むことになった。他の家族全員と同様に、彼女にとって自己の定義は常に「医師」としての自分であり、それ以外にはありようもなかった。だがこうなってしまった今、自分はいったいなんなのだろうか？　元医師？　失格医師？　非医師？

彼女自身意外なことに、実のところジョアンは自分が医師として落伍したとは感じていなかった。医師として働いていた頃を振り返っても、（最後のどん底の数週間を除いて）自分はずっときちんとしたケアを患者に提供してきた、という自信があった。しかし同時に、自分が臨床の仕事にはすっかり燃え尽きてしまい、ERだけが医療を受ける場となっているような厄介な患者の手当てにはもう幻滅しきってしまったという事実も認めないわけにはいかなかった。

ジョアンはこの回復の過程で、状況の皮肉さを理解しはじめてもいた。自己破壊的な行動をとる患者にあれだけ憤慨していたのに、彼女自身まったく同じことをしていたのだ。こうした視点を得て、彼女は患者への共感の気持ちが以前よりも持てるようになり、臨床を離れる気持ちの踏ん切りもついたのだった。

健康は回復してきたものの、キャリアの点ではジョアンはいまだ宙ぶらりんの状態だった。自分が直接患者の治療にあたるようなタイプの医師にはなれないことはわかっていた。そこで、家族にも支えられながらいろいろ調べてみた結果、世の中には医学知識を建設的に活かすことができる道が他にもたくさんあるということを知った。彼女は公衆衛生の修士課程に入ってみることにしたが、これが非常に性にあった。予防接種事業、スクリーニング、医療アクセスの充実施策、患者教育といった境界領域の問題と取り組むことで大きな人口集団全体の健康増進に寄与できるという考えに強い興味を覚えた。こういう仕事をすることで、患者がERに行く羽目になるのを防ぐことになるのだ。ここで学んだことはそれまで受けた中でも最良の医学教育となった。不満と怒りの黒い影におびやかされることなく、人々の健康を改善するために力を尽くせる道があったのだ。

卒業した時にはあいにく公衆衛生の仕事の空きがなかったため、ジョアンは自分と息子のジェレミーを経済的に支えるために医学記事を書き始めた。やがて自分には書く才能があり、書くことで自分が重要だと思う医療問題に取り組むことができるのだと彼女は思い至った。結局その後得たのは生涯医学教育の分野での職だった。それはもともと意図していた進路ではなかったが、他の医師が医学の潮流に乗り遅れないように手助けするという仕事は、結果的に彼女の医学、そして公衆衛生の経験を活かす格好の道だった。これこそ彼女にとっての「真の医師」の姿だった。他の医師を助けることでその患者も助けることになるし、ERで働いていたときに味わった耐え難いいらつきとも無縁でいられるのだ。

だが、燃え尽きてしまった医師のほとんどはキャリアを変えたりしない。彼らはともかく医療の現場にとどまり続けるのだ。なぜといえば、それしか知らないからだ。ハードリー・パオリーニのような人物に出会えた医師は幸運で、仕事を続けられるような方策を見出すことが多い。同僚医師のピアサポートや心理学者や精神科医に相談することで、そもそも医学を志したときに自分が重要視していたものを思い起こすきっかけとなるのだ。一方、新しい職場環境に移ったり、勤務時間を短くするなど、働き方を変えたり、あるいは私生活の方を変える必要を感じる医師もいる。家族のことにもっと目を向ける、時間を工面してクラリネットを習ったりバスケットをする、ユリシーズの読破についに挑戦する、といったことで、仕事での困難に立ち向かっていく力が下支えされる場合もある。

また、医療の構造的問題に起因するフラストレーションを解決するためには事務方の創造性、柔軟性、そして深い関与が欠かせない。クリニックの始業時間を一時から一時十五分にするといった単純なことでも大きな効果があるだろう。職場内にフレキシブルな対応をしてくれる託児所をつくる、といったより大きな変革のおかげで命びろいする者もいるかもしれない。だが多くの医師は心にやけどのようにひりひりした不満を抱えながら、ただ日々を送るであろうという悲しい現実も依然残る。そしてそのやけどのような痛みは、最終的には患者も感じ取ることになるのだ。

ジョアンは、患者の手助けができ、かつ自分の魂が蝕まれてしまうことのないような折衷案が見出せて、自分は幸運だったと思っている。加えて他にも恩恵があった。

「毎晩ちゃんと寝れるんですよ」。ほとんどのひとにとってそんなことは息をするのと同じくらい当たり前のことに思えるだろうが、夜勤や当直をしたことのある医師や看護師、その他の医療スタッフにとっては毎晩きちんと眠るということは、四十年間砂漠をさまよった後ようやく約束の地にたどりついたに等しいような勝利なのだ。「それに」彼女は感謝の気持ちのこもったため息をつきながら言った。

「おかげさまでもう最近は誰かの吐物まみれになることもなくなりましたからね」

ジュリアの物語 6

いつも不安に満ちている病院で、歓喜の涙

あたたかな十月のある朝、クリニックで大量にたまった検査結果の整理をしていると電話が鳴った。コロンビア大学移植プログラムの循環器科医だった。

「お知らせしておいた方がいいかと思って……ジュリアが昨日心臓移植手術を受けましたよ」

その時の言葉にできないような感情の高まりを今でもはっきり覚えている。八年にわたって押し込めていた恐怖と不安から突如解放されたのだ。心の底から叫びたくなるような喜びがわき上がってくる。私はオフィスから飛び出すと、廊下を突っ走り、大声を上げて回った。

「移植手術ができた！　ジュリアが心臓を手に入れた！」

同僚医師、インターン、学生、患者、雑務係、事務職員、会うひと会うひと手当たり次第に捕まえては話した。廊下を踊るように行ったり来たりして、半径百ヤードに存在するものすべてにこのニュースを伝えようとした。体中に広がる喜びを他のひとたちと共有せずにはいられなかった。ジュリアを救うためのネットワークは年を重ねるごとにどんどん拡がっていた。私の近しい友人にはジュリアの置かれた悲劇的な苦境について話していたから皆彼女のことは知っていた。彼らにも一人一人電話をかけてこの素晴らしいニュースを伝えなくては。

私の本や記事を読んでジュリアのことを知ったライター仲間や編集者もいた。彼らにも一人残らず知らせなければいけない。そうだ、それから新聞や雑誌にジュリアのことを書いてくれた記者にも。そしてもちろん何年にも渡ってジュリアの様子を気にかけてきた私の両親、夫にも電話をかけよう（その夜は子供といっしょにお祝いさえした。いつも「寝る前に甘いものはダメ」と厳しく言う母親がアイスクリームを大盤振る舞いして、そのうえスプリンクル—チョコレートだけではなくカラフルなのも！—までかけるのを見て彼らは少々面食らっていた。しかも臓器移植の背景にある免疫科学の講義という余興つきだ）。

世界中がこの勝利を祝っているようだった。そうでなくてどうする！　ジュリアにはその権利がある。心が折れそうになりながらも尊厳と優しさを失わず乗り越えてきた幾多の苦難を思えば、どんな大きな祝賀パーティーを開いたっていいくらいだった。グアテマラの田舎からやってきたこの慎み深い女性を、いまやボストンからイスラエル、カリフォルニアからカナダ、フロリダからイングランドに至るまで多くのひとが応援していた。

オフィスに戻って椅子に腰掛けようやく一息ついたとき、私の頬には涙が伝っていた。湧き上がる喜びに圧倒されて、自分が泣いていることにすら気がついていなかった。本当に長い間この涙を押しとどめてきた。それがついに今解き放たれたのだ。

人間の感情の表出の中でも、喜びの涙を流すというのはおそらく最も素晴らしい体験の一つだろう。幸福感の絶頂のあまり我を忘れるというのはそうあることではない。医学の世界では間違いなくまれな出来事だ。その稀有さゆえに話題になることもほとんどない。だが今回私が感じたもの、それは喜び以外のなにものでもなかった。

午前中の興奮がだんだん落ち着いてくるにつれて、我々の仕事においていかに喜びというものを実感することが少ないかをしみじみ考えていた。病棟で働いていたときは、患者のケアにあたるインターン、レジデントの心にいらだち、恐れ、そして怒りがわきおこるのを目にしたものだ。もちろん一方で仕事に対しての誇り、満足感、そして楽しみを見出す瞬間も多々ある。だが、純粋な喜びというのはほとんど皆無だ。

「喜び」と「病院」という言葉が一つの文の中で使われるのを耳にしたのは、唯一ジョン・ストーンの「Gaudeamus Igitur」（ラテン語で「それ故、喜ぼう」を意味する）という詩だけである[1]。私はこの詩をよく学生に読んで聞かせる。そして、ジュリアの新しい心臓について聞いた朝、心に思い浮かんだのもこの詩だった。

だが、今私たちの声はしっかり届いていた。綱渡りのようなジュリアの状況にはらはらしてきた八年間だったが、ここにきてようやく私たちの声が届いたのだ。世界が私たちの叫びをついに聞いた。そして心を開き、彼女に再び生きるチャンスを与えてくれたのだ。ベルヴュー・ホスピタル、そしてその献身的なスタッフを本当に誇らしく思った。彼らは立ちはだかる官僚主義や抵抗にもめげずに移植を現実のものとしてくれた。その困難を考えれば、それはほとんど奇跡と言ってよかった。自転車に乗っていてタクシーにはねられ亡くなった二十二歳の男性の家族に対しても感謝の気持ちでいっぱいだった。彼らは悲しみの只中にありながら、子息の心臓を提供するという善行を施してくれたのだ。それからジュリアの両親ととりわけきょうだいのクラリベルにもお礼を言わなくてはいけない。彼らがいなければ、ジュリアの中になんとしても生き抜くという強い気持ちは培われず、彼女は今日まで持ちこたえることはできなかっただろう。ジュリアの二人の子供たちも母親なしの人生を送ることにならなくて本当によかった。

ジュリアがついに心臓を手に入れたのだ！

Gaudeamus Igitur!

第7章

•

顕微鏡の下で

訴訟をめぐる感情と、医療に対する影響

どのインターン、レジデントにとってもそれぞれ連絡を受けたくない内線番号のランキングというものがある。レジデント時代の私がポケベルに現れるのを最も恐れた番号は３０１５だった。これはＥＲの番号で、ここからの呼び出しは新たな入院患者とさらなる仕事を常に意味したからだ。その次に嫌だったのは４８７８だっただろうか。なんであれ刑務病棟の仕事となると、はるばる十九階まで上がって行き、四つのメタルゲートとセキュリティチェックを通り抜けるという面倒な過程がついてまわった。だからどうということもない仕事でも三十分はゆうにとられた。

しかし５０３１という内線番号には見覚えがなかった。ともかく電話をかけ直してみたが、その瞬間それまでの「連絡を受けたくない番号」のランキングを見直すことになった。リスクマネジメント部。それはどんな医師にとっても最も関わり合いになりたくない部署だった。

レジデントだった私はまだ医学の世界のことには疎く、リスクマネジメントというものがいったい何なのかよくわかっていなかった。だいたいこのリスクマネジメントという言葉自体ビジネス用語じみた気持ちの悪さを帯びていて、入院受付、手術室、診療記録、血液検査室、コーヒーショップ、といった具合にほとんどのものが実質的で飾り気のない名前で呼ばれるのが慣いの医学の世界にはまったくそぐわない感じがした。多くのレジデントの認識は、リスクマネジメントすなわち弁護士、といった程度だった。病院の奥まったところにあるその部署は、スーツを着た人たちが生息し、声をひそめて話をするような雰囲気の場所だった。木の羽目板が貼られた壁で囲まれたその空間には、ポケットに尿検体を入れている者もいなければ、目の下にくまのある者、靴に膿をつけて歩き回っている者なども一人もいなかった。

内線5031に電話をかけてみると、てきぱきとした調子で事務職員が言った。

「診療記録の確認が必要ですのでこちらに来ていただけますか」。その月の研修先のICUにいた私は周囲をざっと見回した。呼吸器につながれている患者が十二人、敗血症性ショックをおこしているもの、心不全をおこしているもの。十以上の病原体に感染している患者、今まさに死亡宣告を受けた患者、そしてその間際の患者もそこにはいた。事務職員に負けないくらい毅然とした調子で私はこう返した。

「ちょっと今手が離せないんですが。おわかりでしょうけど、ICUには重篤な患者がいるので私もひまじゃないんですよ」。当時私はレジデンシーも終盤の頃で、自信満々だった上に、臨床の現場について何もわかっていないまさに事務方といったタイプには日頃からいらいらを募らせてもいた。

「結構です」。電話の声が言った。「ではICUに弁護士を行かせましょう」

弁護士？

医師への不意打ちのパンチというものがあるとすれば、「弁護士」という言葉がまさにそれだった。私は最寄りのシンクに走ると前の晩からの汚れをこすり落とそうと顔と手を洗った。白衣は埃っぽく、スクラブは着て寝たまま、髪はドレッドロックス状態だった。私は患者のための備品カートから歯磨き粉を失敬して大急ぎで口をゆすいだ。薄汚れた白衣のボタンをとめて、少しでも見栄え良くしようとした。

弁護士はすぐやって来た。仕立ての良いヘリンボーンのスーツと洒落たハイヒールというい でたちだった。彼女の光り輝くように真っ白なブラウスは非の打ち所がないほど美しく、私は思わず惚けたようにぼうっと見入ってしまったが、彼女の咳払いではっと我に返った。

私が勝手にアメフトのラインバッカーのような人物が現れることを想像していたせいかもしれないが、彼女は意外なほど感じが良かった。お忙しいところすみません、と彼女は詫びると、言った。

「我々を訴えることを考えている患者家族がいるものですから。まだ実際訴訟を起こしたわけではありませんし、結局訴訟にまで至らない可能性も高いと思います。しかし、病院としては万一の場合に備えておいた方が賢明だろうという考えで」

〝賢明〟。たいした気休めにもならない言葉だ。

「というわけで、この症例に関わったスタッフ全員にカルテの確認を行っていただくことになりました」

「全員？」彼女の手にある分厚いカルテを見て、思わずたずねた。

「そうです。一人残らず、です」。弁護士はやさしく私に微笑みかけて言った。その様子はまるで「お掃除ソング」の歌詞もまだ知らないような小さな子供ににっこり笑いかける幼稚園教師を思わせた。

「そしてカルテにある一言一句、もらさず読み合わせをしなくてはなりません」。そう言うとカルテをテーブルにおいた。どさっというこもった音が不吉に響いた。私たちはＩＣＵに隣接したカンファレンスルームの椅子に腰を下ろした。フォーミカのテーブルは一月分のテイクアウトの中華料理の油汚れと昼夜を問わず飲まれるコーヒーの汚れでべたべたしていた。誰かが置いていった減塩醤油と人工甘味料の小袋が（使用済み、あるいは未開封の状態で）机の向こう側の端にみっともなく小山を築いていた。だが弁護士はそんなことに気をとられることもなく、とりかかるべき仕事の方に集中していた。

彼女がカルテを開いた。「このカルテの全ページに目を通さなくてはなりません。先生の書いたところがあったら教えてください。どういう意味で書かれたものか曖昧なところがないように、一語、一語確認していきます。よろしいですか？」

よろしくなどなかった。醤油と人工甘味料を一飲みしろと言われる方が、自分の書いたものを一つ一つ弁護士に説明させられるより断然ましだった。

「私たちは先生の味方だということをお忘れなく」。彼女はそう念押ししたが、その言葉は驚くほど何の安心感も与えてくれなかった。

私たちは早速仕事にかかることになった。というのも、カルテのまさに一ページ目はレジデントである私が書いた入院時記録だったからだ。患者はメルセデスという名前の二十三歳の女性。頭痛を主訴に受診した。フレンドリーで人好きのする人物でまさに健康そのものといった感じだった。顔色も良く、豊かな茶色の髪が目をひいた。年が二、三歳しか離れていないこともあり、私たちはすぐにうちとけた。ほどなくその彼女が皆の注目を集めることとなった。容態が不可解と言えるほど急速に悪化したのだ。私の下した診断はライム病◀だったが、これは街から足を一歩も踏み出したことのないひとには極めて稀な疾患だった。よくも診断をつけられたものだ、そもそもそんな稀な病名を思いつくことがすごい、と当時私は病院内でちょっとした賞賛の的になった。治療がライム病のためのものに変更されると彼女は速やかに回復していった。その経過は誇らしげに医局のミーティングでも報告されたが、すでに退院して二人の小さな子供の面倒に忙しくしていた彼女を私はその場に招いていた。

　こういうカンファレンスに患者が参加することは異例だ。自分が成し遂げたことの生きた証拠を見せたいということもあったと思うが、同時にこのウイニング・ランに彼女自身に参加してもらいたい、という気持ちもあった。まさしくそれは彼女の勝利だった。その金曜日の午後のカンファレンスはあたかも祝賀会のようだった。

　月曜日、カンファレンスからまだ七十二時間もたたないその朝、メルセデスはまた頭痛で目が覚めた。彼女は再びＥＲを訪れ、ＣＴを撮るために放射線科に送られた。そしてその検査の最中、突然心停止を起こした。蘇生のためにコード・チームがCT検査室に詰めかけたが、彼女の瞳孔はすでに固定、散大していた。彼女の脳は重度の炎症のために頭蓋底からヘルニアを起こし始めていた。

ICUに搬送されて来たときにはメルセデスはすでに脳死状態だった。私はその夜は非番で、通常であれば翌日の回診の時に初めてその衝撃的な急変を知ることになるはずだった。だが、状態が不安定で気になっていた別の患者について、呼吸器の設定がきちんとなっているか確認しようと、滅多にしないことだが私は家からICUに電話をいれた。そして、金曜日に会ったときにはあんなに元気で健康そのものだったメルセデスがいま死にかけていると知らされたのだ。

いったんそのニュースを聞いてからはどうにも寝付けなかった。心がざわざわと騒ぎ、胃腸がぎゅっとしめつけられるような感じがした。うまく頭が働かない。どうしても自分の目で見ないことには落ち着かず、とうとう私は服を着込むと、真っ暗な中を病院へ歩いて向かった。そこで私が目にしたのはショッキングな光景だった。いかにも健康そうな二十三歳の女性が人工呼吸器につながれ、その頭上のモニターは彼女の脳が刻々と腫脹していっている様を示していた。多くの家族親戚がベッドを取り囲んでいた。ずんぐりとして頭のはげかかったカトリックのチャプレンが黒い法衣を着て、臨終に際して最後の秘蹟を執り行おうとしている。

▼ダニを介した感染症。紅斑、発熱、神経症状、心筋炎、関節痛など様々な症状を呈する。血清検査の感度は低い。ニューヨークでの発生が米国全体の三分の一を占め、風土病とも言われている。

私は居並ぶ家族に声をかけようと口を開けかけた。なにか言わなくてはならない気がした。結局のところ、ついこの前自信満々でライム病の診断をつけたのは他の誰でもなくこの私だったのだから。説明を、あるいは謝罪をしようか、それとも慰めの言葉をかけようか。ともかく何かを言わなくてはならないと思ったが、何の言葉も出てこなかった。私は名前さえ知らない神父の胸にすがってただ泣き崩れた。

再検査を行った結果、ライム病の診断は否定された。他にも考えられる限りの病気について検査をしたが、すべて陰性の結果が返ってきた。名医と目される人物を手当たり次第にひっぱってきて診察してもらったが、誰一人診断を下すことはできなかった。剖検すらなんの決定的な情報ももたらさなかった。なんらかの脳炎であることは間違いなさそうだったが、一体それがどういうものなのか私たちの持てる医学知識では結局つきとめることができなかった。

この症例は、関わったもののすべてを打ちのめした。私自身立ち直るのに何ヶ月も要したが、家族の痛みと悲しみはいかばかりであったか想像すらできなかった。あらゆる意味において悲劇的な死であったが、医学的になにか間違ったことをしたかと問われればはっきり答えるのは難しい。この症例については我々スタッフの間で徹底的に検討が加えられたが、ライムテストの結果が偽陽性だったために最初に誤った診断をつけてしまったこと以外はこれといった間違いは認められず、彼女の病気が本当はいったいなんだったかもわからずじまいだった。

とはいえそれで私が免責となったわけでは到底なく、現にこうして弁護士を前にメルセデスに関して自分が行ったことすべてを検証することになっていた。弁護士は私に一つ一つの単語をはっきり声に出して読み上げさせ、頭字語が出てくるとその度に説明を要求した。「No PMH of CVA, MI, CA, HTN, DM」―脳卒中、心臓発作、癌、高血圧、糖尿病の既往なし。

医学界の常識からすればまったく問題のない記載だった。あの日、私は特に意識して丁寧に記録をつけていたのだ。だが、こうして一言一句細かくチェックされると、急に自分の記載がまったく不十分だったような気がしてきた。どの行も言葉足らずで全然なってないように見える。私はそれぞれの言葉で息をつめ、自分がどういう意味で書いたのかを説明をしようとしょっちゅう脱線した。「書いてあることをただ読み上げてください」。私がカルテの記載から離れる度に注意が入った。たしなめられた私は両頬を吸い寄せぐっと口ごたえするのをこらえると、再び読み上げに戻った。だんだん頬が紅潮してくる。

「少なくとも先生の字はちゃんと読めるので結構ですね」。ページをめくりながら弁護士が淡々と言った。その先には脳外科医の金釘流の字があった。「字が汚いとそれにつけこんで相手方の弁護士は好きなように解釈してきますから」。心の中で私は三年生のときのピーダーソン先生に感謝していた。毎日の国家斉唱の時の彼女のファルセットには恐れおののいたものだが、当時のその神経質なほど厳しいペンマンシップの指導がこの訴訟で私を救ってくれることになるかもしれない。

弁護士とのカルテの読み上げは一時間近くに及んだ。どうやら私の記載に特に大きな問題は見つからなかったようだが、特別良いところもなかったらしい。私の臨床的推論にも診断論理にも特にお褒めの言葉はなかった。メルセデスの入院時に常にないほどしっかり身体所見をとり、加えて夜遅くまで神経学の教科書をじっくり読みこんでまさに教科書的な全身の神経学的診察を行っていたことに対しても称賛はなかった。

弁護士はカルテを閉じ、手短に感謝の言葉をのべると部屋を出て行った。私は合格ってこと？　大声で聞きたい衝動にかられた。それとも不合格？　再試を受けなくてはだめ？　だが彼女はすでに角を曲がって、ヒールの音をコツコツと響かせながら廊下の先へと去って行ってしまっていた。

服を剥ぎ取られ、素っ裸で「宗教裁判」で尋問にかけられた挙句、どうとっていいのかわからないようななんとも曖昧な状態のまま手振りだけで放免されたような気分だった。それは決まり悪く、中途半端な状態に留め置かれたようで、ざわざわと胸騒ぎがする非常に奇妙な感じだった。この出来事以降、私は確実に以前よりも用心深くなった。カルテを書くたびに、自分の記載が冷徹な法律家の目にはどのように映るだろうかと考えた。薬を出すときには、それが患者にとって適切な処方であるかどうかだけでなく、万一精査の対象になったとき正しい行為と判断されるかを考えてから処方するようになった。こうして余計に注意を払うようになったことは医師にとっても患者にとっても有益だと言えるかもしれないが、第三者が医師と患者が共有していた空間にはいりこんできたために、医師–患者間でのやりとりが純粋ではなくなってしまったような感じもした。

結局メルセデスのケースが訴訟には至らなかったということを知ったのは一年以上経ってからのことだった。どのような経緯で決着をみたのか、誰が遺族と話したのか、最終的な判断はどうなったのかなどを誰も教えてはくれなかった。所詮私は取るに足りない存在だった。メルセデスのカルテを書いた大勢のレジデントのうちのひとりに過ぎないのだから。しかしこの一件は私を心底震え上がらせ、その不安感が完全に消え去ることはなかった。今あらためて、当時の状況をふりかえって見ると、医師としてのキャリアを歩み始めたばかりのレジデントが医療訴訟の恐れを経験することがいかに影響を及ぼすものだろうかと考えさせられる。全ての医療訴訟の四分の一近くは、インターンとレジデントを被告人に含んでいる。[1] 少なからぬ数の研修医が不安感につきまとわれながら研修を終えるのだ。これまでこうしたことが医師としての成長にどのような影響を及ぼすかについての研究はされてこなかったが、訴訟というものが医学研修においても無視できない現実であることはだんだん認識されるようになってきた。[2]

●

次に内線番号5031が私のポケベルに表示されたのはそれから何年も経験を積んでからのことで、私はすでに指導医になっていた。その患者、イヴォンヌ・マニングという名前を聞いた時、即座に何が問題になっているのかを悟った。

イヴォンヌ・マニングはいまだかつて見たことがないほど心の優しい、善良な人物だった。良好な医師-患者関係を築くことは訴訟を防ぐ最大の手立てだ、というのは巷間良く知られたことであり、実際それを支持するような記事も多いが、私とイヴォンヌもまさにそういう理想的な信頼関係にあった。だから彼女が私を訴えるようなことは決してないだろうと私は確信していた。だが、リスクマネジメント部の弁護士が一言も言葉を発する前から、何が問題になっているのかはっきりわかっていた。

マニングさんは六十代半ばのトリニダード出身の壮健な女性だった。私は彼女のかかりつけの内科医だったが、当事彼女は特に健康上の問題も抱えていなかったため、受診時には実に様々な話をした。栄養や運動など普通だったら話したくても話す時間的余裕がなかなかないようなことや、彼女の仕事や家族の話、そして最近の医学の進歩についてなど話題は多岐にわたった。彼女は正式な教育を受ける機会には恵まれなかったが、その控えめな様子からはちょっと想像つかないほどの鋭い知性を持っていた。それほど裕福ではない家の出ではあったが、その勤勉さと生まれ持っての才能で出世を果たし、人事部の中間管理職にまでなっていた。自分の娘たちには中流階級の生活をさせ大学を卒業させるんだと心に誓い、実際それを現実のものとした。

マニングさんの知的なものの見方、まわりを幸せな気分にさせるような温かな人柄に私は魅了された。もし病院以外のところで出会っていても私たちはすぐに友達になったと思うし、彼女もそう感じていたに違いない。そんな中突然、予期せぬことが起こった。彼女に乳癌が見つかったのだ。状況は一変し、私たちの話題はインフルエンザのワクチンやコレステロール値の定期チェックから、抗癌剤や手術に変わった。だが、私たちの間にはすでに良好な関係が築かれていたこともあって、癌治療は理想的と言っていいほどスムーズにトラブルなく進められた。その三年間の経過中、それぞれのステップで私たちはコンスタントに連絡をとりあった。まさに二人のチームワークという感じだった。

ある意味で、これは私にとって医師冥利に尽きる経験でもあった。もちろん彼女が癌になどならなかったら一番良かったが、彼女という患者の存在と相互のやりとりは私の中から医師として最良のものを引き出してくれたように思う。この闘病の道のりを彼女と共に歩み、どちらに進んでいいか迷ったときにはガイド役を務めるという内科医としてあるべき役割を果たせた。このような経験は様々な理由から滅多にできないものだ。正直、私はイヴォンヌ・マニングのことが本当に好きだったから、彼女のためならなんでもやっただろうと思う。

私は彼女のＭＲＩや事前承認について、保険会社と電話で何時間もやりあった。放射線治療の後、バスに乗って帰るのがあまりにも辛いときアンビュレット（車椅子のまま乗れる搬送車）が使えるようにしてもらいたい、とソーシャルワーカーを説得した。彼女が抗癌剤治療のために入院しているときは、新聞や彼女の好きなレモングラスティーを持って行った。こうしたことを他の患者にもやらないわけではなかったが、とりわけマニングさんのこととなると苦もなくできたのだった。

一度、彼女が乳房を再建した場所になんとなく違和感があると私のオフィスにふらっとやって来たことがある。私は、そのときやっていた仕事はすべて後回しにして彼女の診察をした。見たところ切開した場所には少し発赤があり、そうひどくはないものの圧痛もある。単なる炎症かもしれないが、術後の感染であることも否定できなかった。

私は形成外科医のポケベルを鳴らしてみたが、つかまったのはまったく役に立たないインターンだけだった。腫瘍外科医は手術中だった。一般外科医はERで足止めをくらっていた。他の患者が待っていることもわかってはいたが、この問題をそのままにしておくわけにはいかなかった。もしここで私が介入しなければ、マニングさんはERに行って自分の順番をじっと待っているしかなくなる。もしそうなれば、マニングさんはトリアージの優先順位から言ってずっと後回しにされてしまうだろう。

そのとき医療クラークの一人が形成外科の指導医なら午後小児科で指導にあたっているはず、ともらした。私はその言葉を聞くや否やマニングさんの腕をつかむと、裏の階段を通って小児科へと小走りで向かった。その外科医を逃すわけにはいかない。

私たちは医師をどうにか捕まえた。結局問題の場所は軽い感染を起こしていることがわかったが、早くに見つけたおかげで周囲に広がらずにすんだのだった。マニングさんは入院して抗生物質の点滴を受ける必要もなく、抗生物質の飲み薬と温湿布を処方され帰宅した。私たちはその日の小さな勝利を祝ってお互いをハグした。この勝利はマニングさんが敏感にその些細な変化に気がついたからこそであり、私が断固として外科医を見つけ出したからこそだった。私たちは二人で一つのチームだった！

だが、残念ながら癌は完治を望めないステージに達してしまっていた。最初こそ治療に反応していたものの再発をくりかえし、転移は広がっていった。私はマニングさんが事前意思表明書を作る手助けをし、その際話し合った内容の記録を大量にとっていた。彼女が最後に入院することになった先は救急車が搬送先に選んだ別の病院で、その時点で彼女の意識はすでにクリアではなかった。私はこれまでの事細かな記録を入院先の医師宛てにファックスしたが、彼女の意思について非常に多くの情報が書き留められていたことを担当の医師からは感謝された。

結局、イヴォンヌ・マニングは、恐れていた過度の延命治療を一切受けることなく安らかに亡くなった。私は最後の瞬間に立ち合うことはできなかったが、彼女の指示がきちんと守られるように助力できたことで、私の心はその場にいることができたように感じていた。彼女の死は悲しかったが、同時に私たちの努力が最後に報われたことでほっとする気持ちもあった。彼女は不必要に苦しむことなく、望みうる最も穏やかな死を迎えることができたのだ。

マニングさんには二人の成人した娘がいた。一人は彼女のケアにそこそこ関わっていたが、もう一人の方はごくたまに顔を出す程度だった。私はマニングさんと事前意思表明書について話し合った日のことをきわめて鮮明に覚えている。そこは腫瘍科の病棟で、彼女の予後は厳しいものと思われた。抗癌剤による化学療法の限界について一時間以上話した結果、マニングさんはこれ以上の治療はしないと決意し、DNR（do-not-resuscitate、延命治療拒否）の意思を表す書類にサインをした。

そこへちょうど二番目の娘が現れた。背が高くすらっとした彼女はおしゃれな格好をして、ぱんぱんに膨らんだ高級自然食材店のショッピングバッグを持っていた。私は彼女にそれまでのマニングさんとの会話の内容を伝えた。彼女はきちきちとした動作で、袋の中から昆布スープ、茎茶、マクロビオティックサラダ、セロリジュースの容器をそれぞれとり出すとベッドサイドの台の上に積み上げた。そして厳格な調子で言った。

「母の治療方針は母と家族で決めますので。席をはずしていただけますか、先生」

そう言われたら部屋を出ないわけにいかないのはわかっていた。しかし、マニングさんがたった今私に打ち明けてくれたことを思えば、娘に押されて自分の意思を通せなくなってしまいそうな彼女をそのままにして立ち去るわけにはいかなかった。

「もちろんです」。私は立ち上がりながら答えた。「私はお母さまのご希望に添うようにしたいと思っています。特にお母さまがご自分できちんと意思を伝えられなくなった時は、その思いがちゃんとかなえられるようにするのが私の仕事です。お母さまがお話しになったことは、すべてカルテに書き残しておきます。そうすれば将来お母さまが望まれた通りにできているかどうか確認できますから」。ここでいったん言葉を止めたが、誤解のないようにはっきり言っておかなくては、と言葉を継いだ。

「私が望むことでも、ご家族が望むことでも、ましてや保険会社が望むことではなくて、マニングさんが望むことを実行しなくてはなりません」。私はマニングさんにお別れのハグをした。娘は不満げに口をとがらせ、私が部屋を出るときもあからさまにそっぽを向いていた。

リスクマネジメント担当の弁護士から、イヴォンヌ・マニングの家族が「水準以下の医療」を受けたという理由で訴えを起こす可能性がある、と聞いた時、騒いでいるのはあの娘だとぴんと来た。イヴォンヌ・マニングは最も心を通じあわせた患者の一人であり、彼女のために特別に骨を折ったことも幾度となくあったから、こんなことをされて傷つかなかったといえば嘘になる。だが、訴えを起こしたのはイヴォンヌ本人ではないこともよくわかっていた。

リスクマネジメント部の部屋に向かいながら、マニングさんとの心温まる時間を思い出していた。マニングさんはごく些細なこと、例えば私が持って行ったジンジャーエールや予備用のティッシュの箱といったものにもいつもとても感謝してくれた。最も具合が悪かった時ですら彼女は看護師やセラピスト、ハウスキーパーのひとに感謝の言葉をかけるのを忘れなかった。治療を絶対継続しなくてはならないわけではなく、もしもうこれ以上受けたくないと思ったら拒否してもよいのだと私が話した時、彼女は本当にほっとした様子だった。彼女の反応はまったく真実のものだとわかっていたから、私たちのやったことは正しかった、彼女にとって優れて賢明な医療を行うことができたと確信していた。心の中で私は彼女にささやいていた。この訴訟はあなたとはなんの関係もないってわかってる。こんなことがあっても大切なあなたの思い出が傷つけられることは絶対ない。

イヴォンヌ・マニングのケースはメルセデスで初めて経験した医療過誤訴訟よりも法的プロセスで言えば一歩先まで進んだ。今回は法廷速記者が一言一句記録をとる中、家族側の弁護士と病院側の弁護士を前にして供述を行うことになった。場所は裁判所ではなく病院のカンファレンスルームだったが、そのおかげで気が楽になるようなことは全くなかった。

その光景は奇妙なほど強い既視感を覚えるものだった。もっとも今回は弁護士が一人ではなく、二人だったが。彼らは分厚いカルテをぱらぱらとめくりながら、私が何年も前に書き残した文章について細々とした質問を浴びせてきた。その文章はあるときは走り書きであり、またあるときはカフェイン不足の頭で書いたものであり、十人の患者について二十のことを同時に処理しながら書いたものであった。幸運だったのは問題になっているのが私の記憶にはっきり残っている患者だったということだった。どうやっても記憶を蘇らせない患者など間違いなく何百人といる。

マニング家側の弁護士が私の書いたDNRの指示について尋ねた。

「あなたは患者に三ヶ月から六ヶ月しか生きられない、と言ったんですね？」

「それはですね」できる限り落ち着いた声で私は答えた。

「予後を厳密に予測することは不可能です。だから私がいつも患者さんに言うのは、あくまでも私たちが差し上げられる情報は同じような状態にあるひとたちの平均をもとにしたものに過ぎなくて、それぞれの患者さんに対して確実な数字を提示するのは無理だ、ということです。なぜなら病気が普通よりもゆっくり進行する患者さんもいれば、そうでないひとも……」

「先生、私の質問に答えてください」。弁護士が私の言葉を遮って言った。「あなたはイヴォンヌ・マニングにあと三ヶ月から六ヶ月しか生きられないと言ったんですね？」

「再発した癌の転移が中枢神経系にも及んでいて癌による衰弱が激しい場合、三ヶ月から六ヶ月というのが今後のことを話し合うとき基準として考えるのに妥当な生存期間で、というのも……」

「先生、私の質問にだけ答えてください」

「ええ、言いました。たしかに私はマニングさんと同様の状態にある患者さん全体のおおよその平均余命は三ヶ月から六ヶ月だと話しました。しかし、もちろん個人個人の寿命を正確に予測することはほぼ不可能だということも必ず強調してお伝えするようにしていますし……」

「オーフリ先生、質問にはイエスかノーで答えるようにしていただけませんか」。今度口を開いたのは病院側の弁護士だったが、彼も相手方と同様に私の答えにいらついているようだった。

私は信じられない思いで彼を見た。彼は私の味方じゃないの？

「予後というのはイエスノーで語れるものではありません」。私は言い返した。「数値的な予測も、どのようにその数値を患者さんに伝えるかも、そんな単純なものではないんです」

「我々は医学の講義を聞きにきたわけではないのですよ、先生」。ぴしゃっとそうやり返してきたのがどちらの弁護士だったかはもうずいぶん前に忘れてしまったが、それは問題ではない。二人とも一語での答えを期待しているのは明らかだった。実際私がどのような医療をマニングさんに行ったかについてはどうでもいいようだった。

弁護士の一人に、私が治療継続について腫瘍内科医と患者のあいだの「橋渡し」をした日のことを詳しく話すように促された。その日のことを私ははっきりと覚えていた。私たちは7－E病棟のマニングさんの病室にいた。病院の東ウイング《イースト》はいつも澄んだ朝の光にあふれていた。体重減少のために頬がこけてしまっていたが、窓から入る朝陽に照らされたマニングさんは輝やかんばかりに見えた。

腫瘍内科のフェローはインド系の女性医師だった。首の周りに朱色のスカーフを巻いて白衣の上から背中に垂らしていたのが印象的だった。重要な話だということで、クリニックの時からイヴォンヌ・マニングと関わっていたもう一人の腫瘍内科のフェローを伴っていた。私も彼女の内科医として同席した。マニングさんはあたたかく、気安い雰囲気にしようと、腫瘍内科医の二人に自分のベッドの上に座るように勧めた。私も椅子をベッドの方へ引き寄せて腰掛けた。私たち四人の女性はまるで小さな家族のように、身を寄せ合い輪になって話をした。腫瘍内科医は熱心に、治療の選択肢すべてについてそれぞれ考えられるリスクとメリットについて丁寧に説明してくれた。治療のオプションが一つずつ提示されるたびにマニングさんは私の方を向いた。私は彼女がじっくり考えられるように、話された内容をその都度すべて彼女にくりかえして伝えた。

状況は厳しかった。癌は再び脳を侵しており、腫瘍内科医は緩和的治療としての化学療法を提案した。この治療で癌を根治することはできないが、腫瘍の縮小は期待でき、そうすれば悩まされていたひどい頭痛も少しは良くなるかもしれない。しかし癌のためにすでにかなり弱った体にそのような治療をすればリスクは通常よりずっと高くなり、得られるメリットと天秤にかければぐっとネガティブな方へ傾くだろう。

その話し合いの後、医療とはまさに本来こうあるべきなのだ、としみじみ思ったことを覚えている。患者と医師がチームとしてみんなで話し合った。それは一時間以上に及んだがその間誰も急かされることはなく、どの質問も無視されることはなかった。選択肢も複数提案された。現実的な見通しも包み隠さず話された。陳腐な中身のない決まり文句に終始することもなく、その場には相手を思いやる気持ちが満ちあふれていた。医師は患者を気遣い、患者は医師を気遣っていた。マニングさんは医師もつらいのだということをわかってくれていた。彼女が私たちに対して示した思いやりは人間愛の表出に他ならず、私は決して忘れないだろう。

「腫瘍内科の先生は治療を受けなければ死ぬとマニングさんに話しましたね。間違いありませんか？」相手方の弁護士が言った。

私は一瞬ののち現実の世界に引き戻された。

「いえ、そうではありません」。私は柔らかい口調で答えた。

「全く違います。腫瘍内科の先生は、治療は緩和的なものだが、それによって数週間寿命が延びるかもしれない、と言ったんです。でも現実を甘い言葉で包み隠そうとしたわけではありませんよ。彼らはとても優しかったですが、率直に……」

「先生、質問に答えてください」

「質問にお答えしようとしているんです。でも答えはそんな単純ではないんです。ええ、治療をしなければたしかに彼女は死ぬことになったでしょう、でもそれは……」

「しかし、ご家族のお話によれば、腫瘍内科の先生が治療を勧めたにもかかわらず、あなたはマニングさんに断るように言ったということですが。専門医が勧めた治療を拒否するようにあなたが誘導したと」

「違います」。私は頭が混乱してきた。「現実と全然違います。私たちみんなで話し合ったんですよ。二人の腫瘍内科医と私、みんないっしょにイヴォンヌさんと話したんです。腫瘍内科の先生が特定の一つの治療法を選ばせようとしたわけではないし、私がそれを邪魔しようとしたわけでもありません。全員が参加した話し合いで、私たちは……」

「ちょっとテープを止めてもらっていいですか」。私の側の弁護士が法廷速記者に向き直ると言った。そして私の方を見た。彼の声に辛辣さはなかったが、ビジネスライクで、これまでにも散々同じようなことを言ってきたのだろうとはっきりうかがえる口調で諭した。

「オーフリ先生、これはあなたの医療に対する哲学をお聞きするフォーラムの場ではないんですよ。これは供述録取ですから先生には質問に聞かれた通り答えてもらわなくては困ります。ああでもないこうでもないと必要以上に詳しく話したり、話が脱線したりしないようにしてください。聞かれたことにだけ答えるように」

二週間後、配達証明便で小包が家に届いた。中には厚さ一インチほどの供述録取を文章におこした書類の束が入っていた。リスクマネジメント部からの文書も同封されていた。「この書類をよくお読みになって内容をご確認ください。万一ご自分の発言の記録に誤りがあった場合は、その部分を赤で囲みこちらまでご連絡ください」。私は小包を足で蹴ってベッドの下に押し込むと、二度とそれを見ることはなかった。

他人の評価の目にさらされるとき、どんなに冷静沈着で自信に満ちた医師でもその心の中には様々な強い感情がないまぜになって湧き上がり、到底心穏やかではいられないだろう。私が弁護士と関わった二度の経験をふりかえって最も印象に残っているのは、強い光の下でくまなく観察されているという身震いするような感覚だった。観察している側は悠然と服を着たままなのに、こちらだけ丸裸にされているような感じだ。

私はこの強烈な感覚がいったいどこから来るものなのか明らかにしてみようと思った。考えてみれば、たとえ自分の行為をチェックされてもそれほど心が乱されない場合もたしかに存在する。例えば、IRS（国税庁）が私の確定申告の間違いを指摘して、追徴課税をしらせる封書を送ってきたとしても、いらつくことはあるかもしれないが、自分が丸裸にされたという感覚は持たないだろう。歯に衣着せないタイプのチェロの先生のレッスンを毎週受けているが、たとえきついことを言われてその瞬間気まずい思いをしたとしても、むしろその厳しさによってやる気をかきたてられる。私の上達を願っているからこそだというのがわかっているから、批評されればなおいっそうがんばろうと奮起するのだ。

しかし、弁護士（自分の味方側も含めて）に重箱の隅をつつくように自分の行った医療の粗探しをされた時は他とは比べものにならないくらい不快な気分だった。特にイヴォンヌ・マニングの件では、まるで体をぶすぶすと刺されているような感じがした。彼女の治療に関しては本当に一生懸命やったという自負があった。深刻な病気であり、死が避けがたいものであることはわかっていたが、私と彼女は真の医師−患者間パートナーシップを築き上げ、共に戦っていたと感じていた。医師としてやれることはほとんどすべてやり遂げたと思っていたのだ。しかし、この法的プロセスはそんな思いをすべて否定するためのもののようだった。弁護士の意地の悪い質問には、私がなにか極悪非道なことをしでかしたのだろう、という言外の思いが読み取れたし、反対尋問の目的は私の揚げ足をとってその犯した罪をあぶり出すことらしかった。まるで私が敵だとでも言わんばかりだった。私の味方のはずの弁護士ですらそうだった。

結局、イヴォンヌ・マニングのケースもメルセデスのケースも訴訟には至らなかった。弁護士同士で、あるいは弁護士と相手方の誰かが話し合った結果、訴えは取り下げられた。とは言え、残念ながら感情の方はそんなにあっさり「取り下げられる」わけではない。あれから何十年も経ち、いくぶん和らいだとは言え、調査、尋問されたときのあの痛みは今でも消えずにはっきり残っている。

私の医療訴訟がらみの体験は典型例だ。医療ミスに対しての訴えが起こされた時、たとえそれが法廷訴訟にまで至らなかったとしても（そして実際ほとんどは法廷にまで持ち込まれない）、感情的な傷がそれで帳消しになるわけではない。悲しいことだが、これは決して無視できるような問題ではない。医師の大多数が一生の間に何らかの形の法的な訴えを経験する。アメリカ内科学会の報告によれば、実に医師の六十％以上がキャリアの半ば（ここでは五十五歳と規定されている）までに訴訟を経験するという。[3] 専門科によってその数字に開きがあり、最もリスクが高いのは脳神経外科医と心臓外科医で（年間二十％近くが訴訟を抱える）、最も低かったのが小児科医と精神科医だった（一年のうちに訴訟を経験するのは二～三％）。[4]

本格的な訴訟に発展した場合の最大のダメージの一つが、そのごたごたが長期間にわたって続くということである。経過が何年にも及ぶこともあり、その耐え難いほどゆっくりとした進展の間、ずっとつらい思いを抱え続けることになるのだ。訴訟を経験した二人の精神科医は次のように表現している。

「六年間ずっと歯痛が続いているような感じだった。じわじわとした不快感が常にあり、そこに時折発作的に強い電撃的な痛みが走るのだ」。その六年の間、自分たちを覆っていた影についても書いている。

「この訴訟のせいで我々は常に薄暗がりの中で働き、生きているような感じだった……自分たち自身、そしていまや原告となった元患者に対する自分たちの治療になにか問題があったのではないかとくよくよと悩み、思い出しては過去の粗探しをして心を痛めるのに十分すぎるほどの時間があった」[5]

こんな風に裁定を下されることによって受ける精神的ダメージは計り知れない。訴訟に巻き込まれる体験は家族の誰かの死にしばしば例えられる。医師はもはや自分が一生懸命さと知識、思いやりの心さえあれば訴訟とは無縁でいられると信じられたかつての理想家的な医師ではなくなってしまったことを知り、その喪失を（多くの場合無意識にではあるが）悼むことになるのだ。いままで信じてきたことがこうして粉々に砕かれると、多くの医師は苦々しい思いを抱き、医療を行う喜びを失ってしまう。厄介と思われる患者や複雑な健康問題を抱える患者を敬遠するようになる医師も少なくない。

特筆すべきは、こうした訴訟によってひきおこされる心情的な反応は医師にほぼ例外なく認められ、それは訴えが実際法廷に持ち込まれるところまで行ったかどうか、あるいは有罪の判決を受けたかどうかとすら無関係だということだ。また、たとえ証拠不十分で訴えが棄却されても、あるいは公判で無罪が証明された場合でも、感情への影響が和らぐわけではなかった[6]。医師は、ほとんど決まり文句のように訴訟を個人攻撃ととるなと（多くの場合弁護士から）言われるが、そんなことは土台無理な話なのだ。ほとんどの医師は自分の医師としての能力やアイデンティティーにけちがつけられたと感じる。そしてそれはたとえ訴え自体が根拠の薄いいいちゃもんのようなものでもあったとしてもかわらない。自分という存在の根本的な部分が批判されたという強烈な感覚の前には、その訴えが実際妥当なものかどうかということなどあまり意味をなさないのだ。

サラ・チャールズは研修を終えてまだ七年目の若い精神科医だった。彼女は軽いうつから重度の統合失調症まで様々な患者をみていた。その中でもとりわけ難儀していたのが境界性人格障害の患者だった。この疾患の患者は感情の不安定さと生活の混乱ぶりで知られる。激しい怒り発作と不安定な人間関係が特徴的で、精神科で扱う疾患の中でも最も難しい疾患とされる。

ナタリーは境界性人格障害を抱える大学院生で、サラのところで治療を開始した。彼女は定期的に受診を続け、危機的な病状の時も何度も共に乗り越え、日々の苦労も共有してきた。ナタリーが勉学を続け、比較的落ち着いた私生活を送っていたことは、物事がそこそこうまくコントロールされている証といえた。そんな十一月半ばのある底冷えのする土曜日、治療を始めて二年になっていたナタリーが、部屋の窓から非常用通路へよじ登るという行為に出た。そしてはしごを伝って屋上まで行くとそこから飛び降りたのだ。

その一報にサラは打ちのめされたが、ひどく衝撃も受けていた。ナタリーとはまさに前日に会ったばかりだったのだ。そのとき彼女は家族に会いに実家に行こうと思っていると話していた。そして月曜日に受診の予約も入れていった。こうしたことはすべて病状が安定していることのサインであり、決して自殺を危惧させるものではなかった。ここ数ヶ月の間、病状も確実に改善してきていた。いったいなぜこんなことが起こってしまったのだろう?

結局ナタリーは一命をとりとめたが、後遺障害はきわめて深刻だった。入院先の病院でナタリーはかかりつけの精神科医を呼んでほしいと頼んだ。サラはただちに病院にかけつけたが、そこで目にしたのは押しつぶされてしまった若い美しい女性の姿だった。喉には気管内チューブが入れられ、体は金属製の機械の中で動かないように固定されていた。目は怯えたようにきょろきょろと動き、絞り出すように声を出すのがやっとの様子だった。その姿は、サラの言葉を借りれば、「鉄の網にかかって身動きできなくなってしまった小鳥」を思わせた。その光景を決してサラは忘れられない。

その後、つらいリハビリが何ヶ月にもわたって続いたが、結局もう二度と歩けるようにはならないということが明らかになった。その間もサラはナタリーを診続け、下半身不随の状態で生活に適応するための支援をした。ナタリーはこんな状況になってしまったことに対する強い怒りと罪悪感でいっぱいで、サラとのセッションも非常に張り詰めたものとなった。春になってようやく退院が許され、ナタリーは復学した。その春中週毎の受診は続いていたが、季節が変わるとともに、精神科医を変えたいとサラのところには来なくなってしまった。

アメリカ連邦保安局からの封書がサラのデスクに届けられたのは、街路が赤や黄色の落ち葉で埋め尽くされた十月のことだった。その文書には、「サラ（文書中では「被告人」と称されていた）は原告ナタリーが呈していたうつ症状と自殺傾向を軽んじ、これを愚弄し、原告を侮辱、貶め、その治療を怠ったものと認められる……これにより被告はうつ症状の悪化をきたし……最終的に自殺を企てるに至った」とあった。[7]

愚弄する？　貶める？

このナタリーのケースでひどくショックを受けたサラは、精神科医として自分の仕事をじっくりと見直してみることにした。先輩医師と共に丸一年、全てのナタリーの診察内容について細かく検討し、一切の見落としもないようにした。心を砕いてきたのはもちろんのこと、時間も思考もナタリーのために特別費やしてきたことは当時も今もかわらない。

怠った？　侮辱した？

その文書を受け取ってからサラは何時間もまともに息ができなかった。だがその後何週間、何ヶ月、何年にもわたって続いた痛みと自己疑念、孤立感に比べればそれはなにほどでもなかった。まるで目に見えないネットで自分が周囲の医学界から隔絶されたように感じ、孤独の中でこの苦しみに耐えねばならなかった。

法制度は事実に基づき筋の通った分析をして安心感を与えてくれるものなどでは到底なく、むしろ傷口に塩をぬりこむような役割しか果たさなかった。裁判のための準備は際限なく続き、大きな負担としてのしかかった。私的な生活は言うに及ばず病院の仕事も二の次となり、直前になって連絡のはいる話し合いや、否応なく予定変更にされる証言録取、突然の電話、そして果てしなく続く待機のためにいいようにふりまわされた。裁判の日がようやく近づき、これからの戦いに勇気を奮いたたせ、覚悟を決めいざ法廷へと思っていたら、裁判官が休暇をとったからという理由であっさり裁判が延期された。

もう一度準備をし直し、患者の予約も再調整して、さあいよいよと思ったら、今度は弁護士の一人が結婚式を挙げることになったということでまた仕切り直し。こうして結局裁判は四回延期された。その五年の間、サラは心休まることがなかった。こうした一連のシステムにおいてはひとの感情的な苦しみなどまったく頓着されず、医師、患者、それぞれの側の家族、そして言うまでもなくこの裁判騒ぎで何度も治療の中断を余儀なくされたサラの他の患者がいかにこうした感情の副次的影響を被るかなどは思慮の外だった。

ようやく行われた裁判で、サラは「勝った」。裁判官はサラがナタリーに妥当な治療を行ったと認め、ナタリーの行動、そしてそのためにひきおこされた結果はいかにも悲劇的ではあるが、サラが責めを負うべきものではないと結論した。だが、たとえ裁判で無実が証明されたとしても何年にもわたる苦悩がそれで癒されるわけではないのだと、自分と同じ立場に立たされた何万もの医師同様サラは知ることとなった。

こうしたシステムそのものに根本的な問題があり、その害が誰に及ぶのかはほとんど時の運だということを、サラはまた他の何万もの医師同様痛感していた。この一連の法的プロセスで多くの人の生活が無雑作に破壊されたが、結果的に患者にはたいした利益をもたらさなかった。ほとんどの訴えは裁判には至らず、たとえ裁判になってもほとんど患者が勝つことはなかった。また調停で決着がついた場合でも、結局関係者の誰にとっても不満が残る形になることが大半である（例外は弁護士で、彼らは決着の内容にかかわらず常に経済的な利益を得ることになる）。

だがサラが他の何千もの医師と違っていたのは、今回の経験をこれで終わらせようとしなかったことだった。彼女は米国医師会の会長をはじめ、様々な専門科学会の会長と話をしたが、そのほとんど全員が自分自身もつらい医療過誤の経験をしていたにもかかわらず、この状況について積極的に取り組んでいる者は皆無だということを知った。医学界では普遍的な問題であるものの、これに真正面から手をつけることの痛みを思うと誰もが及び腰になってしまうようだった。

サラはまず医療過誤が医師と患者にどのような悪影響を及ぼすかを調べ始めた。さらに、自分自身の医療過誤の経験を書いた本を出版した。[8] 彼女の広範なインタビューと調査の結果わかったことは、医療過誤の訴えというのはそれが実際法廷までいったどうか、あるいはどちらが勝訴しどちらが敗訴したかにかかわらず、ひどく心を蝕むものであるということだった。いったん訴えが起こされれば長期化は避けられず、関係者双方の痛みは極限に達する。[9]

医師にとって、自らの医療が批判されるというのはきわめて普遍的なことである。だが、訴えられるという経験をして何の心の傷も負わない医師など一人もいない。自分には何の非もないとわかっていても、そして裁判で無罪判決が出た場合でも、その耐え難い苦悩から逃れられるわけではない。訴えられるのは、標準以下の医療を行った医師や、傲慢で、冷酷で、十分なコミュニケーションをとれない問題のある医師だけだ、というならまだ理解できる。だが患者と長きにわたって信頼関係を築いてきた医師も同じ様に訴えられているのだ。良好なコミュニケーションと信頼関係は訴訟の数を減らす効果はあるかもしれないが、絶対的な予防策ではない。多くの心優しい、良い医師があの恐ろしい内容証明郵便を受け取るような目にあっているのがそのいい証拠だ。[10]

インタビューの中で、サラは脳性麻痺の赤ん坊を取り上げた家庭医のことを話してくれた。その医師は赤ん坊の出生後も家族全員のプライマリケア医として二十年間、一家とずっと近しくつきあってきた。ところが、である。その子が二十一歳になる直前、それは出訴期限がきれる直前でもあったが、脳性麻痺は出産時の処置によるものだとして家族が医師を医療過誤で訴えたのだ。

医師のショックは大きかった。二十年にわたる親密なやりとり、サポート、コミュニケーション、気配りは結局何の意味もなかったということか。両親は自分たちが死んだ後子供がどうなるかを心配して、もっぱら経済的な目的で訴えを起こしたのであろうことも理解できなくはなかった。だがそうであったとしても、それは心底失望させられる出来事に違いなかった。

しかし、医療訴訟システムのダメージは医師だけにとどまらない。究極的に最も大きな損害を被るのは患者である。訴訟の当事者となった患者からすればそれは火を見るより明らかだ[11]。そもそも訴訟が起きる状況というのは通常なんらかの悪い帰結を見た場合であり、その悪い結果が誰かのミスによるものだろうが、単なる不運であろうが、身を持ってその結果に苦しむのは患者自身だということにかわりはない。自分の主治医が不適切なあるいはずさんな治療を行ったかもしれない、という思いを抱いた患者はひどく裏切られたように感じるものだ。

そもそもこの訴訟というシステムが感情的なしこりを解決してくれることは滅多にない（そしてもちろん望ましくない結果がもとの状態に戻されるわけでもない）。いつ終わるとも知れず延々と続く訴訟のプロセスは、被告にとってと同じくらい原告にとってもつらいものである。しかし、副次的な影響の広がりは患者の側の方が大きく、それは医療訴訟を起こした患者だけにとどまらない。訴えられることで負った心の傷は医師を大きく変容させ、行う医療にも変化をもたらすからだ。最終的に六十％強の医師が訴訟を経験するという事実からすると、医療過誤訴訟の悪影響は過半数の患者の治療に及ぶことになる。そしてその被害は甚大なものになりうる。と、いうのも訴訟の悪影響を単独に同定するのは難しく、そのためより潜行性の拡がりをもつからである。

一度なりとも訴訟を経験すると、ほとんどの医師が大なり小なり仕事の仕方をかえるが、そのため様々な面で患者は影響を受ける。過剰ぎみの検査や治療といった、いわば自己防衛的な医療を行うようになるというのが最も典型的な変化だろう。これは一見すると患者にとって本質的になんの問題もないように思えるが、実のところ有害であり、時に致死的ですらある。医療訴訟を起こされる前は現病歴と身体所見のみで頭痛の評価をし、深刻なものではないから大丈夫と患者を安心させて帰していた医師が、訴訟を起こされた後は、たとえ臨床的には深刻なものではないと確信していても、とにかくリスクを冒したくないがためにすべての頭痛患者をＣＴにまわすようになるかもしれない。「臨床的な確信」など証言台では通用しないのだ。

こうして施行された余計なＣＴの積算被曝量はどんどん増えていく。ある統計では不必要なＣＴの放射線被曝によってひきおこされる癌の数は三百万例にもおよぶという[12]（ギルバート・ウェルチの『Overdiagnosed』は過剰な検査の害についての啓発的な著作だ[13]）。不必要な検査によるダメージは現実のものであり、最終的に被害を受けるのは患者なのだ。

そしてもちろん経済的なマイナスも無視できない。自己防衛的医療と医療賠償保険のコストは控えめに見積もって五五〇億ドルと言われている。[14]それだけの資金があったら、もっとずっと意味のあること、例えばマラリア予防、ワクチン事業、妊婦検診といったことをもっと充実させられるだろうにと誰しも思うだろう。

一度医療訴訟を経験すると、診る患者を選別するようになる医師も少なくない。非常に状態の悪い患者、あるいは理由がなんであれ何度も訴訟を起こしているような人物は敬遠される。サラ・チャールズも、訴訟の後は境界性人格障害の患者を診るのをやめてしまった。リスクを考えれば割に合わないと感じたからだ。この病気で非常に苦しんでいる患者の側から見れば、診てくれる医師をこれで一人失ったことになる。

整形外科医を対象にした調査では、四分の三近くの医師が訴訟のリスクを懸念して複数の健康問題を抱えている患者の診療を避けていたことが明らかになった。また失敗する危険の高い難しい手術は行わないようにしていると答えた医師の割合はさらに多かった。[15]医療訴訟を経験して心に傷を負った何万という数の医師が同様の行動をとるとすれば、深刻な状況の患者が医療を受けるのはますます難しくなるだろうと推測できる。

七千人以上の外科医を対象とした研究では、その四分の一の医師が近い過去に訴訟に巻き込まれており、そうした医師は燃え尽き、うつ、自殺念慮に陥る傾向が他の医師に比べずっと強かったという。[16]燃え尽き、抑うつ状態で、自殺を考えている外科医に手術を受けるというのはたしかに恐ろしいことだ。

最後に、医師‐患者間の関係に及ぼす影響もある。これをはっきり数値化するのは難しいが、深刻な結果をひきおこしうるものだ。心から仕事に打ち込んでいる医師の圧倒的多数は、訴えられることで信頼関係が壊されたと感じる。「医師はまさしく自分への個人攻撃だと受け取る」、「特に職務怠慢だというそしりを受ければなおさらのことだ」とサラは著書に書いている。[17] こうした医師はまた裏切られるかもしれないという恐れから、他人を再び信じることがなかなかできなくなってしまう。それは配偶者に浮気をされたときの感情に近いかもしれない。そういう経験をするとまた誰かを信じることに非常に慎重になってしまうものだ。

信頼というのは有意義な医師‐患者間関係の根底をなすものであり、決して一方通行では成り立たない。医師が患者に対して信頼をおけず、感情的にいれこむのを避けようとすれば、患者はたとえ無意識にせよそれを感じ取るものである。そうなるとそこに形成されるのはお互い心を許さず、疑いの目で相手をうかがうようなパートナーシップである。そんなことでは結婚生活と同様、医師と患者の関係も決してうまくはいかない。このような状況で生み出されるのは、コミュニケーション不足、不信感、無関心など訴訟（や離婚）の原因といわれる態度である。

ローリスクとされる科（小児科、皮膚科、精神科）の医師が六十五歳までに訴訟を経験する割合は七十五％とされる。一方ハイリスクの科（脳神経外科、心臓外科、産科）ではその数は九十九％にのぼる。[18] だとすれば、医療訴訟の影響はほぼすべての患者に及ぶと言っていいだろう。

医師は様々な形で裁かれる。医療訴訟はその一つにすぎない。医学の世界で教育的な場として存在しているのが、他の医師の前に立ち自分の犯した間違いや失敗について討論する症例検討会（M&M）だ。施設によってM&Mの雰囲気には大きな差があり、支持的で温かい感じのものから、淡々と教育的なもの、そして厳しく懲罰的なものまで様々である。

最近では質的指標で評価されるようにもなってきた。ここで使われる指標というのは医師の質を客観的に評価できるもの、例えば入院日数、血圧のコントロールがうまくついた患者の割合といった具体的な数値である。だが、この後見ていくようにこの客観性というのが曲者で、実は多分に主観的な影響を受けやすく、バイアスがかかりやすい。

さらに患者から評価を受けることも増えている。公式の患者満足度アンケートに加え、映画やレストランの評価をするように星一つから五つまでで評価するようなインターネット上でのランキングも多くなってきた。たいていそういうサイトには自分が実際その医師にかかってみてどうだったかコメントも書かれている。これについては後ほど詳述することにしよう。

他人の評価を受けるというのは人格形成に役立ち、満足度アンケートや医療の質レポートからフィードバックを得ることは成長のための建設的な方法だと主張するひとたちもいる。たしかにそこには一面の真実があるのは間違いないが、現実ははるかにもっと複雑で微妙である。他者から評価されるというのはまさに諸刃の剣で、たとえ臨床的には望ましい結果を得ても批評によって受けた精神的ダメージのために、それが帳消しになってしまう例は多い。医師の、そしてその患者の被る後遺的な影響は驚くほど大きなものとなりうるのだ。

品質評価のムーブメントとその影響の範囲と度合いは少なくとも今のところ医療訴訟の問題ほど深刻ではないが、この二つに共通するところは多い。医療の質を具体的なわかりやすい形で評価することは可能なはずだという考えから、ならば「特級」の医師と「並」の医師を区別する方法もあってしかるべき、という見方がそこに生じてくる。たしかにそういう発想もわからないではない。

だが、もちろん問題はいったいなにを「物差」にするのか、ということだ。一般内科や家庭医の場合、かかりつけ患者のうち何人が心臓発作を起こしたか、何人が禁煙に成功したか、どのくらいがコレステロール値を二〇〇以下に保ち血圧も正常にコントロールされているか、何人が必要なワクチンをきちんと受けているか、といったところになろうか。

こうした指標はすべて健康管理の上で重要なのは間違いないし、その点については異論のある医師はいないだろう。しかし、現実の臨床ではこうしたファクターはそれぞれ極めて複雑なものである。ワクチン接種率といった比較的シンプルな指標ですら、医師の質以外にも他の多くの変数もかかわってくる。例えば看護師の数、カバーしている保険会社の種類、時間外患者をどれだけ受け入れているか、患者教育レベル、一回の診察にあてられる時間、といったことである。

そんなわけでこうした指標をすんなり受け入れられない医師は非常に多い。こういった質的指標の導入によってかえって医師の向上心を削ぐ結果になるのではないかと危惧する者もいる。[19] 範囲の狭い特定のデータポイントをいくつか選び出して質評価に用いるというやり方は組み立てライン業務のような単純作業を評価するにはいいかもしれないが、深い思考や決断、判断、コミュニケーション、創造力などがかかわるような複雑な仕事の評価にはむしろ逆効果かもしれない。[20] たとえその一つ一つの指標自体は重要なものであるとしても、そうした細かな点にあまりフォーカスをあてすぎると、向上心や成長力を損ないかねない（そういう意味では仕事環境に関して本人の権限を大きくしたり、全体的な仕事の満足度を上げることの方がよほど効果はあるようだ）。

私自身「質」評価を受けた経験があるが、やはり批評されるというのは決して気持ちのいいものではない。私の勤める病院は糖尿病治療の改善に非常に熱心に取り組んでいた。糖尿病は多くの合併症を起こしうる最も複雑な疾患の一つであり、可能な限り良質の治療を提供できれば患者にとって大きな益につながることに誰も異論はなかった。

そういうわけで、医師は皆、受け持ち患者のうちどのくらいが血糖値、血圧、そしてコレステロール値が目標に達しているかが記された「成績表」を受け取ることになった。たしかにこうした数値は私たちがどのくらい良い仕事をしているかを評価するための妥当なデータにも思える。

私のレポートカードは惨憺たる成績で、病院が設定した目標値を大きく下回っていた。これまで仕事には全力を尽くして頑張ってきたのにこの結果とは、と私は意気消沈した。そのひどい成績表を受け取ってからというもの、罪悪感にかられた私はこれまで以上熱を入れて働き、職場にさらに遅くまで残り、夜間や週末には家から患者に電話をかけたりもした。ところがそんな努力にもかかわらず、成績はちっとも良くならなかった。この結果に私はひどく落ち込んだ。

この経験について私はニューイングランド・ジャーナル・オブ・メディシンとニューヨーク・タイムズに寄稿した。[21] そしてどちらの文章でも、こうした数値だけで医療の質を断じることはできない、と指摘した。確かに我々を管理する側からすれば便利なやり方かもしれないが、仮にこうした数値基準の全てにおいて高得点であったとしても、それがイコール「あるべき医療の姿」というわけではないのだ。

この記事には即座に大きな反響があった。

「オーフリ先生、あなたはハードデータで評価されるのが怖いのですか？」というのが最も多く寄せられた声だった。

正直に言えば答えはイエスだ。私は確かに恐れていた。それはまるで再び弁護士の前に座らされ、一言一句、一挙一動を吟味されているような感じがした。間違いを見つけ出したらすぐ世間に知らしめてやるぞとにこりともせず明るいライトに照らされた私をじっと見つめている人物をまた前にしているような気分だった。

記事では特に医療の質を数値化して評価することの問題点について論じた。こうしたやり方はいわば盲人の一団が象に触って「象とはどんなものか」を論じるようなもので、診療のある部分部分を切り出して評価しているにすぎない。実際医師にかかる必要が生じた時、（医師自身も含め）ほとんどの人があてにするのは数値的にどの医師が一番いいかなどではなく、「あの先生は頭が良くて、優しくて、きちんと診てくれるし、思いやりもあって信頼できるよ」といったひとからの口コミなのだ。

私は数値化された質評価の明らかな問題点を散々あげつらったが、実のところそこまで熱を入れて批判することになったきっかけは批評の対象とされた時のあのひどく不愉快な気持ちであり、一つ間違えば私が全身全霊、人生をかけてきたものが「客観的な」機関によって無にされるかもしれないという恐れだった。ほとんど感情に根ざした反応だということは自分でもわかっていたが、無視することはできなかった。

●

そして、患者による医師の評価というものも存在する。そもそも患者同士これまでも医師についての情報を口コミで常に共有してきた。実際、前述のようにほとんどのひとはこうした他人の言葉を頼りに医師を探している。そしてインターネットとSNSの登場で情報共有は次の段階に移った感がある。それまで情報源は友人や身近なひとに限られていたが、いまやはるかに巨大なネット上のコミュニティーであらゆることを知ることができるようになったのだ。

私の住んでいる地域のあるランキングサイトが、それまでは日常生活に関するビジネスの評価だけを対象にしていたのを、医師の評価ランキングも始めたと知った時のことだ。当時、公共ラジオ放送で彼らのコマーシャルがしょっちゅう流れていた。

「アンジーのリストには水道屋さんから、クリーニング店のランキング……そしてこれからは医師のランキングも！」〝そしてこれからは医師のランキングも！〟とわざわざ強調した言い回しに、勝ち誇ったような響きを私は感じずにいられなかった。まるで、「ずる賢くも、いままで評価を受けずに逃げおおせていた医師をとうとう捕まえてやった！」とでも言わんばかりだ。

こうしたランキングサイトの数はどんどん増えていった。その勢いたるやＩＣＵで薬剤耐性黄色ブドウ球菌が増殖するスピードを凌ぐと言っていいほどだ。インターネットで医師の検索をすると、だいたい最初の数ページはランキングサイトばかりがヒットする。経歴、所属する病院、オフィスのホームページ、所属学会、認定資格といった実情報はずっとページを繰っていかないとたどり着かない。

こうした状況に歩を合わせるように増えているのが「ネット上評判マネージャー」という人たちで、彼らの多くが医師をターゲット顧客としている。医師はネット上で悪い評判がたてば失うものが大きい。そして一般的な職業に比べ収入が多いとみなされ、自由になる時間が少ない、とくれば彼らにとっては格好のターゲットである。現在のようなペースで行けば、すべての医師は標準的な医療訴訟保険に加えて、ネット上評判マネージャーを雇うことが必須になる日が来るかもしれない。

多くの人は医師を選ぶのには、オープントースターやメキシカンレストランを選ぶよりもう少し高度な思考が要求されてしかるべきと考えている。だが最近は、医師免許や認定資格、診察時間といった基本的なことだけでなく、その医師が実際どういう医療をしているのかを知るために他の患者による評価が不可欠だ、と思う人も増えている。

当然のごとく、医師の側は患者ほどこうした流れを歓迎してはいない。ちょっとした不快な経験(例えば待ち時間が長かったなど)や医師のコントロールの外にあるもの(保険の問題など)で立腹した患者がその腹いせにネガティブなコメントを書き込み、そのせいで自分の評判があっという間に地に落ちることを危惧するのだ。通常医師についての一つのウェブサイトあたりの口コミの数は多くはなく、地域のテイクアウトの中華料理屋の口コミ数よりずっと少ない。ということは、ネガティブなレビューが一つ、二つあれば、それの持つ影響力は相対的にずっと大きなものになりうるということだ。また、ほとんどのユーザーは匿名で(中には例外もあるが)、通常書き込みのための登録の必要もないため、報復的な書き込みをする心理的ハードルが低いという現実もある。さらに言えば、実際投稿したユーザーが本当にその医師にかかったことがあるのかすら確かめようがないのだ。

そして、そうしたレビューでもっぱら書かれているのは、その医師がどんなに親切かとか、いかにスタッフの感じがいいか、あるいは検査をいくつしてくれた、といったようなわかりやすく、目につきやすいが治療そのものの質とは直接関係がない要素なのだ。その医師がきちんと勉強して最新の知識を持っているかとか、そこで提供されている医療が実際どのくらい優れているかについて、はたして彼らに正しく評価できるものだろうか？

こうしたネット上の口コミを読みあさるのは人のゴシップを楽しむようで下品だと、私はそれまでそういったサイトを敬遠してきた。しかし今回本書を書くにあたってやはり一次データをとっておくべきだろうと思い、早速精力的に「データ集め」を開始した（もちろん、純粋に研究のためである）。手始めにまず同僚、以前教えた学生やレジデント、そして自分自身のかかりつけの医師の評価を見てみた。いざそうしてみると、あっという間にのぞき見の衝動にとりつかれてしまった。自分が直接知っている医師について患者がどのようなことを書いているのか興味津々だったが、実際読んでみるとそれはそれでばつが悪く、ネガティブなコメントを見つけたときはなおさらだった。

そうしてリサーチしているうちに、勤務先がいっしょで、自分が患者としてかかってもいるある医師に対するレビューを発見した。私は常々彼女のその生真面目な仕事ぶり、生き方に好感を覚えていた。彼女は正直であることを宗として、不必要に取り繕うことをよしとしなかった。こういうキャラクターはある種の人には非常に受けるが、一方で不快に思う人がいるもので、実際それが彼女のオンライン上の評価にも現れていた。半数の患者は五つ星の評価を与えて、「本当にいい先生です！　私は大好き！　絶対におすすめ」といったコメントを寄せていた。ところが残りの半数の患者は一つ星の評価で、「親の仇にすら勧めようとは思わない。以上！！！！！」などと書き、すべての領域について最低点をつけている。彼女の医学知識や臨床スキルについてさえもだ。

私自身かかりつけ患者の一人として、彼女が一見ぶっきらぼうに見えるのは知っていたし、中には彼女の物言いに傷つく人もいるだろうなとは思っていたが、その医療行為にずさんなところは何もなかった。また同業者の目で見れば、彼女の真面目な仕事ぶりもよくわかっていた。それは彼女が仕事について話すときににじみ出る熱意と愛からも明らかだった。だが彼女のコミュニケーションスタイルが気に食わない患者は、その苦々しい気持ちを彼女の行う医療のすべての面の評価に反映させていた。

もちろんこうしたことが意味するのは、目にしたものをどう捉えるかは感情によって大きく左右されるということだ。さらに拡げて言えば、意味のある評価をするのがいかに難しいかということでもある。たとえば、医学知識は半世紀前で止まったままだが患者への接し方は申し分ない高齢の医師の方が、診断力は天才的だが原始人なみの対人スキルしか持たない医師（いわば現実世界のグレゴリー・ハウスだ）よりも高い評価を受けることもありえるだろう。ここで言いたいことは臨床スキルの方がベッドサイドマナーよりも重要だとか重要でないとかいうことではない。要はこうした医師ランキングサイトの類も「客観的質評価基準」と同様、多くの課題を抱えているということだ。

患者の一人としてその優秀さ、誠実さをよく知り、信頼してかかりつけにしている医師がひどくこき下ろされているのを見て私は憤った。まったく不当なことこの上ない。実際、世の中にはまさにこういう評価にふさわしいどうしようもない医師もいるが、彼女は違う。優れた医師をこんな風に駆逐してしまったら、そこにはいったい誰が残るというのだ？　過度に否定的な書き込みを打ち消すためにもポジティブな評価を書き込まなくては、と思った。正直なところ必ずしも賛同しているわけではないシステムに自ら参加するのは複雑な気持ちだったが、高校の時の国語の先生が見たら顔色を変えるくらいたくさんの感嘆符を散りばめた五つ星の推薦コメントを投稿した。

次に恐る恐る自分の名前も評価サイトで検索してみることにした。研究目的で始めたことだ、仕方がない。調べてみてまず驚いたのは、私についていかにたくさんの情報がこうしたサイトにのっているかということだった。彼らが私にコンタクトを取ってきたことはただの一度もなかったが、相当な量の個人情報が提供されていた。まず、どのサイトにも必ず私の年齢と医学部卒後年数が記載されていた。考えてみればこうしたことはその気になればすぐ手にはいる情報ではあるのだが、それでもやはり自分の歳が堂々と載せられているのを見ると、仕事で使う履歴書には敢えて書かない類の個人情報が公然と晒されているような違和感を覚えた。実際、医師の個人情報はネット上で意外に簡単に見つかることがわかった[22]。

こうしたサイトには私に関する情報として私自身はあずかり知らぬ、妙なことも書いてあった。あるサイトは「オーフリ医師にかかるなら『痔になった時の八つの対処法』を前もって読んでおくといいでしょう」と患者に勧めていた。さすがに私の身長、体重、厚底靴好きだということまでは書いていなかったが。

しかし結局、医師としての私についてのコメントは見つけられなかった。これは私の医学的能力が認められたことを明らかに示すものだと考えたいが、恐らくは私の患者の大半が経済的、教育的、言語的な理由からネットにコメントを書きこむことができないというのが本当のところだろう。ここで改めて私の患者が直面している困難に思い至り私は少し悲しくなったが、反面ほっとしたのも事実だった。医師を徹底的にこきおろしているコメントを見るにつけ、もし自分の患者が自分のことをこんな風に思っていたら到底耐えられないだろうと思った。

●

メルセデスの謎に満ちた死は私がこれまで経験した中で最もショッキングなケースの一つであり、私にとってある種の審判となった。訴訟にはならなかったものの、これで一件落着とは到底思えなかった。「何か」が彼女の命を奪ったのは間違いないが、結局それが一体何だったかはわからずじまいで釈然としない気持ちが残った。

メルセデスが亡くなってから二週間後、レジデンシーが終了した。もうここに戻ってくることはないかもしれないという思いを半ば抱きつつ、私は病院を後にした。本来であれば、医学部、基礎医学研究、そしてレジデンシーと十年にも及ぶ修行をついに終えた喜びに満ちた瞬間であるはずだった。だが現実には心は疑念で千々に乱れていた。

その時まで私は、知識イコール力だという医学界の文化にしっかり染まっていた。より多くを知れば、より良い医師になれる。だからこそフォアグラを作るためにむりやり餌を食べさせられるフランスの田舎のガチョウのように、知識をぎゅうぎゅうとのどに押し込んできた。知識が絶対必要だとわかっていたから、まる十年の間私はほとんど休むことなく学んできた。

そんな私にとってメルセデスの死は、顔にまともにくらった平手打ちのようなものだった。駆け出しの医師としてそれまでにこつこつと築いてきた自らを支える土台が足元から揺るがされるような出来事だった。美しい二十三歳の女性が死んでいくのを目の前にしながら、同僚、指導医、医学雑誌、教科書、図書館での検索から得られた知識を総動員してもお手上げだというなら、一体私は何のための医師だというのだろう？　この自己批判は弁護士から何か言われるよりずっと心を苛んだ。

同期のレジデント仲間は皆レジデンシーが終わるや否やすぐにフェローシップを始めたり、職についたりしたが、私は臨床の世界から離れることにした。友人たちが医師として独り立ちしたり、心臓専門医や腎臓専門医になるためにさらなる研修に進む中、私はグアテマラやメキシコの小さな町をうろうろして、スペイン語を習ったり、この十年間読めなかった分を取り戻すように小説を読んだりした。生活費を稼ぐためにあちこちの病院で非常勤医師として一ヶ月契約で働きはしたが、ハードな学問的医療の世界からは距離を置いていた。私には考える時間が必要だった。そして多分それ以上に、感じる力を取り戻すことが必要だった。

中央アメリカ、南アメリカの田舎をめぐる旅は十八ヶ月に及んだ。私の患者にはこの地域の出身者が非常に多かった。この時点ではまだジュリアには出会っていなかったが、彼女の住んでいた村のすぐ近くにも行った。メルセデスを含め今まで出会った患者について書き始めたのもこの放浪の途中だった。医療の世界の目の回るようなあわただしさとは対照的なのんびりしたペースで気の向くまま書いたおかげで、一連の経験を改めて振り返る良い機会となった。それぞれの患者について時間をかけて深く考察した。そもそも本来はそうあるべきなのだが、普段の現実の医療の現場では望むべくもないことだった。

グアテマラのユースホステルに寝泊まりしながら、私はメルセデスについて思い出せるだけのことをすべてを書き出した。書いては直し、考え、思い出して、執筆には何ヶ月もかけた。そうして出来上がったものは後に私の最初の本、『Singular Intimacies: Becoming a Doctor at Bellevue』のエンディングとなった。[23]

医学的な理解という意味ではすっきりしていなかったが、感情的には奇妙なほど満たされていた。メルセデスとのICUのあの一夜は極めてつらいものであったが、と同時にこれほど医師であるとはどういうことかを実感させられる経験もなかっただろう。悲しいことがあった。だから泣いた。それはどうということもないことのようだが、緊迫したアカデミックな医学の場では滅多にないことだった。ICUでチャプレンに肩を抱かれ、メルセデスの家族とともにそこに立っていた私は、自分が血の通った人間であることを思い出していた。医師や科学者あるいは合理的論理の世界からの使者としてではなく、ただ一人の人間。十番ベッドの周りに小さな輪になって集まった他の人々と何らかわらない人間だ。その輪の中には、同僚や教授たちからはこれまで感じたことのないような力があった。医師としての自分を支えてきた「常に知的で冷静であれ」という気張りを、その力が解いてくれるようだった。長年そうした「筋肉」を鍛えてきたが、こうして緊張を解かれたそこには、この上なく心地よく、ほっとしている自分がいた。

今回の一件で私が医学を見限るようなことはなく、むしろ一層引き込まれるようになった。確かにいったん休むことが必要だったが、やがてまた戻ってくることになるのはわかっていた。もっと学んで、もっと賢い医師になりたいという気持ちがまだ残っていた。一方で、生きて、呼吸をし、感情を持った人々で満ちている現実の世界に身を置きたいとも願った。彼ら、そして私自身の真の感情が息づくこの神聖な場所に生きていたかった。いまだになぜ自分が十年前に医学の道に進むことにしたのかよくわからないが、なぜ今医学の世界にとどまっていたいのかははっきりわかっていた。

ジュリアの物語　7

最後の聴診

ジュリアが心臓移植のためにコロンビア大学の手術室に入ってから四十八時間後、私は二週間にわたる講義の旅に出かけようとしていた。正直なところこのタイミングで家を空けるのは全く気乗りしなかったが、もう一年近く前から予定されていたことで仕方がなかった。それにジュリアは今、信頼できる人たちの手の中にあるのだ。心配することもなかろう。

実のところ、もうこの段階まできたら医学的な意味での私の役割はもう終わっているということもよくわかっていた。私はあくまでも彼女のプライマリケア医だ。私の仕事は複雑な心臓病を抱えての生活をサポートし、インフルエンザワクチンをきちんと受けさせ、薬を継続処方するといった全般的な健康管理をすることだった。そして心臓移植が受けられるようになるまで、文字どおり彼女を生かしておくことこそが課せられた使命だった。そしてついにそれが現実のものとなった今、私はわきによけ、あとは移植のスペシャリストや循環器科医に任せるべきだろう。すでに十分な数の船頭がいるところにわざわざ乗り込んでいって事態をさらにややこしくする必要などないのだ。彼女が元気になってまた普通の生活に戻れるようになるまで、私はベルヴュー・メディカル・センターで彼女の帰りを待つことにしよう。

以前のような健康管理を主とした平和な外来診療に戻れたらどんなに素晴らしいだろう。マンモグラムや、パップスメア、スクリーニングテストのオーダーを出すことができるのは幸せなことだ。なぜならそれらはいわば先があってこその検査だからだ。将来起こるかもしれない病気を心配するのは、まだ来るべき将来があるという前提があってこそだ。私は長いことジュリアの「将来」など恐ろしくて考えることすらできなかった。だが今や少なくともその可能性を手にしたのだ。

とは言え、ここから先一、二年、鼻歌交じりで過ごせるなどという甘い考えは到底抱けなかった。それどころか、ジュリアがこの先一生使うことになる免疫抑制剤の影響は軽くないことを嫌というほどわかっていた。これまでにも同様のプロセスを経た患者を見てきたが、それは決して容易いものではなかった。特に最初の六ヶ月が山だ。

拒絶の問題は今後ずっとついてまわる。そして非常に毒性の強い薬の副作用も無視できない。ジュリアが依然として直面する数々の障害について過剰に楽観的になるつもりはなかったが、それでも少なくともこうしたことと向かい合うところまではきたのだ。その頃私はボストンからダラス、次にロチェスター、次にボルティモア、とその都度一日、二日家に帰ってはまた出かけるという生活を送っていた。続けざまに講演をするというのはあまり好きではなかったが、どういうわけかこの年の十月は予定が立て込んでいた。早く全部終わってすっきりしたいというのが正直なところだった。

そんな中、私は絶えずコロンビア大学の循環器科医と連絡を取り続け、ジュリアの回復具合をチェックしていた。予想された通り、心臓以外は問題のない彼女の頑健な体は難しい手術を乗り切った。臓器を一つの体から他の体に移植するのにすべてが教科書どおりに行くはずもないが、ジュリアの経過はおおむね順調で、退院後は心臓のリハビリテーションを行う段取りになっていた。

私は高揚した気分のまま講演から講演の旅を続けていた。講演では自著「Medicine in Translation」をテキストに、異文化出身患者の診療の実際について話をした。ジュリアについて書いた部分を読み上げることも多かったが、特に移民という立場で、言葉の壁、トラウマとなるような過去などを抱えて生きて行くことの大変さを強調して話したものだった。だが、ついにその話にハッピーな結末を付け加えることができるのだ。私の講演の中に出てくる医療ドラマは悲しいエンディングがあまりにも多かったので、話としても、そして医学的な意味でもジュリアのエピソードは際立っていた。今や私の医学と人間愛に寄せる信頼は絶大だった。ある講演では特に熱を込めていかに医学が素晴らしいか語ったが、それを聴いた病院事務職員はきっとすっかり感化されて、持っているスプレッドシートを全て捨てＭＣＡＴ◂を受けるために有機化学の勉強を始めるに違いないと我ながら思ったものだ。

その火曜日の午後、私はボルティモアのホテルの駐車場内にあるタクシー乗り場近くに座っていた。膝の上にはラップトップがあったが、この場所だとホテルのロビーの無料WiFiが使えてありがたかった。タクシーの排気ガスやら運転手のタバコの煙、絶え間ないクラクションの音などで必ずしも快適至極というわけにはいかなかったが、それでも大音量で流されている流行歌のBGMのせいでまともな思考ができないロビーにいるよりはましだった。

そんな少々落ち着かない場所でメールを整理していた時、循環器科医から短いメールが届いた。

「ジュリアが二回梗塞を起こした」

ジュリアを診てきた年月、ずっとついてまわってきた大蛇のような不安がまた鎌首をもたげてきた。十日前には完全に退治したものと思っていたのに、あっという間に獰猛な姿で蘇り、身体中の神経を凍りつかせた。梗塞？　次から次へと猛烈な勢いで疑問が湧いてきた。大きな梗塞？　小さな梗塞？　出血性？　血栓性？　回復可能な梗塞？　麻痺が残ってしまうような梗塞？　ああでもない、こうでもないと考えていると大蛇にぎりぎりと締め付けられていくような感じがした。

私はもっと情報を集めようと躍起になったが、頭がうまく回らず、まるで泥の中を泳いでいるようなもどかしさを感じた。まさにジュリアが心臓病のせいで血行不良を起こしていた時に体の具合を表現したのと同じような状態だ。情報の断片をつないで、この駐車場から二百マイル離れたところで今まさに起こっていることをなんとか把握しようと必死になるものの、私の脳神経の動きはどうしようもなく鈍かった。

その頃移植病棟では大騒ぎで、総力あげての検討が続いていた。梗塞の原因は何なのか？ 可逆的なものか？ 薬で影響を抑えられるか？ もしかしたら何かの感染かもしれない、それなら治療の可能性が出てくる、という期待から、脳神経外科医が頭蓋骨にドリルで穴を開け脳組織の生検を行うことまでやった。

だが結局たどり着いた結論は、がたがたの心臓から送られる乏しい血流に長年慣れていたジュリアの脳と血管が、二十二歳のたくましい心臓が送り出す怒涛のような血流に耐えられなかったのだろう、ということだった。

心の中の大蛇にしめつけられて身動きがとれなくなってしまったように、駐車場のベンチで呆然としていたところに次のメッセージが届いた。「生命維持装置が外される予定」

私はその言葉を何度も読み返した。「生命……維持装置が……外される……予定」。受動態で書かれたその冷淡な響きにいらつきながら私は何度も目を往復させた。

「生命維持装置が外される予定」

けたたましくクラクションを鳴らすタクシーやディーゼルの排気ガスも世界からかすんで消えていった。移植のニュースを聞いた時の歓喜は蝋のように溶けてしまった。ベルヴューのスタッフの移植手続きにおける並々ならぬ努力も無に帰した。幾多の入院にもくじけなかったジュリアのもの静かな強さもひっそりと消え去ってしまった。私の頬を涙が伝う。私の手の中にあった様々なジュリアの姿がどんどん蒸発して消えていき、ついに私の手が空っぽになってしまったような気がしていた。

まさかこんなことになるとは。もうそこまで来ていたのに。死の宣告を告げるに告げられず、ベルヴュー・ホスピタルの16－W病棟のジュリアの部屋で立ち尽くしたあの時から約三千日が経っていた。医学と感情の迷宮をさまよった三千日。そのすべての道のりが皮肉な状況の矛盾によって台無しにされてしまった。三千日。だが私たちはここまで来た。なんとかジュリアは生きのび、断崖を這い上がるようにして進んできた。移植という幸運がもたらされた時、まさに神の正義を見た思いだった。そして今、まるで金床を打つように、運命は私たちを叩きのめした。

本当にもうすこしだったのに！

●

翌朝、私はニューヨーク行きのアムトラックに乗り込んだ。周囲にごった返す人や彼らが交わす会話は皆渾然一体となってまるで意味をなさない泥のように感じられた。私は窓の外を眺めていたが、東海岸の風景がただ目の前を次々とぼんやり流れて行くだけだった。列車は北へ向けてひた走っていたが、一マイル進むごとに私の腹の中につかえた塊はどんどん重さと大きさを増していくようだった。悲しみには、私の好きな小説やオペラに描写されるような清らかさも高貴さもなかった。ただひたすらおぞましいだけだった。

ペン・ステーションに着くと、いつものようにタクシーで市内を横断して家に向かうことはせず、スーツケースを持ったまま地下鉄の改札を抜け、Aトレインに乗った。アップタウン方面行きの地下鉄は、耳障りな騒音を立てながら、一五〇ブロック先のコロンビア大学病院に向けて進んでいった。

病院に着いたはいいは、私はその廊下を優に二十分はうろうろした。私は意気消沈のあまりひとに場所を尋ねる気にすらなれず、なんとか自力でICUにたどり着こうと歩き回っていた。ようやくジュリアの病室を見つけた時、部屋には誰もいなかった。家族は皆昼食に出たらしかった。彼女はベッドに半座位にされていた。その目は閉じられ、異様なほどじっと動かなかった。髪は私の記憶にあるよりも長く、豊かで、色も黒さを増していた。白いシーツとベビー・ブルーの病衣が背景にあるせいか、やけに艶々として見える。そう思って近づいた時、前髪が妙な感じにまがっていることに気がついた。かつらだ。脳の生検のために頭を剃られたのに違いない。

私は窮屈なICUの病室にコートとスーツケースを持って入ると、ジュリアのベッドとたくさん備えつけられたモニター類の間の狭い空間に体を押し込めた。すでに気管内チューブは外されており、浅くはあったが、彼女は自力で呼吸をしていた。一見するとただ静かに眠っているようにも見えたが、もう時間の問題であることが私にはわかっていた。大きな梗塞のために頭蓋内浮腫が起こると、呼吸や心拍を司る脳幹の構造が壊滅的なダメージを受けてしまう。私は自分を落ち着かせようと目を閉じて深呼吸をしてみたが、ただ空気が喉をいらつかせただけだった。仕方なく私は目を開け、見たくないものと向き合った。

それはたしかにジュリアだった。何千マイルも旅をしてきたジュリアであり、他の人間だったら到底耐えられないほどの困難に直面してきたジュリアであり、決してこれ見よがしではないが圧倒的な強さを持ったジュリアであり、まさに今じわじわと、この人生に耐え難い敗北を喫しようとしているジュリアだった。

私は手を伸ばし、ジュリアの手を取った。ぐったりとはしていたが、温かな手だった。前腕には最近の注射のための皮下出血とかさぶたが点々とあった。その紙のように薄い皮膚を撫でさすっていると、綺麗に整えられ磨かれた爪が目に入った。おそらく妹がやったものだろう。ジュリアには言いたいことが山ほどあったが、どこから始めていいかわからなかった。やがて最初の出会いからこれまでの道のりをすべて彼女と共に辿りたいという思いがわき上がってきた。私が知る限り彼女の人生について語ろう。

だが話しはじめるたびに、すぐ一言、二言で詰まってしまう。昏睡状態にある人相手では一人語りにも限界があった。誰かが答えるでもなく、記録をつけているでもなく、ただ虚しく空に言葉を漂わせて喋っていると話の方向を見失って、ただひとり空回りしているような気がしてきた。なにを言ってもすべて陳腐に、ぎこちなく響いた。

その時あることを思いついた。彼女と会話はできないが、読んで聞かせるのはどうだろう。スーツケースの中には書きこみがいっぱいされた『Medicine in Translation』が入っていた。いつも持ち歩いているわけではなかったが、今回はたまたまボルティモアの講演から直接この病院に来たので荷物の中にあったのだ。私は本をひっぱり出すと二十八ページを開いた。そこには鉛筆で何ヶ所か印がつけられていた。

「ジュリアは三十六歳のグアテマラ人の女性で、進行するうっ血性心不全を抱えていた」というのが第四章の出だしだった。

じっと動かずベッドに横たわるジュリアは安らかそうに見えた。私はインターンが初めて彼女についてプレゼンテーションをする場面を読んだ。ジュリアの意識にはまったく届いていないだろうとわかってはいたが、声を出して本を読み聞かせるのはなんだかとても自然なことのような感じがした。彼女の人生の物語をなぞっていくという行為は人生の幕を閉じようとしているこの時にふさわしい事のように思えたのだ。実のところそれ以外私にできることはなかった。

私は私たちが初めて会った時のこと、ジュリアに診断を包み隠さずすべて話すことができなかったことを語った。ICUは始終ざわざわしていたが、私が何ページにもわたって、私たちの人生が交差した三千日について読み進める間誰も邪魔をすることはなかった。

私に子供が生まれた時、ジュリアが手編みの毛糸の帽子をくれたことがあった。中には折りたたんだ五ドル札が入っていたが、これは受け取れない、とどんなに断っても彼女は頑として譲らなかった。

テキサスの拘留所に入れられた息子のヴァスコをなんとかして引き取りに行きたいが、体力的にとてもそこまで行くことはできずに困っていたこともあった。その時は彼女のために私が手紙を書いて協力した。彼女の病気が重いものであることをはっきりさせつつも、病状があまりにも深刻で息子の世話ができないのではないかと思われないように気をつけながら書いたものだ。

グアテマラ北部のマヤ遺跡で有名なティカルへ私が旅した時の話をしたこともあった。ティカルから彼女の生まれ故郷へはちょうどボルティモアからニューヨークまでくらいの距離で二百マイルしか離れていなかったが、彼女は一度も訪れることはできなかったと言っていた（そしてついにこの先も行くことはなくなってしまった）。そんなわけで、ジュリアが受診した時に「グリンゴ」医者（訳注：グリンゴとはスペイン語を母語としないアメリカ人の蔑称）たる私が恥ずかしいほどひどく間違いだらけのスペイン語でその地について話して聞かせたのだった。

なんとかして彼女を移植待ちのリストに載せられないか循環器科のフェローと相談したこともあった。

そしてもちろん、ＩＣＵで何週間も死の淵をさまよった後生還し、吹雪の中をクリニックにやってきた日のことも忘れられない。あの時はまさに奇跡を見た思いだった。

話の結末、少なくとも私が書いた話の終わりまで読むのに三十分くらいかかった。私は本を閉じると、自分の手を彼女の手に重ね、ベッドの柵に額をのせた。ジュリアの物語の最終章はすでに避けようもなく始まってしまっており、私達はまさにその只中にいた。ブルックリンの通り沿いにある葬儀場で最後のお別れをするまであと一週間くらいだろうか。その時ジュリアはウェディングドレスとして着たであろう白いサテンのドレスをまとい、ウィグもきちんと整えられている。だがその手は冷たく、たじろくほど強ばっているのだ。

しかし今は、その手には風前の灯とはいえまだ命があることを示すしなやかさがあった。私はできるだけ長く手を握って、生命の証であるその温かく、やわらかな感触を確かめていたかった。

私たちはそんな風にして、静かに、永遠とも思える間悲しみのときを共に過ごした。やがて涙も枯れ果ててしまったが、どうしてもその場を去ることができなかった。これまでの年月、何百回とお別れの言葉を交わしてきた。そしてその度に、私はこれが最後の別れになるのではないかと不安になった。それが今ついに現実になろうとしている。最後のさよならだ。

最後のお別れのときには、いったいどうするのが正しいのだろう？　ただ「さようなら」と言うのか？　握手をする？　キスをする？　ハグする？　どれも何だか不自然な気がした。どれもジュリアがいてこそだ。私の知っている彼女なら人間的な温かさを持って挨拶を返してくれただろう。一方通行でこうしたことをしても虚しく、馬鹿らしく思えた。

そのときワインレッドの聴診器が心臓モニターのところにぶら下がっているのが目の端に入った。安い、血圧を測るときだけに使うやつだ。だが、その瞬間反射的に私はそれを掴むとイアピースを耳に入れた。見知らぬ誰かのその聴診器の金属のベル部を右の人差し指と中指の間にはさむと、いかにもしっくりくる感じがした。

これまで何年もの間幾度となくやってきたように、聴診器の膜部をジュリアの病衣の間から滑り込ませた。私が探るまでもなく、聴診器の先端は私がいつも心臓の聴診を始める場所、胸骨の傍のくぼみに自然におさまった。

ゆったりと、奇妙なほど落ち着いた気持ちで、私は先端をいつもの通り大動脈弁、肺動脈弁、三尖弁、僧帽弁の場所で止めながら、心臓の周りを移動させていった。カルテットをなす四つの楽器にお別れを告げるように普段よりもそれぞれの場所で時間をかけた。

その心音はもちろんいつもとは違って聞こえた。そこにはなじみのある収縮期雑音はなかった。だがそれでもやはり人生の幕が降りようとしているのに合わせて、デクレッシェンドしながら悲しい音を響かせているのはジュリアの心臓に違いなかった。

「最終共通路はハートである」ジョン・ストーンは彼の詩「Guadeamus Igitur」でそう書いた。「なぜなら最終的に重要なのはその人間の魂がどのように用いられたかということだからだ」[1]

私は聴診器を抜き出すと、丁寧に病衣を直した。そして聴診器を心臓モニターの上に元通り引っ掛け、最後にもう一度ジュリアの方を見た。数々の困難にもかかわらず、ジュリアは尋常ならざるほどの優しさを持ち続け、試練に耐え抜いただけでなく、愛に満ちた人生を謳歌したのだ。

確かに彼女の魂がよく用いられたことは間違いない。

医師－患者間のやりとりというのは根本的に人間関係の一つであり、そこに様々な感情が介在するのは自明の理である。この本が目的としたのは、医師と患者双方にこの二者関係に流れる通奏低音に耳を傾けてもらうことだった。医師、特に研修中の医師にとって、いかに感情が「論理的」意思決定に強い影響を及ぼすかを知っておくことは極めて重要である。自分の感情を常に意識しておくこと、その浮き沈みに敏感でいること、患者とのやりとりにおいて自分の感情をどのように取り込んだら一番良いかを知っておくことは、患者が安心、信頼して医療が受けられる環境を提供するための鍵となる。

患者にとっては（もちろん我々医師も患者の側になることはあるわけだが）、感情を理解することは医療の質を最大限に改善するためのもう一つのツールでもある。内なる耳を澄まして自分と医師が表に見せる感情の裏にある真意を聞くことができれば、最も重要なことに意識を集中できるようになる。「患者は……医師と共に感情の海を泳ぐのだ」とジェローム・グループマンは書いた。

「そのどちらも感情の危険な潮流を警告する旗が立っている平らかな岸から目を離してはいけない」

オスラーは「平静の心」を持つように説いたが、残念ながら岸は常に平らというわけではない。海と岸の両方に目を配ることが必須だ。この本の中で私は恐れ、恥、怒り、困惑、といったしばしばネガティブとみなされる感情にもっぱら焦点を当ててきた。なぜならこうした感情こそが医療ケアに最も強い影響を及ぼすからだ。だが、医療にはまた喜び、誇り、感謝、そして愛といった様々なポジティブな感情が存在していることもよく知っている。通常このような感情は、医療ケアにポジティブな影響を与える。仕事に喜びを感じている医師は、怒りや恥の気持ちを抱えた医師、あるいは燃え尽きた医師よりも良い仕事をすることが多い。だが、ポジティブな感情であってもネガティブな影響を及ぼすこともある。その典型的な例が自分自身の友人や家族の治療に当たる医師である。親密さや愛情ゆえに、聞きにくい質問を避けたり、気まずい処置を躊躇したりしてしまうのだ。例えば性的なバックグラウンドを尋ねたり、直腸診を行うこと、ドラッグの使用の有無を聞くといったことだ。

私がジュリアの物話を、特にこの本の中に組み入れたのは、彼女が私に残した影響があまりに深く長く続いていたからだった。彼女と私が共に歩んできたこの年月は、医学的にはジェットコースターのようなアップダウンの連続だったが、その間私たちはおよそ辞書に載っている感情という感情を経験した。誇り、感謝、ユーモア、そして愛情。あるいは恐れ、不安、罪悪感、不吉な予感。

私の医師としてのキャリアの中で、ジュリアに心臓が移植された時ほど喜びに満ちた瞬間はなかった。そして、それがすべて無に帰した時ほど悲しみに打ちのめされた時もなかった。あれから何年もたった今でも、当時のことを書いているとあの悲しみがまた蘇ってきて気持ちが落ち着くまでしばらく間をおかなくてはならないくらいだ。私がジュリアの話を書いたのは、彼女の思い出に敬意を払う意味もあったが、感情がいかにありとあらゆるレベルにおいて医師‐患者間の関係に介在し、影響を与えるものかを示したかったからでもある。

●

医師は「治すこと（curing）」と「癒すこと（healing）」を同一視しがちだが、患者はこの二つには違いがあることを本能的にわかっている。多くの医師にとって、病気がなくなること、すなわち成功である。だが患者にとってそれはプロセスの一つに過ぎない。もちろん重要な部分には違いないが、それがすべてではない。病院やクリニックを後にする患者の中にも、病気のコントロールには成功したものの癒されたとは感じていない人は多い。

医師‐患者間関係における様々な感情に注意を払ったからといって、必ずしも癒しがなされるわけではもちろんない。しかし、感情の問題を無視すれば間違いなくその達成はより難しくなる。

「癒しは時間の問題だ」とヒポクラテスは書いた。

「だが時に機会の問題でもある」

その機会をとらえることが医師と患者の両方にとって規範となるのだ。

●

オスラー医師の「平静の心」のスピーチから三十六年、フランシス・ピーボディー医師が熱意に満ちた医学生たちに向けてまた新たな卒業式の訓辞を贈った。彼はそこで自らの信条を、今やすっかり有名となったフレーズでこうまとめた。

「患者治療の秘訣は患者を大切に思う気持ちにある」

この一見するとシンプルな格言で、彼は同情、共感、そして人間同士のつながりといったことを、医師が患者に提供できるすべての医療技術や治療法と等しく重要なものとして並べてあげた。これこそが、治療を超えた癒しへの道を開く鍵となるものなのだ。

医師と患者についての本として、そのベースとなる話の登場人物である医師と患者さんになによりもまず感謝の意を表したい。カーティス・クライマー、サラ・チャールズ、ハードリー・パオリーニ、「エヴァ」と「ジョアン」は皆何時間も話を聞かせてくださった。その中には彼らの心の最も深いところにしまってある、つらい思い出も少なくなかった。彼らの患者さん、そして私の患者さんは私にとって恩人である。彼らが残してくれた忘れがたい強い印象、貴重な教訓はきっと将来の患者さんたちの役に立つだろう。

たくさんの時間を惜しみなく割いてお話ししてくださったにもかかわらず、頁数の都合でせっかくのお話を紹介できなくなってしまった医師や患者さんも大勢いる。彼らにも他の方々とまったく同様感謝していることをお伝えしたい。また様々なエピソード、アドバイス、そして励ましの言葉をずっと与え続けてくれたベルヴューの同僚にもこの場を借りてお礼を申し上げたい。

本書のテーマに関して文学的なインスピレーションを与えてくださった以下の先生方にも謝意を

表したい。オリバー・サックス、ジェローム・グループマン、アブラハム・ヴァーギース、ラファエル・キャンポ、リチャード・セルツァー、シャーウィン・ヌーランド、ペリ・クラス。彼らの知的な示唆に富んだ著作と思慮深い患者へのアプローチは、ずっと私の模範となってきた。ジョン・ストーン先生の死は私にとって決してまだ過去の出来事ではない。私は、今も講演の時にはいつもできるだけ先生の言葉を紹介するように努めている。上品な南部人であり、一流の循環器科医であり、知的な詩人であるという三つすべてを一時に成し遂げられる人はごく稀だ。

この本の一部は雑誌や新聞にも掲載された。ニューヨーク・タイムズの編集者トビー・ビラノウ、オナー・ジョーンズ、デイヴィッド・コーコラン、メアリー・ジョルダノの各氏には特に感謝申し上げたい。ヘルス・アフェア誌のエレン・フィックレンと彼女のチームの皆様にもたいへんお世話になった。ニューイングランド・ジャーナル・オブ・メディシンの編集者の方々は、私が作家となって以来ずっと変わらず支持者《サポーター》でいてくださった。とりわけデボラ・マリーナには感謝の気持ちでいっぱいである。

ビーコン・プレスにはこの本の最大功労賞を贈りたい。ヘレーネ・アトワンは比類なき素晴らしい編集者で、作家の抱えるありとあらゆるノイローゼ症状の緩和のために、何時間にもわたって根気強く電話で相談にのってくれた。ビーコンは本当に熱意に満ちた出版社で、同社のトム・ハロック、パム・マコール、クリスタル・ポール、マーシー・バーンズ、ボブ・コスターコ、スーザン・ルメネロ、他スタッフ全員には大変お世話になった。独立系出版が頑張っているのも彼らのおかげだ。

新しい本のプロジェクトを立ち上げるのは全く新しい世界に踏み出すようなものだが、執筆中に現実に新しい世界に足を踏み入れたら一層わくわくできるだろう。それが親友と一緒にならなおのことだ。ベンジー、一年間のイスラエルでの冒険に一緒に出かけてくれて、そして絶えることのないサポートと愛を与えてくれて本当にありがとう。

私はいつも穏やかで、秩序に満ちた、瞑想的な禅的作家生活を夢見てきた。私がそんな戯言にのめり込まないで済んでいるのは幸運にもナーヴァ、ノア、アリエルがいてくれたおかげである。

ちょうどこの本の翻訳中に、後輩医師の自殺というショッキングな報に触れた。年次の関係もあり、彼とは個人的にあまり深い付き合いはなかったが、伝え聞くところではうつ病の治療をしばらく前から受けていたという。それが果たして仕事に関連して発症したものだったのか、そうでないのかは知る由もないが、実際周囲を見渡せば、うつや燃え尽きで苦しんでいる同業者はちょっと思い出しただけでも何人もいる。アルコール依存症となり職場を去った先輩もいる。そして彼らの多くが孤独にその状況と戦っていた。なぜなら、本書にも書かれているように、誰かに相談しように も職場に相談の持って行き場所があることは稀で、仮にあったとしても、時間的、仕事量的に周囲に負担をかけるような働き方を進んで許容し、具体的な救いの手を打ってくれる施設は多くないのが現実だからだ。さらに言えば、そうした状況に陥った人に向けられる同僚の目も必ずしも温かいものではない。だからこそ、ほとんどの人は、ぎりぎりまで内側の苦しみを隠しつつなんとか日々の仕事をこなそうとするのだ。かつて、ある友人の言った言葉が忘れられない。「むしろ癌とかの方が楽だったかもと思うことすらある。そしたらみんなもっと同情的だったろうから」。これが医学的な知識を最も持ち合わせた人たちの集団での話だということを考えると、なんとも複雑な気がする。

医師だって生身の人間だから、日々感情の揺らぎを経験し、時にはその心の動きに翻弄される。文字通り涙することもあれば、怒りに身を震わせることも、無力感に身を苛まれることだってあるだろう。当たり前のことのようだが、医学界では伝統的に、「医師たるもの、そうした自らの感情をコントロールして当然、できないとすればそれは個人の資質の問題」、というのが暗黙の了解だった。たしかに極度の疲労や強い精神的ストレスを抱えていても、あるいはアクシデントが起こった時も心は明鏡止水のごとく、というのは理想かもしれない。だが実際、医師が血の通った存在である以上、どんなに経験やトレーニングを積んだとしても「平静の心」を常に保つなどというのはおよそ非現実的な話である。果たしてこうした理想像に立脚した医療システムが健全といえるのだろうか、と著者は疑問を投げかける。

長年、医師の感情の問題は、上記のような「伝統」もあり、皆その存在に気がついてはいるが、あえて対処すべき問題として向き合われることのなかった、いわば「Elephant in the room」であった。その「象」が、近年ジェローム・グループマンら著名な研究者の著作などで医療上の重要なバイアスとして論じられ、改めて注目を集めるようになってきた。医師の感情はその判断や行為に強い影響を及ぼし、医師にとっても患者にとっても破滅的な結果さえ招きうるという事実がようやく広く認識されるようになったことは大変意味深い。

本書では医師の感情が持つ診療における「認知バイアス」としての意味についても検討しているが、むしろ特筆すべきは、抑うつやアルコール・薬物依存、燃え尽き症候群といった医師自身の精神健康上の問題を重要なイシューとして扱っている点である。著者自身がニューヨークで働く現役の総合診療医であり、自らの体験や周囲から取材した実話をもとにしていることもあって、とりわけその心の痛みや苦しみ、葛藤を語る声は生々しい。特に、著者本人の修行時代の失敗談、苦悩については、よくここまで正直に書いたな、と同じ臨床医として訳者は感服の念を禁じえなかった。

ちなみに、医師による「失敗の告白」に関して、カナダ人医師 Brian Goldman による「Doctors make mistakes. Can we talk about that?」と題したTED(Technology Entertainment Design)スピーチをぜひお勧めしたい。臨床医として働いた経験があればきっと彼の話に強い共感を覚えるだろう。自分だけではなかったんだ、と救われる思いを抱く方も少なくないと思う。

上述の「燃え尽き症候群」に関して、二〇一五年一二月、メイヨークリニックのチームが注目すべき研究結果を発表している〔Changes in Burnout and Satisfaction With Work-Life Balance in Physicians and the General US Working Population Between 2011 and 2014. Mayo Clinic Proceedings 2015 Dec; 90(12) 1600-1613.〕。それによると、米国の医師の半数以上が燃え尽き症候群の症状を経験しておりその数値は二〇一一年の前回調査に比べ悪化傾向にあるという。保険制度や事務的職務、医療訴訟環境の違いなどもあるとはいえ、国内でも二〇一四年に九州大学などのチームが、脳卒中専門医の四割が燃え尽き症候群である、との報告をしており〔Cross-Section Survey of Workload and Burnout Among Japanese Physicians Working in Stroke Care.

Circulation: Cardiovascular Quality and Outcomes 2014;7:414-422）、この問題が普遍的なものであり、決して米国医療に特異なものではないことをうかがわせた。メイヨーのチームは、こうした状況は離職する医師の増加や医療の質の低下につながりかねない、と警鐘を鳴らしているが、その広がりや影響の大きさを考えれば、医師の感情や精神の問題がもはや、従来の「こうあるべき」という理想論や、「とにかく頑張れ」といった根性論だけでは片付けられないことを示したと言えるだろう。

著者は本書の中で、「いったい自分が患者になった時、自殺念慮や燃え尽きの症状を抱える外科医に手術をしてもらいたいと思うだろうか？（実際そうした外科医の手術成績が劣るとするデータもある）」と問うているが、まさに良質で健全な医療を望むのであれば、その提供者である医療者の精神的健康は決して軽んじられるべきではない。本作には医師の抱える感情、精神の問題に対する一つの解答として、様々な面から相談に応じるスーパー心理学者が登場するが、今後わが国でもこうした問題に目が向けられ、取り組みが進むことを一医療者として願わずにはいられない。

最後に、編集の藤島英之さんには前作同様、付かず離れず叱咤激励をいただき大変感謝している。進みの遅い筆のためにずいぶんご迷惑をおかけしたことをこの場を借りて深くお詫びしたい。また、前作に続き米国人としての観点から様々な助言をいただいたMike Anderson氏には感謝してもしきれない。特に本作には米国の文化を背景にした口語的表現も多く、彼のアドバイスがなければとんでもない誤訳を犯していたかもしれない。I would like to express my deepest gratitude to Mike Anderson, who kindly and patiently spent so many hours helping me, answering my numerous questions. Your intelligence and knowledge really saved me!

この本は主に臨床医、特に若い医師に向けて書かれたものであるが、もし心に悩みを抱えている医師が、読後、悩んでいるのは自分だけではないのだと知っていくらか気が楽になったとしたら、本書が世に出る意義は十分あったと思う。

二〇一六年四月

堀内志奈

文献一覧

序章

1. Jerome Groopman, How Doctors Think (Boston: Houghton Miffl in, 2007), 40.
2. M. C. McConnell and K. Eva, "The Role of Emotion in the Learning and Transfer of Clinical Skills and Knowledge," Academic Medicine 87 (2012): 1316–22.
3. Antonio Damasio, Looking for Spinoza: Joy, Sorrow, and the Feeling Brain(New York: Harcourt, 2003), 3.
4. William Osler, "Aequanimitas," speech, Celebrating the Contributions of William Osler, website, Johns Hopkins University, http://www.medicalarchives.jhmi.edu/.
5. Groopman, How Doctors Think, 39.

ジュリアの物語 1

1. Danielle Ofri, "Doctors Have Feelings Too," New York Times, March 28, 2012.

第 2 章

1. Alessio Avenanti, Angela Sirigu, and Salvatore M. Aglioti, "Racial Bias Reduces Empathic Sensorimotor Resonance with Other-Race Pain," Current Biology(2010): 1018–22.
2. B. W. Newton et al., "Is There Hardening of the Heart During Medical School?" Academic Medicine 83 (2008): 244–49; M. Hojat et al., "The Devil Is in the Third Year: A Longitudinal Study of Erosion of Empathy in Medical School," Academic Medicine 84 (2009): 1182–91; M. Neumann et al., "Empathy Decline and Its Reasons: A Systematic Review of Studies with Medical Students and Residents," Academic Medicine 86 (2011): 996–1009.
3. D. Wear et al., "Making Fun of Patients: Medical Students' Perceptions and Use of Derogatory and Cynical Humor in Clinical Settings," Academic Medicine 81 (2006): 454–62; G. N. Parsons et al., "Between Two Worlds," Journal of General Internal Medicine 16 (2001): 544–49; D. Wear et al., "Derogatory and Cynical Humour Directed Towards Patients: Views of Residents and Attending Doctors," Medical Education 43 (2009): 34–41.
4. M. Hojat et al., "The Jefferson Scale of Physician Empathy: Development and Preliminary Psychometric Data," Educational and Psychological Measurement 61(2001): 349–65.
5. M. Hojat, Empathy in Patient Care: Antecedents, Development, Measurement, and Outcomes (New York: Springer, 2006).
6. M. Hojat et al., "Empathy in Medical Students As Related to Academic Performance, Clinical Competence, and Gender," Medical Education 36 (2002): 1–6; S. Gonnella et al., "Empathy Scores in Medical School and Ratings of Empathic Behavior in Residency Training Three Years Later," Journal of Social Psychology 145(2005): 663–72; M. Hojat et al., "The Jefferson Scale of Physician Empathy: Further Psychometric Data and Differences by Gender and Specialty at Item Level," Academic Medicine 77 (2002), S58–S60; M. Hojat et al., "Patient Perceptions of Physician Empathy, Satisfaction with Physician, Interpersonal Trust, and Compliance," International Journal of Medical Education 1 (2010): 83–88.
7. S. Rosenthal et al., "Preserving Empathy in Third-Year Medical Students," Academic Medicine 86 (2011): 350–58.
8. D. A. Christakis and C. Feudtner, "Temporary Matters: The Ethical Consequences of Transient Social Relationships in Medical Training," Journal of the American Medical Association 278 (1997): 739–43.
9. D. Hirsh et al., "Educational Outcomes of the Harvard Medical School–Cambridge Integrated Clerkship: A Way Forward for Medical Education," Academic Medicine 87 (2012): 643–50.
10. "Preliminary Recommendations," MR5: 5th Comprehensive Review of the Medical College Admission Test (MCAT), American Association of Medical Colleges, https://www.aamc.

org/.
11. J. Coulehan et al., "'Let Me See If I Have This Right ...': Words That Build Empathy," Annals of Internal Medicine 135 (2001): 221–27.
12. M. Hojat et al., "Physicians' Empathy and Clinical Outcomes in Diabetic Patients," Academic Medicine 86 (2011): 359–64.
13. S. S. Kim, S. Kaplowitz, and M. V. Johnston, "The Effects of Physician Empathy on Patient Satisfaction and Compliance," Evaluation and the Health Professions 27 (2004): 237–51.
14. M. Neumann et al., "Determinants and Patient-Reported Long-Term Outcomes of Physician Empathy in Oncology: A Structural Equation Modeling Approach," Patient Education and Counseling 69 (2007): 63–75.
15. D. P. Rakel et al., "Practitioner Empathy and the Duration of the Common Cold," Family Medicine 41 (2009): 494–501.
16. S. Del Canale et al., "The Relationship Between Physician Empathy and Disease Complications: An Empirical Study of Primary Care Physicians and Their Diabetic Patients in Parma, Italy," Academic Medicine 87 (2012): 1243–49.

ジュリアの物語　2

1. Danielle Ofri, Medicine in Translation: Journeys with My Patients (Boston: Beacon Press, 2010), 224.

第 3 章

1. J. LeDoux, "The Amygdala," Current Biology 17 (2007): 868–74.
2. J. S. Feinstein et al., "The Human Amygdala and the Induction and Experience of Fear," Current Biology 21 (2011): 34–38.
3. Ernest Becker, The Denial of Death (New York: Free Press, 1973).
4. L. N. Dyrbye et al., "Systematic Review of Depression, Anxiety, and Other Indicators of Psychological Distress Among U.S. and Canadian Medical Students," Academic Medicine 81 (2006): 354–73.
5. V. R. LeBlanc, "The Effects of Acute Stress on Performance: Implications for Health Professions Education," Academic Medicine 84 (2009): S25–S33.
6. J. S. Lerner and D. Keltner, "Fear, Anger, and Risk," Journal of Personality and Social Psychology 81 (2001): 146–59.
7. A. C. Miu et al., "Anxiety Impairs Decision-Making: Psychophysiological Evidence from an Iowa Gambling Task," Biological Psychology 77 (2008): 353–58.
8. J. D. McCue and C. L. Sachs, "A Stress Management Workshop Improves Residents' Coping Skills," Archives of Internal Medicine 151 (1991): 2273–77; Support Groups: C. Ghetti et al., "Burnout, Psychological Skills, and Empathy: Balint Training in Obstetrics and Gynecology Residents," Journal of Graduate Medical Education (2009): 231–35; Mindfulness Meditation: M. S. Krasner et al., "Association of an Educational Program in Mindful Communication with Burnout, Empathy, and Attitudes Among Primary Care Physicians," Journal of the American Medical Association 302 (2009): 1284–93.
9. A. P. Smith and M. Woods, "Eff ects of Chewing Gum on the Stress and Work of University Students," Appetite 58 (2012): 1037–40.
10. J. M. Milstein et al., "Burnout Assessment in House Offi cers: Evaluation of an Intervention to Reduce Stress," Medical Teacher 31 (2009): 338–41.
11. I. Christakis, "Measuring the Stress of the Surgeons in Training and Use of a Novel Interventional Program to Combat It," Journal of the Korean Surgical Society 82 (2012): 312–16.
12. E. R. Stucky et al., "Intern to Attending: Assessing Stress Among Physicians," Academic Medicine 84 (2009): 251–57; I. Ahmed, "Cognitive Emotions:Depression and Anxiety in Medical Students and Staff," Journal of Critical Care 24(2009): e1–e18.
13. Danielle Ofri, "A Diffi cult Patient's Journey," review of My Imaginary Illness, Lancet 377 (2011): 2074.
14. Danielle Ofri, "Drowning in a Sea of Health

Complaints," New York Times, February 11, 2011, http://well.blogs.nytimes.com/.
15. Jerome Groopman, How Doctors Think (Boston: Houghton Mifflin, 2007).
16. K. G. Shojania et al., "Changes in Rates of Autopsy-Detected Diagnostic Errors over Time," Journal of the American Medical Association 289 (2003): 2849–56; L. Goldman et al., "The Value of the Autopsy in Three Different Eras" New England Journal of Medicine 308 (1983): 1000–1005; M. L. Graber, "Diagnostic Error in Internal Medicine," Archives of Internal Medicine 165 (2005): 1493–99.
17. G. R. Norman and K. W. Eva, "Diagnostic Error and Clinical Reasoning," Medical Education 44 (2010): 94–100.

第4章

1. L. Granek et al., "Nature and Impact of Grief Over Patient Loss on Oncologists'Personal and Professional Lives," Archives of Internal Medicine 172 (2012):964–66.
2. M. Shayne and T. Quill, "Oncologists Responding to Grief," Archives of Internal Medicine 172 (2012): 966–67.
3. Danielle Ofri, "A Patient, a Death, but No One to Grieve," New York Times, May 17, 2010.

第5章

1. Aaron Lazare, On Apology (New York: Oxford University Press, 2004).
2. D. W. Winnicott, "Transitional Objects and Transitional Phenomena: A Study of the First Not-Me Possession," International Journal of Psychoanalysis 34 (1953): 89–97.
3. M. E. Collins et al., "On the Prospects for a Blame-Free Medical Culture," Social Science and Medicine 69 (2009): 1287–90.
4. Ibid.
5. U. H. Lindstrom et al., "Medical Students' Experiences of Shame in Professional Enculturation," Medical Education 45 (2011): 1016–24.
6. Lazare, Apology, 168.
7. Collins, "On the Prospects."
8. W. Cunningham and S. Dovey, "The Effect on Medical Practice of Disciplinary Complaints: Potentially Negative for Patient Care," New Zealand Medical Journal 113 (2000): 464–67.
9. A. W. Wu et al., "Do House Officers Learn from Their Mistakes?" Journal of the American Medical Association 265 (1991): 2089–94.
10. Danielle Ofri, "Ashamed to Admit It," Health Affairs 29 (2010): 1549–51.
11. W. M. McDonnell and E. Guenther, "Narrative Review: Do State Laws Make It Easier to Say 'I'm Sorry'?" Annals of Internal Medicine 149 (2008): 811–16.

第6章

1. Milt Freudenheim, "Adjusting, More M.D.'s Add M.B.A.," New York Times, September 6, 2011, http://www.nytimes.com/.
2. F. Davidoff, "Music Lessons: What Musicians Can Teach Doctors (and Other Health Professionals)," Annals of Internal Medicine 154 (2011): 426–29.
3. Physicians Foundation, "The Physicians' Perspective: Medical Practice(2008)," October 23, 2008, http://www.physiciansfoundation.org/.
4. "To Repeat: Doctors Could Hang It Up," editorial, Investor's Business Daily, March 17, 2010, http://www.investors.com/; "Physician Survey: Health Reform's Impact on Physician Supply and Quality of Medical Care," Medicus Firm Survey, 2010, http://www.themedicusfirm.com/.
5. W. H. Bylsma et al., "Where Have All the General Internists Gone?" Journal of General Internal Medicine 25 (2010): 1020–23.
6. D. Morra et al., "U.S. Physician Practices Versus Canadians: Spending Nearly Four Times As Much Money Interacting with Payers," Health Affairs 30 (2011): 1443–50.
7. L. P. Casalino, "What Does It Cost Physician Practices to Interact with Health Insurance Plans?" Health Affairs 28 (2009): w533–w543.
8. M. D. Tipping et al., "Where Did the Day Go?

—— A Time-Motion Study of Hospitalists," Journal of Hospital Medicine 5 (2010): 323–28.
9. Danielle Ofri, "When Computers Come Between Doctors and Patients," Well blog, New York Times.com, September 8, 2011, http://well.blogs.nytimes.com/.
10. J. Farber et al., "How Much Time Do Physicians Spend Providing Care Outside of Office Visits?" Annals of Internal Medicine 147 (2007): 693–98.
11. M. A. Chen et al., "Patient Care Outside of Offi ce Visits: A Primary Care Physician Time Study," Journal of General Internal Medicine 26 (2011): 58–63.
12. "Women in Medicine" site, American Medical Association, http://www.amaassn.org/.
13. "NRMP Historical Reports," National Residency Matching Program, http://www.nrmp.org/.
14. T. D. Shanafelt et al., "Burnout and Satisfaction with Work-Life Balance Among U.S. Physicians Relative to the General U.S. Population," Archives of Internal Medicine 172 (2012): 1–9.
15. M. R. Baldisseri, "Impaired Healthcare Professional," Critical Care Medicine 35 (2007): S106–16.
16. K. B. Gold and S. A. Teitelbaum, "Physicians Impaired by Substance Abuse Disorders," Journal of Global Drug Policy and Practice 2 (Summer 2008), http://www.globaldrugpolicy.org/.
17. S. D. Brown, M. J. Goske, and C. M. Johnson, "Beyond Substance Abuse: Stress, Burnout, and Depression as Causes of Physician Impairment and Disruptive Behavior," Journal of the American College of Radiology 6 (2009): 479–85.
18. C. P. West et al., "Association of Resident Fatigue and Distress with Perceived Medical Errors," Journal of the American Medical Association 302 (2009): 1294–1300; T. D. Shanafelt et al., "Burnout and Medical Errors Among American Surgeons," Annals of Surgery 251 (2010): 995–1000; T. D. Shanafelt et al., "Burnout and Self-Reported Patient Care in an Internal Medicine Residency Program," Annals of Internal Medicine 136 (2002): 358–67.
19. J. T. Prins et al., "Burnout, Engagement and Resident Physicians' Self-Reported Errors," Psychology, Health, and Medicine 14 (2009): 654–66.
20. M. R. DiMatteo et al., "Physicians' Characteristics Infl uence Patients' Adherence to Medical Treatment: Results from the Medical Outcomes Study," Health Psychology 12 (1993): 93–102.
21. D. Scheurer et al., "U.S. Physician Satisfaction: A Systematic Review," Journal of Hospital Medicine 9 (2009): 560–68; L. N. Dyrbye et al., "Work/Home Conflict and Burnout Among Academic Internal Medicine Physicians," Archives of Internal Medicine 171 (2011): 1207–9.
22. R. N. Remen, "Recapturing the Soul of Medicine," Western Journal of Medicine 174 (2001): 4–5.
23. C. M. Balch and T. Shanafelt, "Combating Stress and Burnout in Surgical Practice: A Review," Advances in Surgery 44 (2010): 29–47; T. D. Shanafelt, J. A. Sloan, and T. M. Habermann, "The Well-Being of Physicians," American Journal of Medicine 114 (2003): 513–19.

ジュリアの物語　6

1. John Stone, "Gaudeamus Igitur," Journal of the American Medical Association 249, no. 13 (1983): 1741–42.

第7章

1. A. Kachalia and D. Studdert, "Professional Liability Issues in Graduate Medical Education," Journal of the American Medical Association 292 (2004): 1051–56.
2. R. A. Bailey, "Resident Liability in Medical Malpractice," Annals of Emergency Medicine 61, no. 1 (2013): 114–17.
3. C. K. Kane, "Medical Liability Claim Frequency: A 2007–2008 Snapshot of Physi-

cians," AMA Policy Research Perspectives, www.ama-assn.org/.

4. A. B. Jena, "Malpractice Risk According to Physician Specialty," New England Journal of Medicine 365 (2011): 629–36.
5. R. B. Ferrell and T. R. Price, "Effects of Malpractice Suits on Physicians," in Beyond Transference: When the Therapist's Real Life Intrudes, Judith H. Gold and John C. Nemiah, eds. (Washington, DC: American Psychiatric Press, 1993), 141–58.
6. S. C. Charles, C. E. Pyskoty, and A. Nelson, "Physicians on Trial: Self-Reported Reactions to Malpractice Trials," Western Journal of Medicine 148 (1988): 358–60.
7. Sara C. Charles and Eugene Kennedy, Defendant: A Psychiatrist on Trial for Medical Malpractice (New York: Vintage Books, 1986), 7.
8. Ibid.
9. Charles, "Physicians on Trial"; S. C. Charles, "Sued and Nonsued Physicians' Self-Reported Reactions to Malpractice Litigation," American Journal of Psychiatry 142 (1985): 437–40.
10. S. C. Charles, "The Doctor-Patient Relationship and Medical Malpractice Litigation," Bulletin of the Menninger Clinic 57 (1993): 195–207.
11. S. C. Charles, "Malpractice Suits: Their Effect on Doctors, Patients, and Families," Journal of the Medical Association of Georgia 76 (1987): 171–72.
12. D. J. Brenner et al., "Computed Tomography —— An Increasing Source of Radiation Exposure," New England Journal of Medicine 357 (2007): 2277–84.
13. Gilbert Welch et al., Overdiagnosed: Making People Sick in the Pursuit of Health (Boston: Beacon Press, 2011).
14. M. M. Mello et al., "National Costs of the Medical Liability System," Health Aff airs 29 (2010): 1569–77.
15. M. K. Sethi et al., "The Prevalence and Costs of Defensive Medicine Among Orthopaedic Surgeons: A National Survey Study," American Journal of Orthopaedics 41 (2012): 69–73.
16. C. M. Balch et al., "Personal Consequences of Malpractice Lawsuits on American Surgeons," Journal of the American College of Surgeons 213 (2011): 657–67.
17. Charles and Kennedy, Defendant, 212.
18. Jena, "Malpractice Risk."
19. C. K. Cassel and S. H. Jain, "Assessing Individual Physician Performance: Does Measurement Suppress Motivation?" Journal of the American Medical Association 307 (2012): 2595–96.
20. Daniel H. Pink, Drive: The Surprising Truth About What Motivates Us (New York: Riverhead Books, 2011).
21. Danielle Ofri, "Quality Measures and the Individual Physician," New England Journal of Medicine 363 (2010): 606–7; Danielle Ofri, "Finding a Quality Doctor," New York Times, August 18, 2011.
22. A. Mostaghimi et al., "The Availability and Nature of Physician Information on the Internet," Journal of General Internal Medicine 25 (2010): 1152–56.
23. Danielle Ofri, Singular Intimacies: Becoming a Doctor at Bellevue (Boston: Beacon Press, 2009), 236.

ジュリアの物語　7

1. John Stone, "Gaudeamus Igitur," Journal of the American Medical Association 249, no. 13 (1983): 1741–42.

あとがき

1. From Hippocrates, "Precepts," chapter 1, Ancient Medicine. Airs, Waters, Places. Epidemics I & III. The Oath. Precepts. Nutriment. W. H. S. Jones, trans.(Cambridge, MA: Harvard University Press, 1923).
2. Paul Oglesby, The Caring Physician: The Life of Dr. Francis W. Peabody (Boston: Francis A. Countway Library of Medicine, 1991).

What Doctors Feel : How Emotions Affect the Practice of Medicine
by Danielle Ofri
First published in 2013 by Beacon Press

Printed and bound in Japan

医師の感情—「平静の心」がゆれるとき

発　行　2016年6月1日　第1版第1刷
　　　　2018年5月15日　第1版第3刷
著　者　ダニエル・オーフリ
訳　者　堀内志奈《ほりうちしな》
発行者　株式会社　医学書院
　　　　代表取締役　金原　俊
　　　　〒113-8719　東京都文京区本郷1-28-23
　　　　電話　03-3817-5600(社内案内)
印刷・製本　双文社印刷

ISBN978-4-260-02503-4